JN312879

片麻痺
能力回復と自立達成の技術

現在の限界を超えて

生田活動能力回復研究所
生田宗博

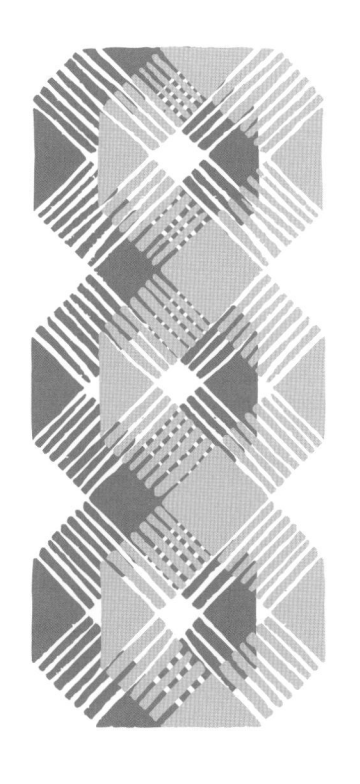

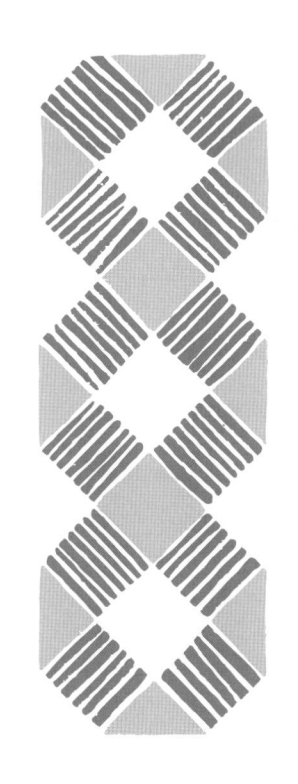

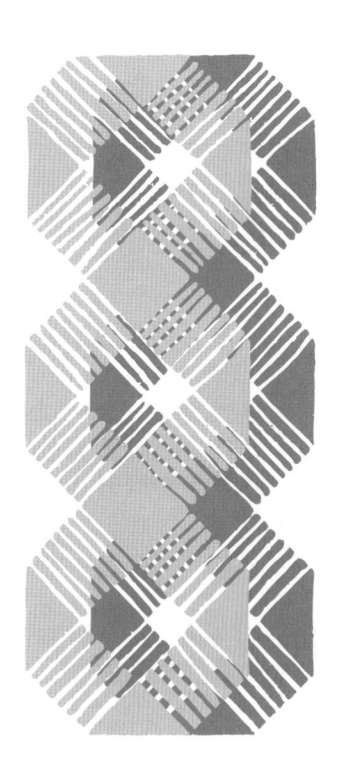

三輪書店

【執筆協力】
進藤浩美　恵寿総合病院医療技術部作業療法課
公立能登総合病院
藤井脳神経外科病院

【撮影協力】
恵寿総合病院

【装　丁】大友　洋
【撮　影】酒井和彦

はじめに

　本書はセラピストの名称を得た者が，真の専門職になるための，心（ものごとを思いやり，その苦しみをなんとかするために努力する意思）と技（現実の困難・障害がどのようなことであるのかを合理的に考え抜いて，その解決策としての能力回復と強化と活用を導き出す，理論的・実効的な思考），そして体（考えた解決策を目の前の状態に合わせた有効な手段として実施する行動）を著わしたものです．心・技・体を実行していくことでセラピスト個人の技能をつくり磨き，やがて理論と効果，根拠に基づく技術に成していくのです．本書は技能から一部は技術までを書き，技術と技術科学の構築へ向けた架け橋となるように執筆しました．

　日本で最初のセラピスト養成校の学生であった当時の私が，臨床実習の時に捉えたテーマ「脳卒中後片麻痺の人の麻痺側の筋出力を高める中で動作能力を引き出し，強化し，活用することができないだろうかという考えと方法の提案」をまとめた論文が掲載（理学療法と作業療法，1971年）されて以来，還暦を前にした今日，出した答えが，本書の内容のすべてです．37年をかけてしまいました．卒業後36年の経験の中で，思考し，改良し，工夫し，完全な壁に当たり留まり，小さなきっかけや患者さんの「どうしても再びできるようになりたい」という強い希望と意欲，そこに解決の芽をなんとかみつけ，技術（現在は，筆者のみであるため技能）にしてきました．しかし，途中から教員になり臨床の機会の激減した中で，お会いした患者さんの動作を可能にすることに集中し実施してきたのですが，データをとる余裕はなく今日に至りました．データをとろうと思いながら，その患者さんの動作を可能にするための努力をするのみで，終えてみればデータをとってはいなかったのです．

　ですから本書は，筆者が誰に教わることもなく，工夫し，改良し，積み上げ，そしてまったく新たに考案してきたもので，筆者の中にある技能を書いたものです．一人よがりの技能であるとのご批判は当然覚悟の上です．筆者一人では根拠を検証あるいは実証する実験ができませんでした．そのことを恥じても，書かなくては，そして伝えなくてはとの思いが強まり，執筆しました．ですから，なるべくわかりやすく書きました．

　大学院の教員として，研究を指導し学位を審査する者が，データも載せずに執筆してもよいのか，との追及は当然のことです．根拠の実証，根拠の正否の実験は，院生を指導し，ともに進行中です．筆者の現役の残り5年で，なるべく基本的部分を終えるように，今後も院生の学位論文などの形で進めてまいります．しかし，そのことよりも，ご批判と恥を承知で技能を公開することで，多くの片麻痺の患者さんの自立が向上すると考え，このことにこそ真の価値があると考えました．効果の検証，根拠の実証試験・実験，あるいはご批判を含めた反証のための試験・実験が行われれば，この技能が豊かに構築され，さらに技術科学になっていくと考えました．自身と共同研究者による努力も当然続けます．と同時に，読者のみなさんへの他力本願的期待によっても，患者さんの自立が高く広く拡充でき，筆者の学生時代からのテーマが達成されていくと考えております．

　本書の第Ⅲ章で，脳卒中片麻痺の人は，たとえ麻痺側の運動回復がまったくなかったとしても，手すりなしで入浴を自立することができるといった，基本技術を提示しました．杖をつき，非麻痺側の上・下肢で風呂場まで平坦な室内を歩き，洗い場では所定の構造用件を満たした台に座り，麻痺側の上肢・手を含む全身をタオルを使い自力で洗う．そして，手すりなしで浴槽に一人で入り，麻痺側を浮き上がらせずに体を湯につけて楽しみ，浴槽から手すりを使わずに

洗い場の台に戻り，バスタオルで全身を拭き衣服をまとう．自立して入浴を楽しむための動作の技術です．

また，非麻痺側方向へも麻痺側方向へも台（椅子，車いす，ポータブルトイレなど）から台へ5，6歩非麻痺側の上・下肢で歩いて移乗する動作方法も提示しました．

入浴は，日常の動作の中では最も困難で，自立する人がとても少ないことは周知のとおりです．しかし，麻痺の程度の重・軽を突破し超えて，自立が可能になります．排泄については，著者が編集しました「ADL―作業療法の戦略・戦術・技術（三輪書店発行）」第1版，第2版で，すでに自立のための技術の基本を明らかにしました．加えて，本書の麻痺側・非麻痺側の両方向への移乗を自立する動作方法によって，基本技術としては，ほぼすべてがそろったと理解しています．

残る最難関が，入浴であったのです．従来は入浴するためには手すりが必要で，浴槽の縁に板を渡したり，さらに電動ハンガーなどで体を持ち上げて機械的に湯に入れるなどの方法が行われてきました．しかし，本書で提示しますのは，患者さんがご自身の非麻痺側の機能を強化し活用することで，とても安全な新しい動作方法で入浴可能になります．そして，この方法は基本的にすべての片麻痺患者さんが対象となります．しかし，技能の現在の適応限界は，座位を自立し麻痺側下肢を非麻痺側下肢の上に組み上げること，座位で非麻痺側方向と麻痺側方向へ移動ができること，非麻痺側手を前の台に置き，非麻痺側下肢での立ち上がり，立位姿勢を保持できることが可能な人です．

ここまでお読みいただいて，では，と第Ⅲ章を読むだけでは専門職のセラピストにはなれませんし，技術を正しく習得することもできません．どうか，第Ⅲ章を楽しみにしていただいて，第Ⅰ章からお読みください．

第Ⅰ章ではプッシャー症状を有する麻痺側の運動麻痺がきわめて重度で，Brunnstromの回復段階がⅠの人に，プッシャー症状を治すための動作の誘導の仕方，そして座位において非麻痺側で主に体重を支持し，非麻痺側上肢で非麻痺側方向・麻痺側方向で動作をしても，麻痺側に傾倒せずに非麻痺側で支持する動作を体得するための「輪の取り入れ作業」を詳細に解説します．さらに非麻痺側下肢で主に体重を保持して立ち上がり，立位を保持した状態で，非麻痺側方向・麻痺側方向の床上から頭上までの空間を，非麻痺側上肢で動作をできる能力を体得するための「輪の取り入れ作業」も解説します．そして杖をつき非麻痺側の上・下肢で歩行する動作の方法と，動作が可能になる理由を詳しく解説します．

また本章では非麻痺側を主に用いて立ち，歩行が可能になる基本動作が，「股・膝関節屈曲の立位」にあることを述べ，この「股・膝関節屈曲の立位」の運動学的解析を提示しました．簡単にはハムストリングスで膝関節を伸展することができるという実態の理論です．この理論は，さらに複雑な構成であり，背面あるいは後方の筋が連動し共働する作用を説明する理論でもあります．本書の重要な一角を成します．

「股・膝関節屈曲の立位」の理論をよく理解していただくことで，第Ⅱ章の本当の意味をみなさんに提供することができると理解しています．「股・膝関節屈曲の立位」で非麻痺側の下肢を鍛え，それと同時に機能する麻痺側の下肢もまた同時に鍛えることができます．その鍛えるための方法として「輪の取り入れ作業」をアレンジして活用した作業を提示しました．第Ⅰ章は動作の理解の基本を解説した章でもあります．どうか理論を楽しみ，動作を習得し患者さんに指導していただきたいと考えています．もちろん，反論も多々あるのかもしれません．どうか反証してみていただきたいと思います．

第Ⅱ章は，筆者が学生時代にもったテーマの出発点「麻痺側の能力を引き出し鍛えて実用にする」の方法・技術と，その動作の視点を解説しました．動作・運動の引き出し方は，腱反射

などを活用し筋収縮を起こし，その収縮した結果を脳に in-put し，意思や動作指令，運動プログラムの稼動とのドッキングを図ることで，脳の out-put としての筋活動を，さらに誘導することが第一段階です．第二段階では，麻痺側の動作をしなければならず，しかも power up をしてしまうようにセラピストが動作を設定し，誘発し，誘発した動作に抵抗を加えていくことで，動作したことの脳内活動を強化し，この回路を使用・稼動させて，成功を脳に残し学習を進める方法・技術を述べました．Brunnstrom の回復段階Ⅲでいわゆる屈筋群を鍛えることで，実用に肘関節を伸展し，物を持ち運べる能力をつけようとするものです．上腕二頭筋による肘関節の伸展動作の理論と実証は，すでに実験として公表したものです．しかし，上腕二頭筋による肘関節の伸展作用は，いまだに認知されず，従来の技術に欠落していて，そのために片麻痺の上肢がこれほどに実用になっていない現実があるのではないかとも考えています．

麻痺側下肢の鍛え方には「輪の取り入れ作業」をアレンジしました動作方法を提唱しています．また，実用的歩行としては「非麻痺側上肢・下肢を前に出す形」を提唱しています．この歩行であれば坂道を下ることもできますし，雑踏で前から来る人とかなり強くぶつかっても転倒しないですむと理解しています．

第Ⅱ章と第Ⅲ章で書いた具体的技術のすべてには，適応と限界があります．限界に挑戦し，限界を超えることが，実はセラピストとして生きる筆者のテーマなのです．提示しました技術の適応・限界を超えている部分のある患者さんに対して，技術を実施しても無効です．でもその時には，その技術の限界を超えるチャンスでもあります．どうか筆者を批判するつもりで，その限界を超えて新たな技術の芽をみつけ育てていただければと考えています．

技術の限界と思っていたことが，単に技術を適正に実行しなかったではいけません．どうか十分に習得してください．付録の DVD をご覧いただき，解説したポイントを違わずに習得してください．動作をとおした技術は実施するその人の，動作の適否で結果がまったく異なります．似て非なる動作をみる能力は重要な，そして最も基本の技術です．動作に少し違いがあると動作を起こしている筋活動がまったく違います．そして，その違いは動作をつかさどる中枢の活動の違いによっているため，セラピストの間違った動作の誘導で患者の動作は悪化する場合もあることを十分に認識してください．セラピストは，そんな生やさしい仕事ではありません．どうか，十分に習得してください．

本書では見開いた左頁に技能とその解説文が書かれています．右頁には左頁の内容あるいは関連する内容を図・写真などで示し，その解説を載せています．右頁と左頁は相互に関連するのですが，互いに独立もしています．ですから，解説文には右頁の図・写真の参照番号は，あえて記入しませんでした．解説文による理解と，関連の図・写真による別のあらためた理解の，二形式でお読みいただきたいと考えております．図・写真では主に内容の技術的ポイントを理解していただくようにしました．文と図・写真を関連させながらも，別に分けて表わす新しい構成・形式としました．

また，DVD は技術部分のみを選択して，主に著者自身がモデルあるいはセラピストとして実演し，解説しています．大きく 18 項目の 63 技術について，合計 80 分の DVD として編集してあります．どうか，水平軸に右頁の写真を，奥行き軸に左頁の解説を，そして上方軸に DVD をあてて，三次元的に本書を利用していただき，技能を習得されることを願っております．

最後にご協力いただきました恵寿総合病院作業療法課 進藤浩美氏と患者のみな様方に深謝致します．

2008 年 2 月

生田宗博

INDEX

第1章 プッシャー症状の理解と治療

1．プッシャー症状の理解　10
1）症状の現れ　10
2）正常な姿勢保持機能を基にして現れるプッシャー症状　10
3）プッシャー症状は，なぜ出現するのか　12
4）病前の正常な脳プログラムの働きが表すプッシャー症状　12
5）真っ直ぐに姿勢を保とうとして傾斜する姿勢　14
6）脳プログラムの適正化　14
7）手を伸ばす動作とともに現れる非麻痺側支持姿勢　14
8）方法の限界とそれを超える試み　16

2．プッシャー症状の治療　18
1）輪の取り入れ作業　18
2）輪の取り入れ作業と類似した作業　24
3）プッシャー症状を軽減させる感覚入力法　26
4）立ち直り反応　32
5）立ち棒　42
6）股・膝関節屈曲立位　44

3．立位の取り方　66
1）麻痺側に体重を支持する機能がほとんどない場合　66
2）立位能力を安定させよう　70

4．歩　行　76
1）非麻痺側上・下肢歩行（ほぼ完全麻痺で歩く）　76
2）非麻痺側上・下肢歩行の運動学　78
3）麻痺側に支持能力がある場合の歩行　80

5．移　乗　88
1）介助・自立を促す方法　88
2）麻痺側がいわゆる痙性のため膝関節が屈曲する場合　88
3）麻痺側の痙性が弱く支持機能がほとんどない場合　90
4）麻痺側の支持機能が不十分である場合　90
5）麻痺側での支持がなんとか可能な場合　96

第Ⅱ章　片麻痺側の運動機能強化と動作能力の鍛え方

1. **麻痺側の回復促進法**　100
   1) 腱反射による随意運動の誘発　102
   2) 連合運動による随意運動の誘発　104
   3) 共同運動による随意運動の誘発　104
2. **麻痺側の機能強化法**　108
   1) 筋力強化で麻痺側は悪化するか　108
   2) 綱引きに現れる強化された立位　108
   3) なぜ，麻痺側を強化するのか　110
   4) 出力を鍛える　110
3. **実用での動作能力の鍛え方**　120
   1) 上肢機能の鍛え方　120
   2) 手指機能の鍛え方　152
   3) 下肢機能の鍛え方　174
4. **麻痺側を非麻痺側の動作から，非麻痺側を麻痺側の動作から分離させる動作法**　194

第Ⅲ章　片麻痺における動作法

1. **座位で麻痺側足に靴を履かせる動作法**　200
   1) 座位保持を可能に　200
   2) 非麻痺側手で床上の靴を取る　202
   3) 麻痺側足を非麻痺側手で持ち上げ，非麻痺側膝上に組む　202
2. **立位でパンツを上げ下ろす動作法**　208
   1) 立位で膝を軽く屈曲し，非麻痺側で60％以上の体重を支持して立つ　208
   2) 膝を屈曲させて非麻痺側のパンツを下ろす　208
   3) 非麻痺側で主に体重を支持したまま麻痺側のパンツを下ろす　210
3. **移乗の動作**　214
   1) 座位での左右移動　214
   2) 椅子から椅子への移乗　214
   3) 立位で90°方向転換　218
4. **入浴の動作**　222
   1) 脱衣場での動作　222
   2) 洗い場での動作　224
   3) 浴槽に入り，浮き上がりを防ぎ，湯につかる　224
   4) 浴槽内での立ち上がり　230
   5) 洗い場に出る　232

DVD INDEX

■はじめに

■第Ⅰ章　プッシャー症状の理解と治療

1. 輪の取り入れ作業
   【輪の取り入れ作業について】

   【座　位】
   ①非麻痺側（健側）斜め前方
   ②非麻痺側斜め前上方
   ③非麻痺側側方いっぱい
   ④-a）非麻痺側正中前方
   ④-b）非麻痺側斜め後方
   ⑤-a）非麻痺側下方
   ⑤-b）麻痺側（患側）側方
   ⑥麻痺側下方

   【立　位】
   ⑦非麻痺側（健側）斜め前方
   ⑧非麻痺側側方いっぱい
   ⑨-a）非麻痺側正中前方
   ⑨-b）非麻痺側斜め後方
   ⑩非麻痺側下方（床上）
   ⑪麻痺側（患側）側方（膝上）
   ⑫麻痺側下方（床上）

2. 座位と立位でのタッピング
   ①座位での麻痺側（患側）のタッピング
   ②座位での非麻痺側（健側）のタッピング
   ③立位でのタッピング

3. 立ち棒での立ち上がり
   ①立ち棒について　②介助　③介助（台を入れた場合）　④軽介助

4. 立ち上がりと非麻痺（健側）側上・下肢歩行

5. 立ち上がりと立位保持─股・膝関節屈曲・伸展の立位
   ①ハムストリングス・大腿四頭筋を使用
   ②ハムストリングス・大腿四頭筋をより多く使用
   ③患者：ハムストリングス・大腿四頭筋

6. 非麻痺側斜め前方歩き

■第Ⅱ章　片麻痺側の運動機能の強化と動作能力の鍛え方

1. 上腕二頭筋による肘伸展の強化

2. ハムストリングスによる膝伸展の立ち上がり強化

3. 立ち上がり前のハムストリングスと大腿四頭筋の同時誘発・強化
   ①座位　②立位（ハムストリングスの場合）　③立位（大腿四頭筋の場合）

4. 肩関節運動の誘導
   ①上腕骨頭の誘導　②肩甲骨の誘導

5. 箸操作と椀保持の強化
　　①箸の操作　②椀の保持

6. 輪の取り入れ作業による歩行能力強化
　　①ゴムひもを越える横歩き【麻痺側（患側）】
　　②ゴムひもを越える横歩き【非麻痺側（健側）】
　　③ポールを片側に置いた場合
　　④立ち棒を用いた場合
　　⑤ポールを左右に置いた場合
　　⑥ポールを斜めに置いた場合
　　⑦ポールを前後に置いた場合

■第Ⅲ章　片麻痺における動作法

1. 足組み動作と靴下・靴履き動作
　　①足組み動作
　　②タオルを使った足組み動作
　　③靴下・靴履き動作
　　④靴下履き動作のポイント

2. 立位でのパンツの上げ下ろし動作
　　①パンツの上げ下ろし動作
　　②能力向上のための輪の取り入れ作業

3. 座位での左右移動と移乗動作
　　①左右の移動動作
　　②非麻痺側（健側）方向へ90°移乗動作
　　③非麻痺側方向へ180°移乗動作
　　④麻痺側（患側）方向へ90°移乗動作
　　⑤麻痺側方向へ180°移乗動作

4. 床からの立ち上がり動作
　　①自立　②自立（軽度麻痺の場合）
　　③介助　④介助（軽度麻痺の場合）

5. 麻痺側（健側）から浴槽へ入り出る動作
　　①麻痺側から浴槽に入る動作
　　②浴槽から出る動作1
　　③浴槽から出る動作2

6. 入浴における洗体と体拭き動作
　　①洗体と体拭き動作　②洗体動作のポイント

■おわりに

Ⅰ プッシャー症状の理解と治療

　ここではまず，プッシャー症状についてあらためて考えていただき，その後にプッシャー症状の治し方について項目を，①輪の取り入れ作業，②傾倒を軽減させるための感覚入力の方法，③正常な立ち直り反応で生じる傾倒と，立ち直り反応の形式を整えて傾倒を治す方法，④立ち棒，⑤膝関節屈曲立位と分け，順に説明していきます．さらに，立位の取り方，歩行，移乗についての見方と動作指導の方法を説明します．

1．プッシャー症状の理解

1）症状の現れ

　プッシャー症状とは，脳卒中後の片麻痺などの人が座位をとった時に，麻痺側（患側）に傾斜し傾倒にいたる症状を示すものです．そして，この傾倒を防止するために麻痺側の肩をセラピストが非麻痺（健側）方向に押し戻そうとすると，いっそう強く麻痺側へセラピストの手を押し返すように体を傾斜させようとします．仮に，その手を離すと麻痺側へ傾倒し，転倒する動作・症状を表す症候です．

　なぜ，プッシャー症状は現れるのでしょうか．単純に麻痺側の運動や感覚機能が低下し，麻痺側で体重を支持する姿勢を保持できないためでしょうか．また，なぜ支持できない麻痺側で体重を支持し，セラピストの思いとは逆に，さらには患者の真の願いとも異なって，いっそう麻痺側に体を倒れるまで傾けようとするのでしょうか．これは姿勢反応の異常なのでしょうか，高次脳機能障害なのでしょうか．いずれも正しく，同時にそうではないと考えています．

2）正常な姿勢保持機能を基にして現れるプッシャー症状

　結論から述べますと，プッシャー症状は正常な反応を基本として生じているのですが，患者の現在の状態においては不適応な動作なのです．しかし，正常な反応を基本として生じているため，適応した動作への変換が可能であります．つまり，この変換して新たにつくる適応動作の習得を指導していくことで治せます．

　正常な座位とは何か，実感的に理解しやすい立位で，読者のあなたに動作を実際に行っていただきながら，理解を進めていきたいと思います．では，まず立ち上がってください．そして両足を左右に比較的大きく開脚して，真っ直ぐに立位を保持してください．あなたは，なぜその姿勢が真っ直ぐだとわかるのですか．視覚でわかるのでしょうか．それでは閉眼してください．どうでしょうか．内耳の三半規管の働きでしょうか．それでは頭・頸部を回旋してください．やはり真っ直ぐに立位を保持していませんか．踵で立ってもつま

I　プッシャー症状の理解と治療

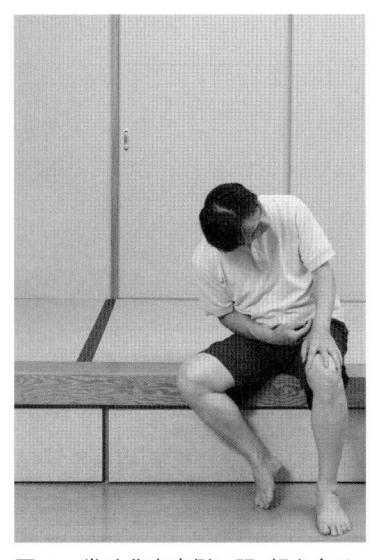

図1　常時非麻痺側に眼・顔を向け，麻痺側に傾斜し傾倒する人の模擬患者．麻痺側の肩が前下方に突出し，やがて上体が麻痺側前方に落下．股関節は外転・外旋，足部は内反し足底は接地せず，体重を支持できません

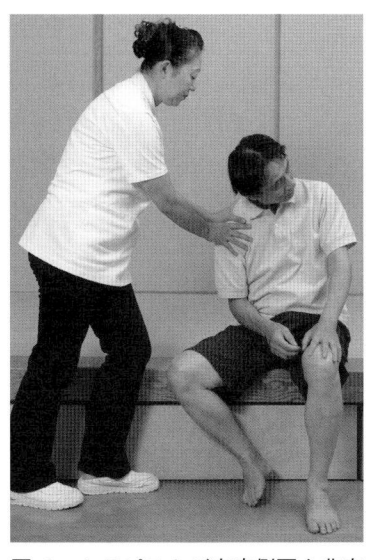

図2　セラピストが麻痺側肩を非麻痺側に押すと，患者は押し返します

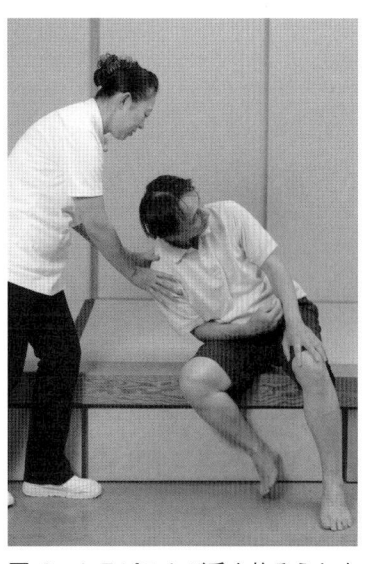

図3　セラピストが手を放そうとすると，患者は麻痺側に傾倒してきます

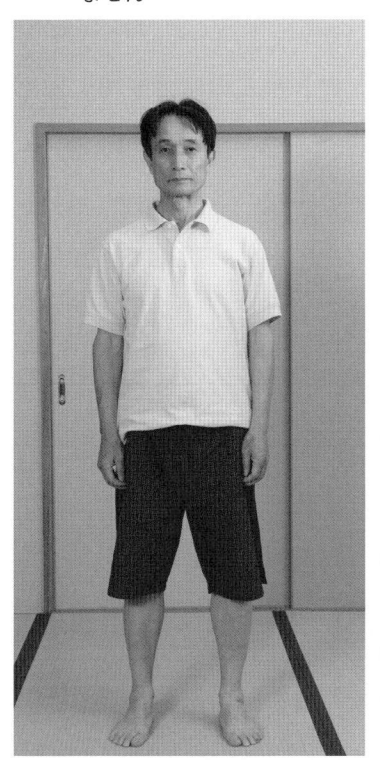

図4　健常人が両足で真っ直ぐに起立する姿勢．図4～6では，直立は両足底で均等に体重を受けることが必須条件です

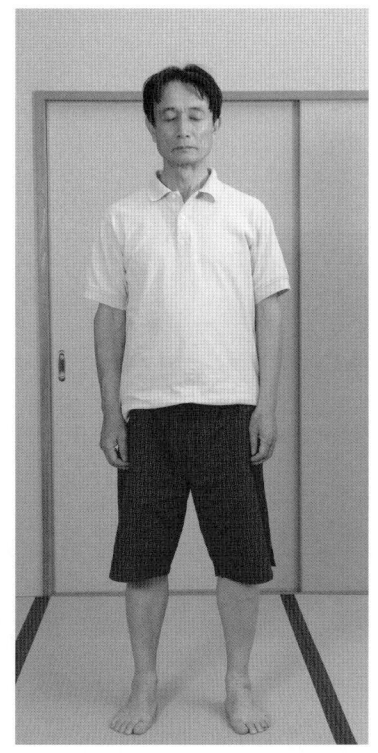

図5　閉眼しても倒れません．視覚は，直立の必須条件ではないことを意味します

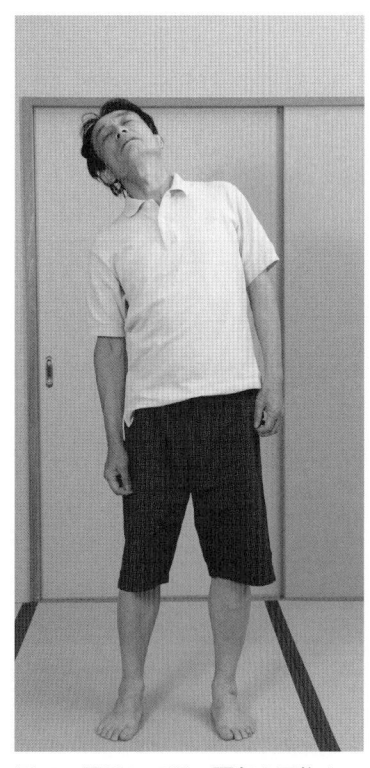

図6　閉眼して頭・頸部を回旋させても倒れません．内耳・平衡器官は，直立の必須条件ではないのでしょう

11

先で立っても，真っ直ぐと感じますね．この左右の開脚立位は前後よりも，左右を感覚的に強調した立位ですから，真っ直ぐと感じるのは，左右の足で体重を均等に受けることでなされ，その感覚で動作を保持しているのだと気づかれたのではないでしょうか．お座りください．真っ直ぐに，そして余計な力を抜いて楽にしてください．すると座位では左右の坐骨結節で均等に体重を支持しているのが感じられませんか．

3）プッシャー症状は，なぜ出現するのか

脳卒中片麻痺の人は，左右の正中をどのように感じ，動作しようとするのでしょうか．左右の一方が麻痺し，運動，感覚の機能が低下・減弱した状態で，左右の足に均等に体重をのせた状態をつくろうとします．左右均等に体重を支持することが脳のout-putとなって，そのout-putの結果が姿勢・動作となって現れているのではないかと考えられます．ではout-putをつくるin-putは，どのような感覚の入力をどのような状況として認識したものなのでしょうか．もう一度実際に立って，以下のように実演してみてください．麻痺側と見立てた側は感覚が鈍いのですが，どうすれば十分な感覚が入るようになるでしょうか．また，麻痺側と見立てた側は運動が不十分なのですが，どうすれば十分に体重を支持していると感じる運動の状態をつくることができるでしょうか．

麻痺側と見立てた側に，骨盤と上体を偏位させ，麻痺側で主に体重を支持するようにすれば，十分に体重を支持しているという感覚が生じるとは思いませんか．では，そのように麻痺側に体重をのせたら，姿勢はどうなりますか．つまり，患者が麻痺側に傾倒するのは倒れず真っ直ぐに上体を保持しようとするのですが，体が傾いていて苦しく，不安感が強く増すため傾倒を防止しようと必死に努力をしている姿なのです．

4）病前の正常な脳プログラムの働きが表すプッシャー症状

プッシャー症状は，まさに麻痺側の運動と感覚を強め，麻痺側と非麻痺側のout-putとin-putの均衡をとろうとして，脳プログラムが作動していることの現れなのです．すなわち，発症以前の健康であった長い年月，左右の均衡を制御する優れた機能をもった脳プログラムを，麻痺後も働かせて左右の均衡を制御しようと努力しているのです．しかし，努力すればするほど，実際には体が麻痺側に傾倒する結果となって現れます．努力に反して麻痺側に体が傾倒し，プッシャー症状だと訳のわからない謗りを医療従事者にいわれる現実に遭遇して，さらに混乱しています．発症前に正常であった脳プログラムは，発症後は不適当なミスプログラムになっており，結果として傾倒する姿勢が，たとえ間違っていると感じてわかっても，脳がいまだ修正できないままだから高次脳機能障害だと，医療従事者や読者のあなたも思うのでしょうか．

麻痺側に傾倒しないように，左右の均衡を保つためにものすごく努力をしている時に，親切にも医療従事者などが，麻痺側を非麻痺側方向に押して見かけ上の左右の均衡をとらせようとします．傾倒せずに座らせようとした時に，その医療従事者の行為を，その患者

I　プッシャー症状の理解と治療

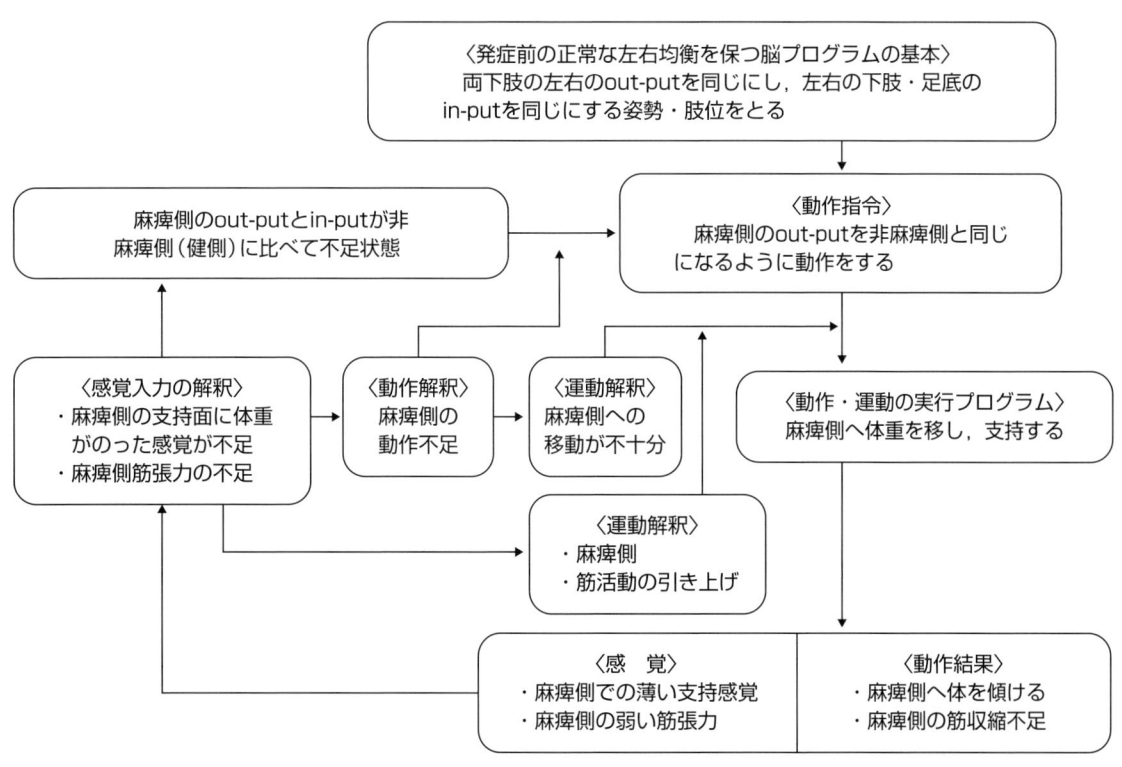

図1　麻痺する以前に正常であった左右の均衡をとるための脳のプログラムが，脳卒中片麻痺後に作用することで麻痺側へ傾斜・傾倒に至ることの説明

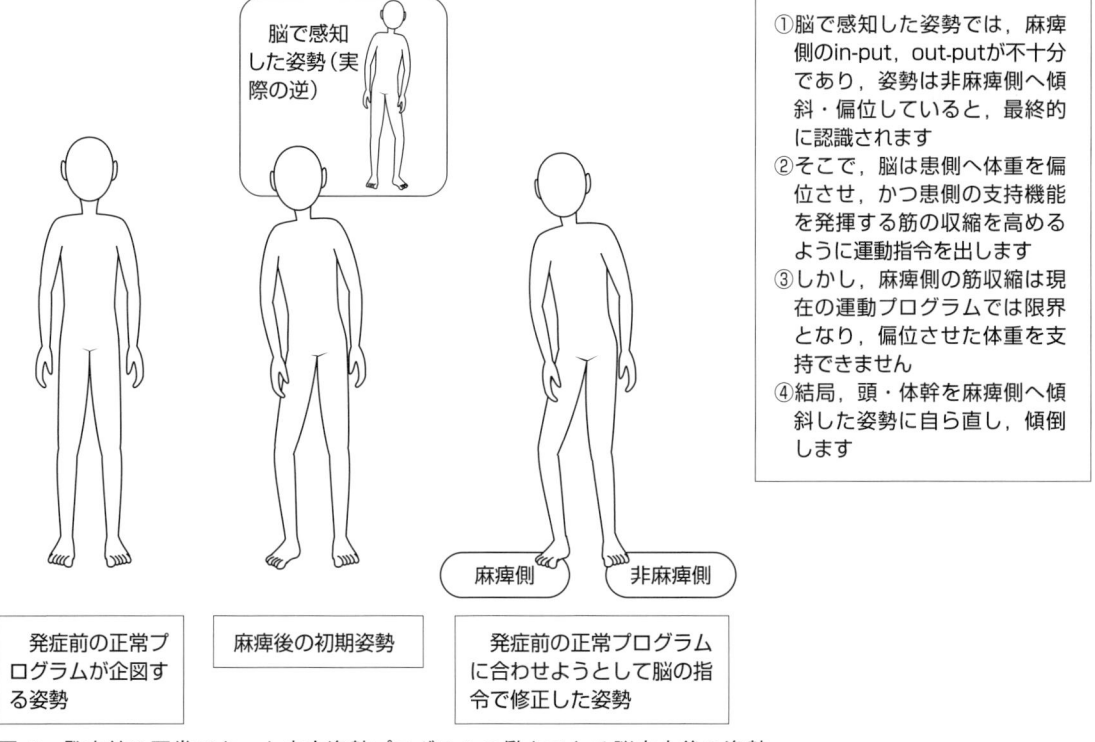

①脳で感知した姿勢では，麻痺側のin-put，out-putが不十分であり，姿勢は非麻痺側へ傾斜・偏位していると，最終的に認識されます
②そこで，脳は患側へ体重を偏位させ，かつ患側の支持機能を発揮する筋の収縮を高めるように運動指令を出します
③しかし，麻痺側の筋収縮は現在の運動プログラムでは限界となり，偏位させた体重を支持できません
④結局，頭・体幹を麻痺側へ傾斜した姿勢に自ら直し，傾倒します

図2　発症前の正常であった直立姿勢プログラムの働きでとる脳卒中後の姿勢

の感覚で受け止めた場合は，どんな事態に直面したと認識するのでしょうか．

　プッシャー症状の人が麻痺側に傾倒せず，真っ直ぐになった状態を強制的にとらされた場合，この人はどのように感じているのでしょうか．その感じを正常なあなたにとってはどのような場合に相当するのか，立ち上がって動作として表現してみてください．動作で表現できましたか．

5）真っ直ぐに姿勢を保とうとして傾斜する姿勢

　傾倒しないようセラピストに麻痺側を支持されて，見かけ上の真っ直ぐな姿勢を強制されているプッシャー症状の人が感覚として受け取るのは，どんなことでしょう．それは，あなたが非麻痺側と想定した側の下肢，すなわち足底小指側の外側端だけで，やっと片足立ちしているような状態の感じです．発症前の正常な情報処理・制御の神経回路機能の働きで，脳はそのような状態になっていると感覚的には捉えているのです．では，また立ち上がって，そのような状態を実演してください．介助してなんとか立位を保持している患者に，非麻痺側下肢で体重を支持し立ってもらおうとすると，「そっち（非麻痺側の外側）に断崖があり，突き落とされるような感じがし，とても恐ろしい」といわれる場合があります．患者は非麻痺側方向へ押し倒されるように感じるのです．ですから，その不安から逃れるために，麻痺側へ体を押し戻すのです．異常でもなんでもない，誰でもが当たり前に感じることなのです．

6）脳プログラムの適正化

　プッシャー症状の反応の元は，左右の均衡を保つための病前の正常な脳プログラムの作動によると理解していただけたなら，それが正常な機能の働きの結果だとも理解できましたか．正常な機能が働いているのですから，現状に適して働くようにセットを更新すれば，現在の麻痺に適した座位・立位をとる脳プログラムに働き方を変化させることができ，治せるのです．さらにいえば，異常を治すのではなく，正常を現状に適するように改めるのです．

　強制的に左右の均衡をとらされると，危険回避のプログラムの作用が相乗的に加わり，プッシャー症状はさらに増悪します．ですから，当たり前の動作をする中で，自然に非麻痺側へ体重を偏位させて重心を保持する動作が思わず自動的に作動すれば，非麻痺側で体重を支持し麻痺側へ傾倒しない動作のプログラムの基本がその時に起動して，現在の麻痺した状態に適した新たな姿勢の保持・動作，新たな正常へと転換されていくことが設定できます．このような動作の設定・プログラムの適正化こそが本書の目指す「Techniquecal Science of Therapy」であり，脳プログラム適正化の方法です．

7）手を伸ばす動作とともに現れる非麻痺側支持姿勢

　非麻痺側で体重を支持しなければできない動作とは，どのような動作でしょうか．そう

I　プッシャー症状の理解と治療

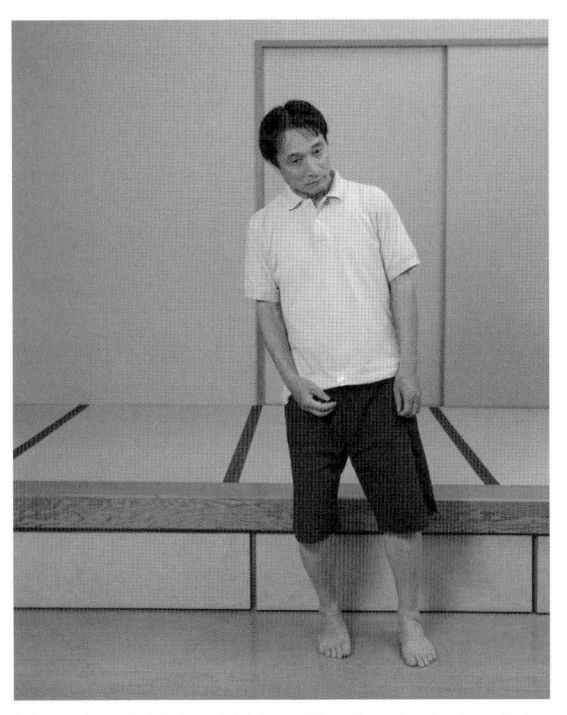

図1　右に傾斜する立位の模擬患者，やがて右に傾倒

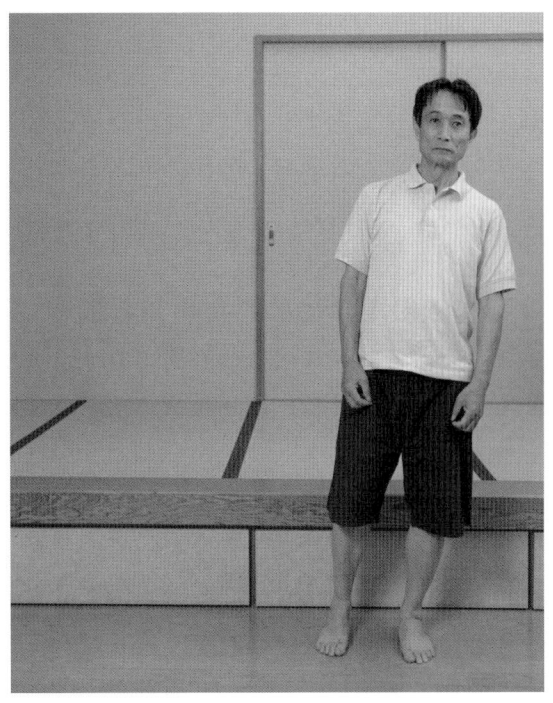

図2　この患者が脳で感知している立位姿勢．右傾斜しているのに，左に傾斜していると感じています

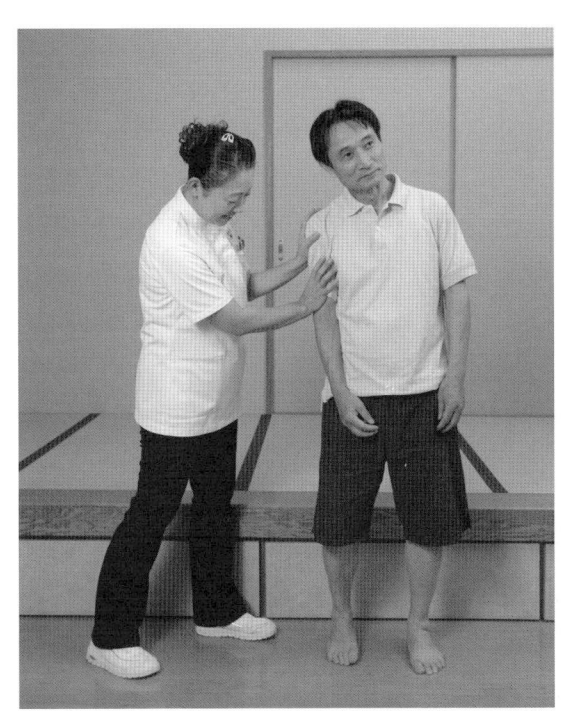

図3　セラピストが姿勢を正しく治そうとします

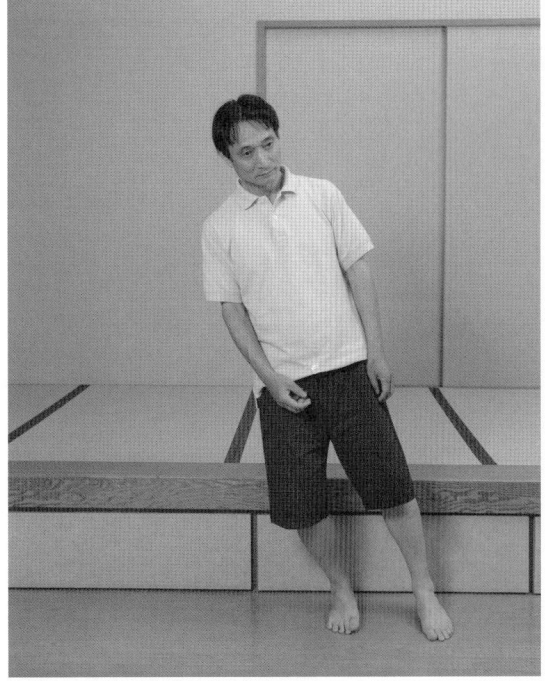

図4　その後は，さらに強く右に傾斜しないと，感覚的に患者は納得しません．セラピストが非麻痺側に押すと，図2より強く左に傾いたと感知します．よって，図4のように強く右に傾斜しなければならないと運動の指令を脳は出します

です．非麻痺側の側方いっぱいに手を伸ばして金塊をつかみ取ろうとする動作です．このような動作として，筆者は後ほど詳細に述べる「輪の取り入れ作業」を開発し，改良を重ねて完成させてきました．金塊に勝るとも劣らない価値，すなわち座位や立位姿勢の保持，生活の基本となる姿勢・動作の能力を獲得してもらうのです．輪の取り入れ作業を行う中で，立つことが困難であった人の多くが座位・立位保持を再獲得しています．

8）方法の限界とそれを超える試み

　あらゆる方法には適応と限界があります．輪の取り入れ作業だけでは，なかなか座位・立位姿勢が改善せず，自立しない人がいます．そのために「立ち棒」を開発しました．立ち棒によって重篤な人の中からも立位が可能になって，自立へと進み始める人が現れています．立ち棒は，後ほど説明します．

　しかし，それでもなお立位が困難で自立へと進めない人もいます．その対策法として，立位姿勢の取り方「股・膝関節屈曲立位」を試行しています．この立位の方法は当初，膝が痛く，立ち上がりがきわめて苦痛な人を目の前にして，痛みの少ない立ち上がり方になると思い，実際にその患者に痛みが少なく立ち上がってもらった方法です．痛みが少なく立ち上がれる理由は，運動学的に膝関節の伸展に関する従来の理解を変えるものです．そして，これを解析した股・膝関節屈曲立位の運動の機序が，片麻痺の人の立位時に生じることがある下肢屈筋痙性による足の浮き上がりに伴う，立位保持困難を解決する緒になると考えています．動作の指導方法は後に説明し，運動学的な解説も加えます．

I プッシャー症状の理解と治療

左右の均衡を保つ，正常であったプログラムによって現れる座位姿勢：麻痺側へ傾斜した姿勢，すなわち非麻痺側で主に体重を支持していると感じ，直して傾斜した姿勢です

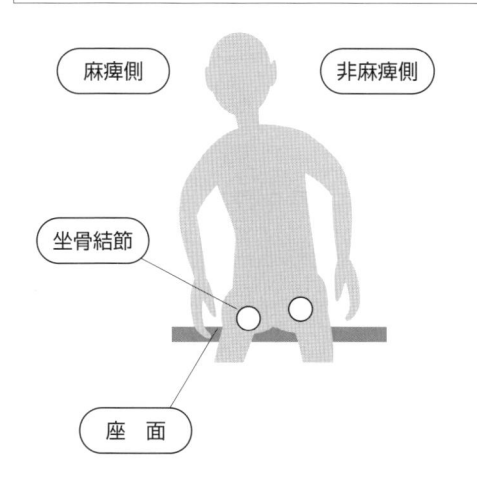

小判を1枚，非麻痺側の側方へ出されて思わず小判に手を出した時の姿勢：遠くへ手を伸ばすため，その方向へ重心を偏位させる正常プログラムが働き動作します

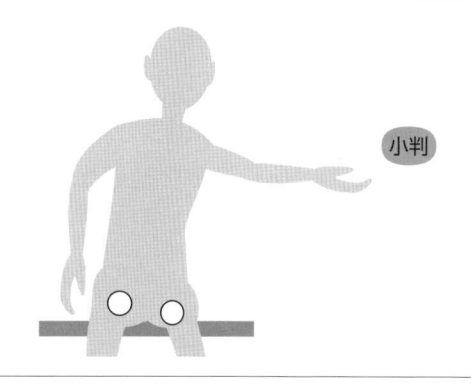

麻痺側　非麻痺側

坐骨結節

座　面

麻痺側の支持機能は不十分で，座位は不安定であります．疲労に伴い姿勢は崩れ麻痺側へ傾倒します

小判

小判以上の価値をもつ新しいプログラムにします．遠くの物へ手を届かせる動作のプログラムには，その方向へ体重・重心を偏位させ，支持するサブプログラムが含まれているために働きます．よってこの場合は，非麻痺側へ体重を偏位させて姿勢を維持します．このプログラムは，正常な姿勢保持プログラムの一部で，この姿勢保持が常に働くようにしていきます

図1　発症前の正常プログラムによって現れる，現状に適さない動作・姿勢（左図）と適した動作・姿勢（右図）

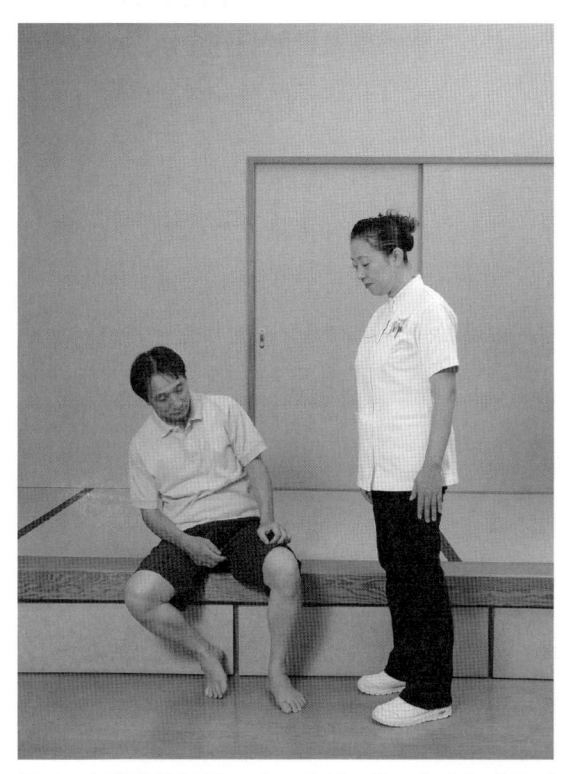

図2　右麻痺側に傾いているが，真っ直ぐと感じて座っている患者

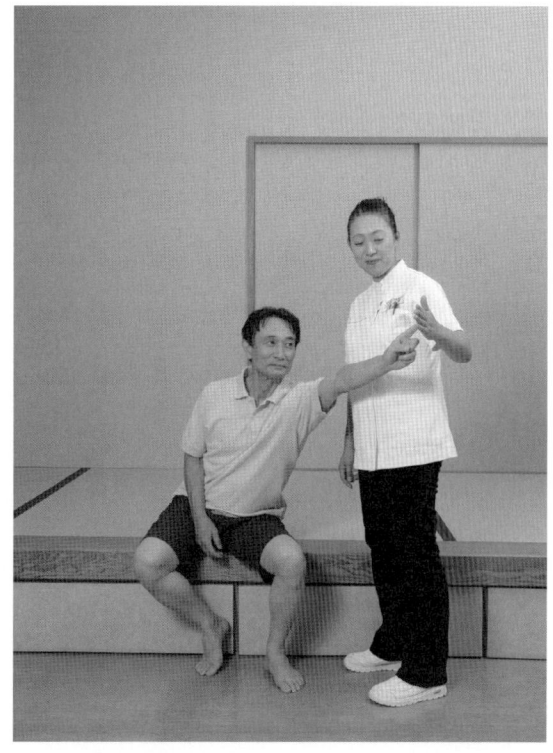

図3　遠い位置にあるセラピストの手に触れようとすると，体重支持を非麻痺側に移して患者は手を伸ばします

17

2．プッシャー症状の治療

1）輪の取り入れ作業

　輪の取り入れ作業とは，非麻痺側の側方に置いた輪を非麻痺側手で一つ取り，輪をポールへ入れ，そして取り出す動作を行う作業です．手に持った輪をポールの先端まで十分にリーチさせ，ポールに輪を通します．さらに輪を持ったままポールの基部まで下ろして置く作業です．ちなみに，輪を投げ入れてはいけません．それは，輪を投げると投げた側の逆の方向に体重が偏位し，この場合には不安定な麻痺側へ体重が偏位してプッシャー症状を助長するからです．非麻痺側へ重心を偏位させて，非麻痺側で重心を保持したままで動作する脳のプログラムをセットして稼動させるための作業・動作を輪の取り入れ作業で習得します．すなわち，非麻痺側手で輪を取ろうとして非麻痺側に体重を移しながら非麻痺側臀部・下肢で支持します．非麻痺側で体重を支持した座位や立位姿勢を保ちながら，輪を持った非麻痺側手をさらに非麻痺側に設置したポールの先端へリーチさせます．そして，ポールに輪を通して基部に置きますので，動作中は常に非麻痺側で主に体重を支持し続けることになります．これによって，非麻痺側で体重を支持してバランスを保持する動作の習得を進めることができます．輪の取り入れ作業という動作を行うので，静的バランスと同時に，動的バランス能力を確実に高めようとする作業でもあります．輪を取るためと輪を入れるために，上肢をリーチさせる位置によって難易度を段階づけた作業にしてあります．ですから，作業の段階の進行に伴ってプッシャー症状が軽減し，静的・動的な姿勢保持能力が向上することになります．輪の取り入れ作業は，プッシャー症状の治療方法であると同時に，プッシャー症状の評価方法にもなります．

　バランスが崩れないように非麻痺側支持で行うことで麻痺側の体重支持機能のない人でも，早期に静的・動的な座位や立位のバランスが安定し，早期に移乗動作を獲得することにつながります．麻痺の程度によらず早期にADL自立を得るために，身体運動制御の機能を適応させて治す方法として開発したのが，輪の取り入れ作業です．輪の取り入れ作業は，それ自体は簡単で，意識障害や重度の認知症，コミュニケーション障害，高次脳機能障害などがある人も理解が容易で，性別・年齢を問わず比較的導入しやすい作業です．また，輪を取り入れる位置を変えるだけで，自分のレベルがわかり，容易に回復を実感できる利点があります．

a．輪の取り入れ作業の方法

　輪を取る位置はより基本的な，そして輪をポールに向かって動かす方向もより基本的なところから始めます．そして，動作範囲をより応用的へと段階づけて進め，各種の動作が安全確実に行えるよう，重心の保持と重心移動を円滑にする機能を高め促す作業です．

　まずは，輪を10個とポールを準備します．次に，セラピストがどのような作業なのかを

Ⅰ　プッシャー症状の理解と治療

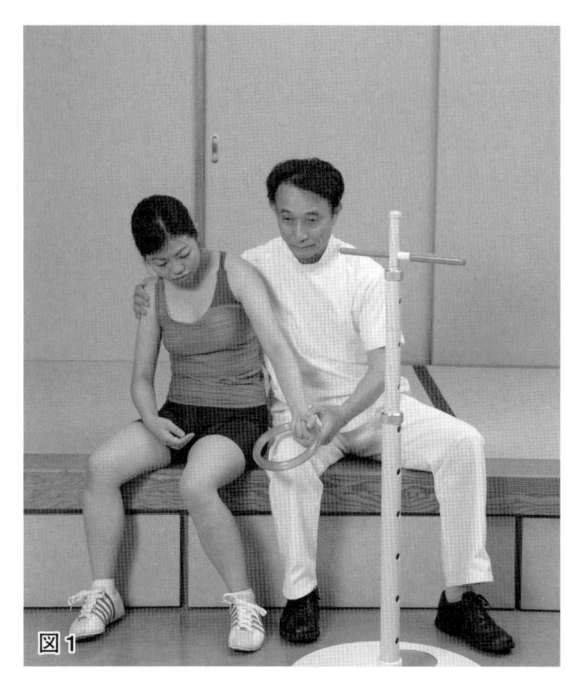

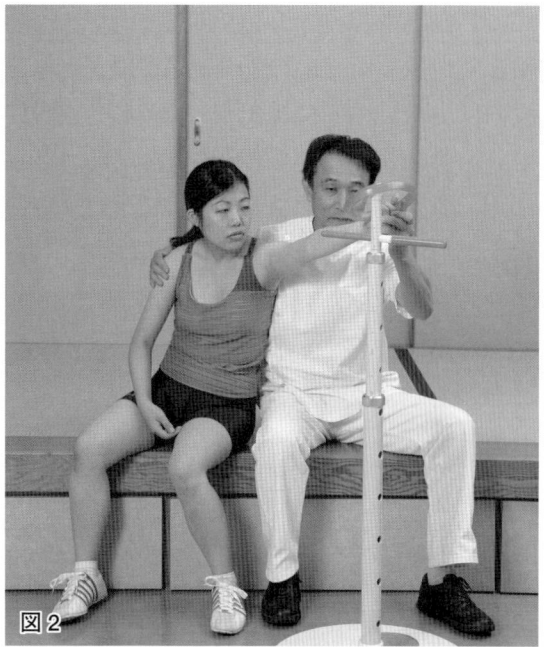

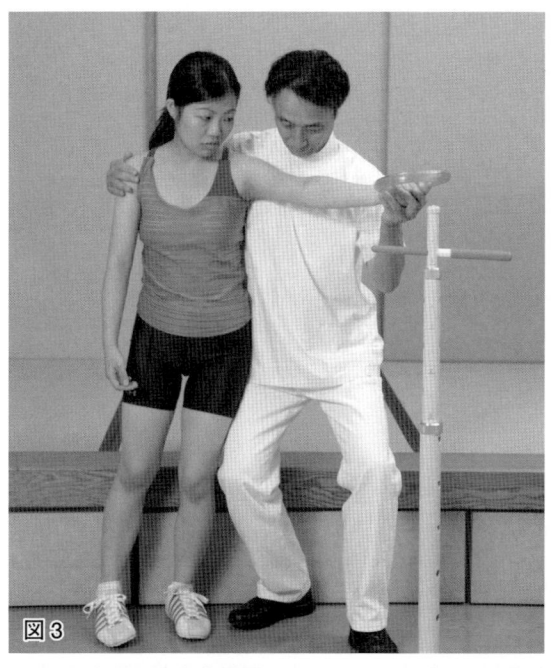

　図1：患者の非麻痺側肩にセラピストの肩などを密着させ，同時に麻痺側肩を非麻痺側方向に押しつけ，患者の体を両側から支えます．そして，セラピストは患者の上体を非麻痺側方向に引きつけて，非麻痺側へ重心をシフトさせます．すると，セラピストの体で非麻痺側が支えられているため，非麻痺側に引きつけても非麻痺側方向に傾倒する感覚が薄れ，患者は非麻痺側方向に体をシフトすることができ，不安感もあまり持ちません
　図2：セラピストは患者の上体を非麻痺側から確保しながら，ともに非麻痺側方向への「輪の取り入れ作業」を実施します．このように患者に安心感を与えながら動作ができるように介助し，繰り返す間に支持を減らして，やがて自立へ導きます
　図3：立位では，患者の非麻痺側の肩・腋下・骨盤にセラピストの体をあてて，麻痺側の肩あるいは骨盤を保持し，非麻痺側はセラピストの体を押しつけるようにして支えます

実演し，患者にみてもらいます．そして，患者に輪を一つ取ってもらいます．この最初の輪を一つ取る時に，つかまった物から手を離すことになります．つかまった物から手を離すのは，たいへんに勇気がいるので，最初はつかまった物の隣にセラピストの手掌を出して，手掌をつかんでもらいます．そして，「よくやってくれました」と称え褒めます．本当に褒めるに値する勇気を持って行わなければできないことなのです．

次にセラピストは，患者の非麻痺側側方へ，しっかりと患者の手を握りながら少し移動させ，そしてまた元の位置に手を戻してつかまってもらいます．未知の領域に勇気を持って手を出すことで，自立を目指す人であることを示してくれたのです．「できましたね．よかったですよ．本当にがんばりましたね」とねぎらい，少し休み，そして再びセラピストの手掌とともに手をポールに向かって少しずつリーチさせて行います．そして，今度は輪を持ってもらいポールに入れます．必要であれば，輪にもセラピストの手を添えて一緒に入れます．最初の輪入れは，必ず成功しなければいけません．そうしないと，できないと感じ，次が行えない場合があるからです．

足の位置，腰部の位置，肩の位置，頭の位置を確認し重心を確実に，主に非麻痺側で保持する姿勢を誘導しながら，輪の取り入れ作業を行い，進めていきます．ポールの位置や長さについて適宜調整します．輪の取り入れ作業中は，常に非麻痺側で体重を確実に支持するよう助言し誘導します．常時，麻痺側へ傾いている場合，非麻痺側での支持に対し恐怖心がとても強い人が多いため，「麻痺側では十分支持できないこと，非麻痺側は支持できること，だから勇気を出して非麻痺側で支持すること」を，真剣に説明し納得をしてもらいます．セラピストは必ず非麻痺側横について介助を行います．練習は，輪10本1セットとし，1日に3～5セット程度までできるように進めます．はじめは介助して行い，介助なしで可能になったら，次の段階へ進めていきます．

b．座位での輪の取り入れ作業

ポールの設置位置を，①非麻痺側斜め前方，②非麻痺側斜め前上方，③非麻痺側側方いっぱい，④-a）非麻痺側正中前方，④-b）非麻痺側斜め後方，⑤-a）非麻痺側下方，⑤-b）麻痺側側方，⑥麻痺側下方の方向で段階づけて実施していきます．この①～⑥の番号は，その段階の点数でもあります．

麻痺側への傾きが少ない人では，①，②，③の順で動作を進めますが，麻痺側への傾斜の強い人には③が確実になった後に①，②を行います．①，②の動作は，いわゆる正常な動作では動作する側の対側，すなわち麻痺側へ重心が偏位するのが通常だからです．そこでプッシャー症状の治療法として③～⑥を解説します．①，②は⑤-b）の後に実施するようにします．

③非麻痺側側方いっぱい：非麻痺側側方いっぱいに非麻痺側手を伸ばして輪を入れる動作です．この時には，非麻痺側臀部と非麻痺側足底で主に体重を支持し重心を保持するバランス動作が賦活されることを意図しています．プッシャー症状が認められる人には，こ

Ⅰ　プッシャー症状の理解と治療

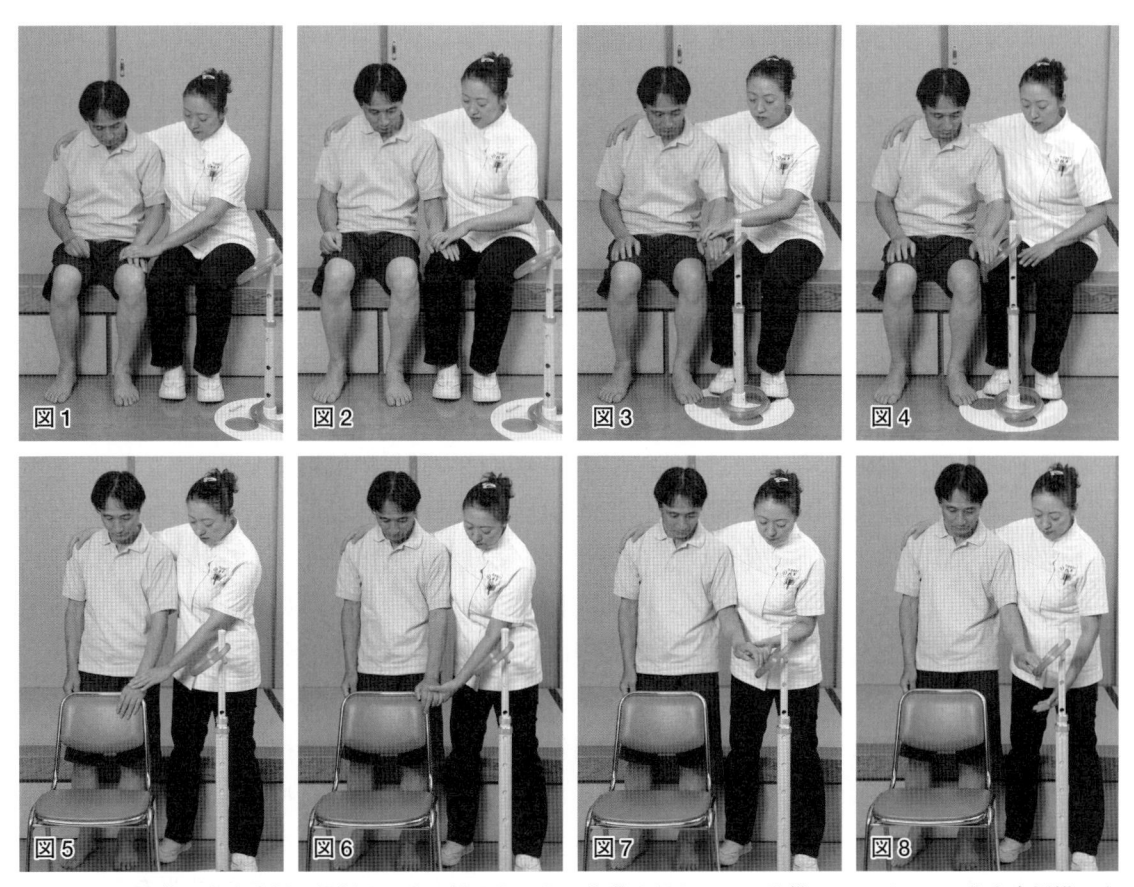

　図1～4：座位で右麻痺側へ傾倒する人に輪の取り入れ作業を行うための準備．セラピストは非麻痺側横に座り，患者をセラピストの体に引きつけ安心感を与え，セラピストの膝上に非麻痺側手を誘導してのせ，次に手に輪を持たせて輪を持つ手を誘導しポールに輪を入れます

　図5～8：立位で輪の取り入れ作業を行うため椅子の背に非麻痺側手を置き，セラピストは非麻痺側から患者の体を引きつけて安心感を与えます．次に，患者の手に輪を持たせ，輪を持つ手を誘導してポールに輪を入れます

レベル		
	1点：①非麻痺側斜め前方	
	2点：②非麻痺側斜め前上方	
	3点：③非麻痺側側方いっぱい	
	4点：④-a)非麻痺側正中前方 　　　④-b)非麻痺側斜め後方	
	5点：⑤-a)非麻痺側下方 　　　⑤-b)麻痺側側方	
	7点：⑥麻痺側下方	

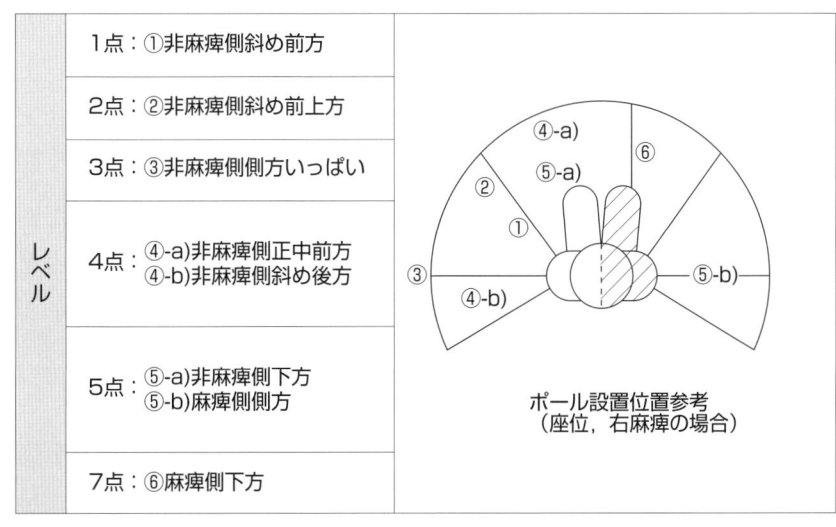

ポール設置位置参考
（座位，右麻痺の場合）

図9　座位における輪の取り入れ作業の全体的位置と各作業の点数

の③から実施するとより非麻痺側へ体重を支持することが可能になる人が多いことを経験しています．特に恐怖心，麻痺側への傾きが強く，非麻痺側支持が困難であれば車いす座位で，非麻痺側側方に置かれたポールへ輪を入れる練習から始めるとよいでしょう．

　④-a) 非麻痺側正中前方：非麻痺側上肢を正中前方にリーチした際，麻痺側に重心が移動し，麻痺側に倒れないようにする機能の獲得が目的です．重心を非麻痺側臀部で支持しつつ非麻痺側正中前方のポールに輪を入れます．ここで正中について述べます．動作上の正中は非麻痺側肩を通る矢状面にあると考えるのが妥当ですが，解剖学的・運動学的な正中は額の中心と恥骨結合を結ぶ線なのです．④-a) 非麻痺側正中前方は，動作上の正中にあたるため，少しの偏位で麻痺側に重心がのり傾倒にいたる危険があると同時に，この正中を越え麻痺側で動作することを可能にする姿勢保持の獲得の関門になります．

　⑤-a) 非麻痺側下方，⑤-b) 麻痺側側方：重心を非麻痺側臀部外側に支持しつつ非麻痺側下方や麻痺側側方に上肢を伸ばすことができるようにします．⑤-a) 非麻痺側下方では，非麻痺側足部付近まで上肢を伸ばして輪を入れることができるようにポールをセットします．しかし，体幹を前傾した場合には腰痛の出現の有無や，腹部を圧迫する姿勢となるため血圧の変動などに注意して実施し，血圧などに問題がある場合は床から15cmほどの高さにポールを置くとよいです．⑤-b) 麻痺側側方では，麻痺側上肢横にポールがくるようにセットします．麻痺側側方にリーチさせると，通常の動作では麻痺側に重心が必ず移動します．ですから，この「輪の取り入れ作業」では非麻痺側で重心を支持し，重心は麻痺側で支持できなくても作業ができるようにすることがポイントです．このことを十分に注意し，そして十分にできるように付録のDVDで動作方法を体得していただく必要があります．この動作は，更衣動作時に麻痺側上肢に袖を通すなどのADL動作の基本となる動作です．

　⑥麻痺側下方：重心を非麻痺側臀部外側に支持しつつ麻痺側下方に上肢を伸ばすよう助言します．この動作は，座位の中では最も困難な動作で，この動作においても重心は非麻痺側臀部で支持します．なるべく，麻痺側足部付近まで上肢を伸ばして輪を入れることができるようにポールをセットします．この際，確実に非麻痺側に体重を支持させるため体幹を非麻痺側前側方に前傾し，麻痺側に回旋し，非麻痺側上肢を非麻痺側下肢の外側からリーチさせ，手掌を上に向けながら動作すると，非麻痺側で重心を支持しながら行う動作が体得しやすくなるのです．この時，手掌を上に向けるのは手掌を下にすると体幹が麻痺側方向に偏位しやすくなるのを防ぐためです．この動作の獲得により，靴を履く際に床上から靴を取る動作や，麻痺側下肢の足を組む際の足関節部を保持するなどといったADL動作の基本となります．

　また，早期退院のためには早期のベッドサイド期間に座位での動作能力を向上することが重要で，動的バランスの練習はとても大切な役割をもちます．ですから，早期ベッドサイドから「輪の取り入れ作業」を実施して座位を獲得し，さらに立位・歩行へと進めることで早期退院も可能になります．

I　プッシャー症状の理解と治療

【輪の取り入れ作業の座位における動作】

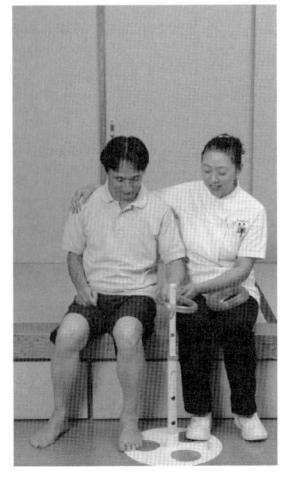

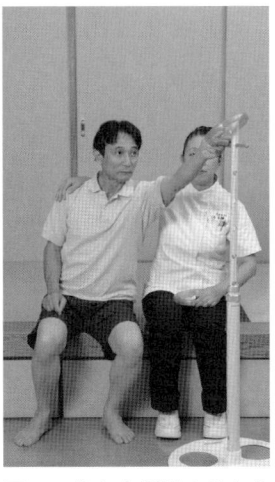

図1　非麻痺側斜め前方　　図2　非麻痺側斜め前上方　　図3　非麻痺側側方いっぱい　　図4　非麻痺側正中前方

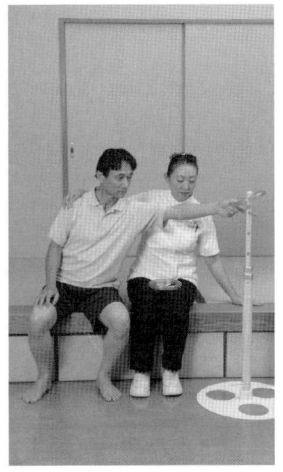

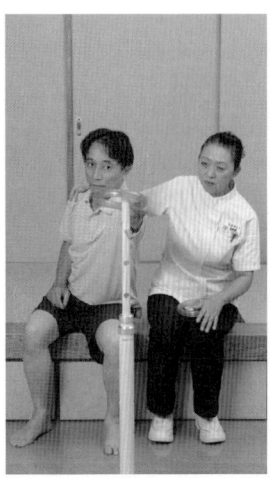

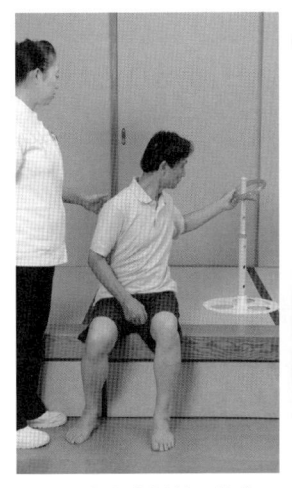

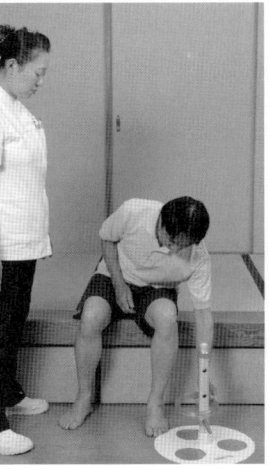

図5　非麻痺側斜め後方　　図6　非麻痺側下方　　図7　麻痺側側方　　図8　麻痺側下方

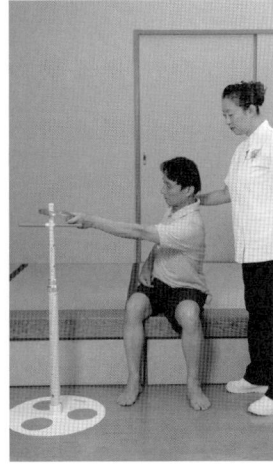

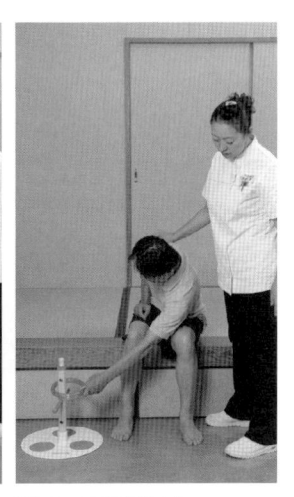

　図4：非麻痺側肩峰を通る正中線が，輪の取り入れ作業の正中と定義する．非麻痺側は非麻痺側肩峰より外側，麻痺側は非麻痺側肩峰より麻痺側とする

　図7：麻痺側へ非麻痺側手を伸ばす時も，主に非麻痺側臀部で体重を支持し，麻痺側へ重心を偏位させないように動作するのが原則です．この動作が確実にできないと，麻痺側に重心を偏位させ転倒する危険があります

　図8：座位における最高難度の動作です．非麻痺側の上肢は非麻痺側の下腿の前方に位置させて目標点に近づけるように動作します．すると，非麻痺側肩が非麻痺側股関節よりも麻痺側に位置せず，麻痺側への傾倒を防止できます．言い換えれば，非麻痺側肩が非麻痺側股関節よりも麻痺側に位置すると麻痺側へ傾斜し，傾倒につながります

c．立位で行う輪の取り入れ作業

　ポールの設置位置を，⑦非麻痺側斜め前方，⑧非麻痺側側方いっぱい，⑨-a) 非麻痺側正中（膝上），⑨-b) 非麻痺側後方（膝上），⑩非麻痺側下方（床上），⑪麻痺側側方（膝上），⑫麻痺側下方（床上）の方向で段階づけて実施する．

　⑦非麻痺側斜め前方：非麻痺側下肢に体重を支持しながら非麻痺側斜め前方のポールに輪を入れます．この動作は最も基本の動作で，この動作を確実にしないと次のステップが不安定となり，立位・歩行も不安定なまま，その動作だけが進行し，転倒の危険を潜ませることになります．⑦は⑧の後に行い，⑦の動作中も非麻痺側に重心を偏位させて維持し続けることがポイントです．

　⑧非麻痺側側方いっぱい：プッシャー症状が認められる者に対しては，この方向から実施すると，より非麻痺側下肢へ体重を支持する意識づけが可能となります．特に麻痺側への傾きが強く，恐怖心や介助量が大きい場合はスタンディングテーブルを使用し，ベルトで臀部を固定して立位をとらせ，非麻痺側側方いっぱいの位置にポールをセットして非麻痺側下肢で体重を支持するように行うとよいです．あるいはテーブルに手をつき，非麻痺側臀部側面をテーブルに付けるようにして輪の取り入れ作業を行いながら非麻痺側下肢支持を進めるのもよいです．

　⑨は非麻痺側膝を屈曲位に保ち，膝を屈曲させることで上体を斜め後ろへ向ける動作をつくります．すなわち，膝屈曲に伴って股関節・骨盤を回旋させるように動作します．

　⑩非麻痺側足底前半で重心を支持するようにして股関節・膝関節を屈曲させますと，後で説明します「股・膝関節屈曲の立位」となり，無理なく安全に動作できます．

　⑪麻痺側（膝上）：非麻痺側下肢で体重を支持しながら麻痺側膝付近のポールに輪を入れる作業を行います．この動作の獲得により，排泄動作時のズボンの上げ下ろし動作の獲得につながります．

　⑫麻痺側下方床上：この動作が終了した時点で，ほぼ全方向に非麻痺側上肢を伸ばしても常に非麻痺側で体重を支持し，安定した座位や立位姿勢が可能となります．非麻痺側で体重支持をして動的バランス保持が可能となれば，麻痺の回復度に合わせて麻痺側での体重支持を進めていきます．しかし，非麻痺側での保持を確立していないと不安定となり転倒の危険性が現れることを指摘しておきます．

2）輪の取り入れ作業と類似した作業

　比較的大きなペグをボードの穴に入れる作業なども，輪の取り入れ作業に類似しており，ある程度は代替させて用いることもできます．しかし，輪と棒の径の差ほど，ペグとボードの穴の径の差は大きくないため，動作としての精度がペグボードは高く，その分，困難で汎用性は低くなります．したがって，ある程度まで輪の取り入れ作業で座位保持能力が安定した後の作業には選択の余裕ができます．

　このほかに，お手玉のような物をかごに入れ移す作業は，かごを置く位置・高さなどで，

I プッシャー症状の理解と治療

レベル		
	5点：⑦非麻痺側斜め前方	
	6点：⑧非麻痺側側方いっぱい	
	7点：⑨-a)非麻痺側正中（膝上） ⑨-b)非麻痺側斜め後方（膝上）	
	8点：⑩非麻痺側下方（床上）	
	9点：⑪麻痺側側方（膝上）	
	10点：⑫麻痺側下方（床上）	

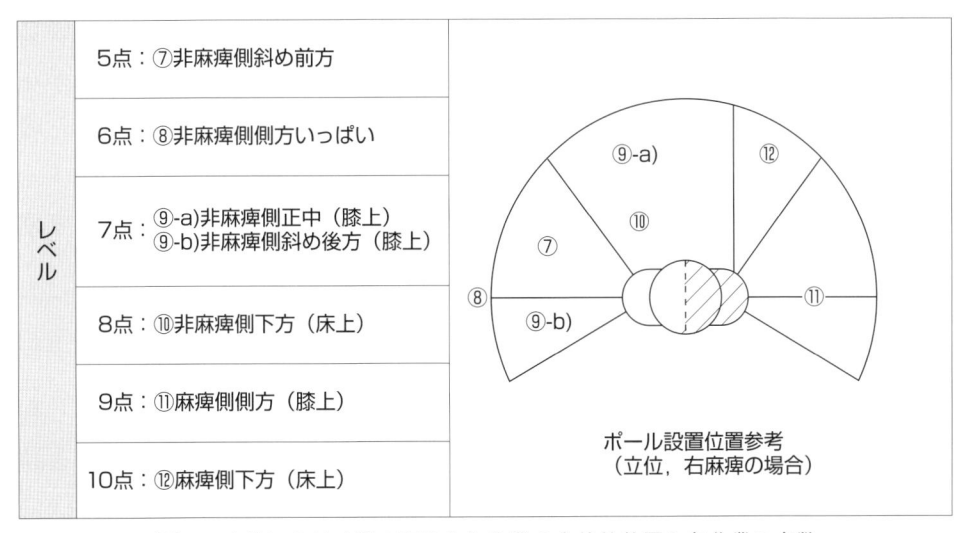

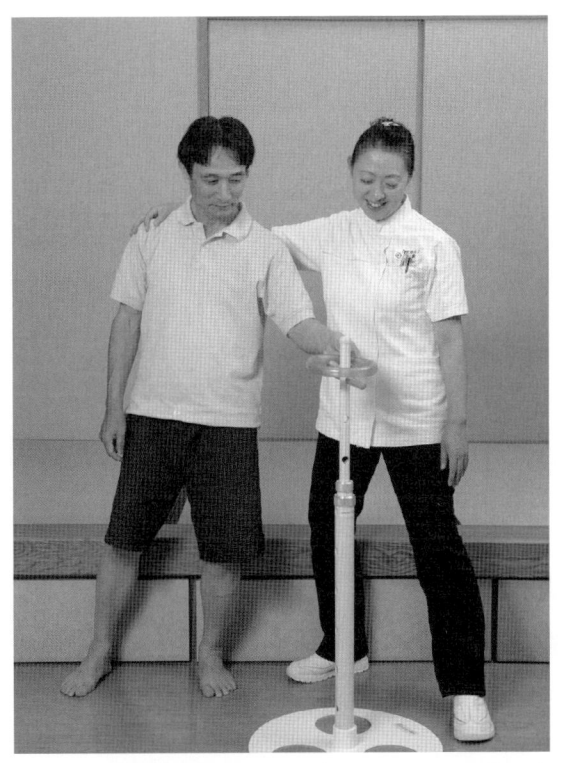

ポール設置位置参考
（立位，右麻痺の場合）

図1　立位における輪の取り入れ作業の全体的位置と各作業の点数

図2　立位非麻痺側斜め前方の輪の取り入れ作業．患者の動作が安全であれば，セラピストは麻痺側へ体重が偏位しないように注意する程度の支持をします

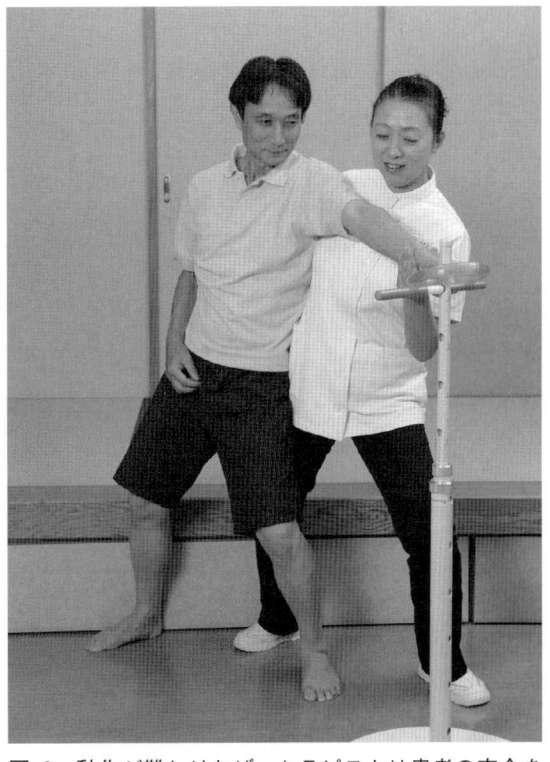

図3　動作が難しければ，セラピストは患者の安全を確保しつつ動作を誘導します

作業の段階づけが可能です．この場合，かごの位置・高さの設定は机上などで容易にできる反面，机上を外れると適切な位置・高さにかごを置く台を設定することがなかなか難しく，バリエーションが広いにもかかわらず実際のバリエーションは机上面上へと収束し一般化が難しいといえます．

筆者の結論としては，規格化した輪の取り入れ作業で，段階を踏んで確実に座位の安定を進め，ADL の自立を進めていくのが適切であろうと考えています．

3）プッシャー症状を軽減させる感覚入力法

プッシャー症状は，麻痺側の感覚入力，運動出力が低下していることによるとも理解できそう，と前記しました．そして輪の取り入れ作業によって，新たな適応した運動出力の形式を体得的に学習することが有効であると述べました．そこで，次に改善方法になると考えられる感覚入力について説明します．

a．鏡の活用

従来から提唱されている鏡に写してみせるのは，いうまでもなく視覚的入力です．鏡でみせる場合に，写った姿をみせ，「姿をみてください」と注視させ，「姿勢はどうですか」と問い認知を促し，「傾いていますね」と認識させ，「真っ直ぐにしてください」と運動の修正を求めるという一連の過程が含まれています．ですから，鏡をみて修正できる人は，この一連の過程が一応可能であることを示し，修正できない人は一連の過程のどこかで適切な処理がされていないか，そのような処理が推進されていなかったことを示します．

もう少し詳細に述べますと，①傾いた姿を視認したとして映像の傾きを知ったか，②映像の傾きを知ったとして自らの体の傾きとして知ったか，③自らの傾きを捉えたとして体感的に逆に傾いていると認知している状態との乖離を，ⓐ視認を優位にしてその視認情報に依存して姿勢修正の out-put が top-down 的に出せるか，あるいはⓑ体感的認知情報を視認情報で修正した新たな姿勢認知情報で姿勢修正の out-put が bottom-up 的に出せるか，そして出された out-put のプログラムが適正であったか．という，なかなか難しい内容が試験された結果が，鏡をみている患者の姿勢として現れていると理解します．ですから，姿勢が修正されなかったならば，この過程を順次検証していくことが必要であり，その検証の過程で適した対策をとることが，その検証結果の実証となり，最も重要でかつ必要なことになります．

まず，鏡に写った姿は視認していないかもしれません．ですからセラピストも非麻痺側から，ともに並んで座り鏡に写ります．そして，鏡をみるように促しながら視線を観察して自身をみているのを確認しながら，視線を動かして傾いている姿をなぞるのを観察します．そして，どれほど傾いていると読み取ったかを尋ねます．ただし，角度で答えるとは限りません．距離や長さで答える場合や，だいぶん・かなり・少し，あるいは傾いていないと答えるかもしれません．傾いていると答えた人は，鏡に真っ直ぐな基準線をイメージ

【立位における輪の取り入れ作業】

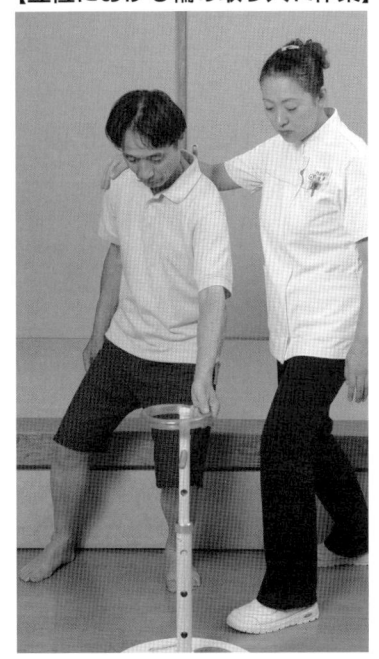

図1　非麻痺側斜め前方

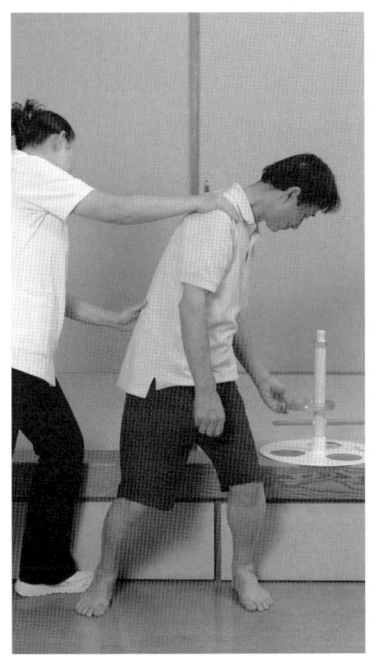

図2　非麻痺側斜め後方

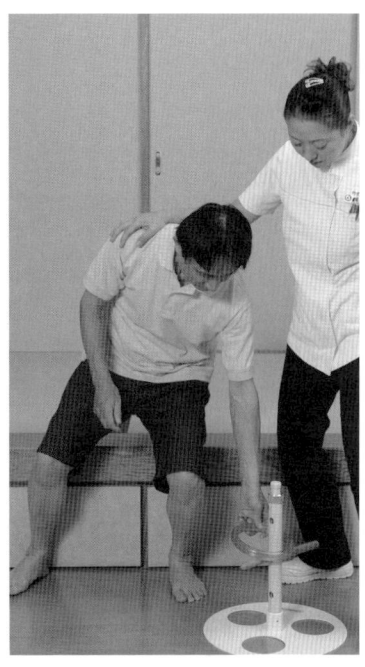

図3　非麻痺側下方(床上)

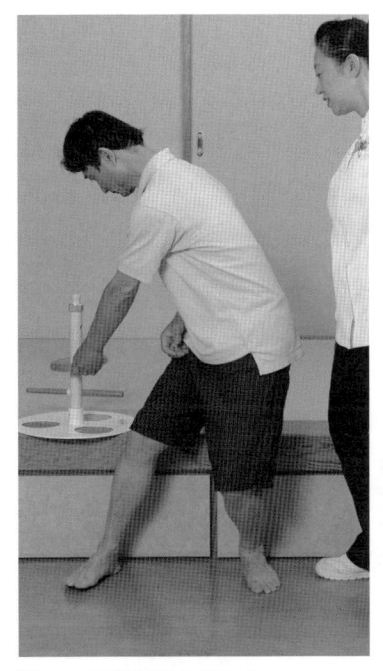

図4　麻痺側側方(膝上)

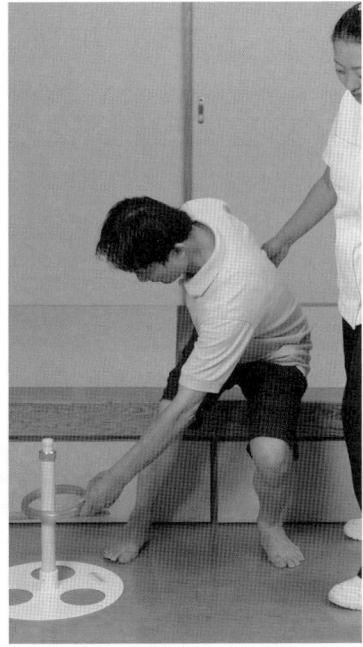

図5　麻痺側下方(床上)

　図4：体重は主に非麻痺側で支持します．麻痺側で体重を支持して，麻痺側後方へ手を伸ばす動作では，体重の70〜80％以上を麻痺側で確実に支持できなければ危険です．したがって，非麻痺側で主に体重を支持して動作する形をまず習得する必要があります

して比較したか，脳内に写された姿の傾きを読み取ったか，と理解されます．ですから，読み取れなかった人では，鏡に写った自身の像に比較する基準を同時にみる必要があります．

同時に，写ったセラピストの像をみてもらうのも一つの方法ですし，鏡に基準線を付けるのも一つの方法です．あるいは眼の前に真っ直ぐに棒を立ててみせて，体が傾いていないかと聞くほうがわかりやすいかもしれません．これらはいずれもほかの傾いていない物体と自身を比較する方法です．自身が傾いた状態では視覚的な垂直と実際の垂直が同じになるかは，人と障害によって違いがあります．ですから，垂直が患者に受け入れられる基準にならない場合もあり，妥当な範囲の基準となる垂直を提示する必要があると理解してください．

b．視覚と他の感覚の統合
ⅰ）視覚と触覚

鏡に写る姿を自身の姿と認知することを助けるためには，鏡を手の届く位置において，自身の手と写った手を触って一体化させることがよいようです．自身の手で肩に触れ「肩を触った感じはいかがですか，鏡に写っている肩は傾いて，下がってはいませんか」など，実体像（自身のイメージ，触った感触）と写像（視覚像）の一体化・統合を進めることがよいようです．

ほかの物と自身を比較して，自身の傾いた状態を知ることが明確ではない場合には，自身の視覚以外の感覚で傾きを知るようにするか，自身の傾きをつくっている弱化した感覚を強めて，傾いた状態の体感的垂直を本当の垂直に近づける方法をとる必要があります．しかし，このことはもう少し後に述べます．

ⅱ）視覚と内耳・頸

いずれにしろ，視覚的に傾きを入力したら傾きと認知し，修正が必要と認識するように進めます．頭部も傾いていれば，体幹の傾きに追随された傾きであるか，内耳の情報処理が正規ではないことが考えられます．したがって，まず視覚で頭の傾きを垂直に補正するようにします．「頭が傾いているのがみえますね．頭を立ててみてください」「すみません，頭を触らせてください．では，一緒にこのように頭を立ててみましょう」．このようにして頭を立てることができたなら，頭とともに両肩が水平になるように言葉をかけ，あるいは肩に手を置いて動作を誘導しながら立ち直りを進めます．肩が立ち直るということは上部体幹が立ち直ったことを示し，同時に非麻痺側臀部での体重の支持が高まったことを示します．

頭・上部体幹の立ち直りが誘導できれば，麻痺側への上体の傾斜を修正することは可能になっていくといえるでしょう．

視覚的に頭を立ち直らせることがうまくできない場合には，内耳の感覚で頭を立ち直ら

I　プッシャー症状の理解と治療

【プッシャー症状の人に鏡を用いた動作の指導①】

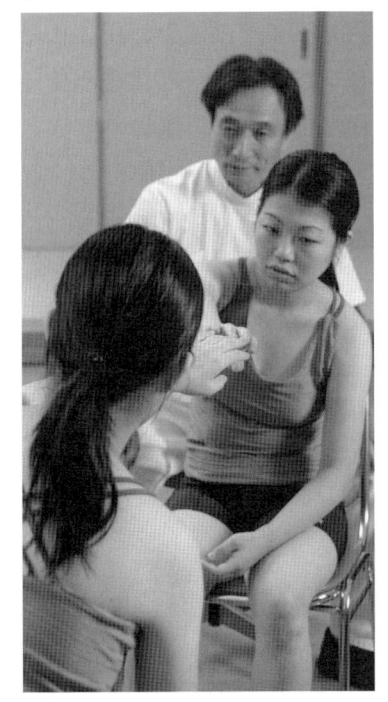

図1　鏡に手を触れて，手と鏡に写った手との一致を確認します

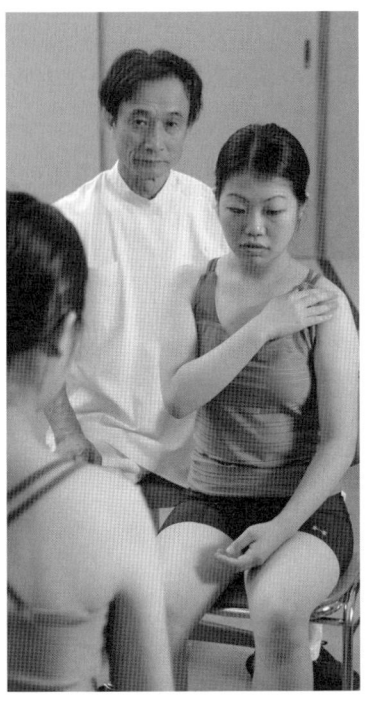

図2　麻痺側の肩に触れてもらう．患者の目は麻痺側の肩をみていません

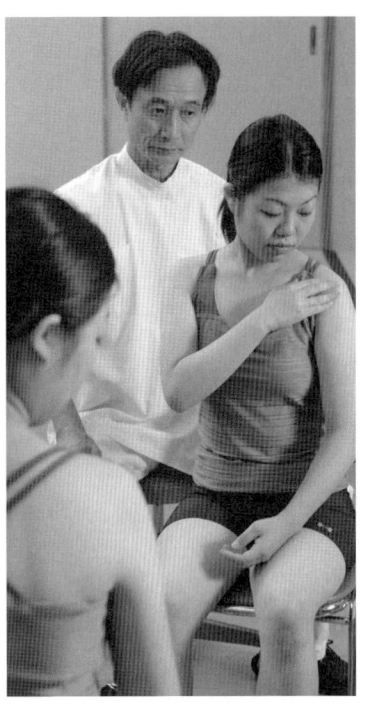

図3　目でみながら麻痺側の肩に触れてもらいます

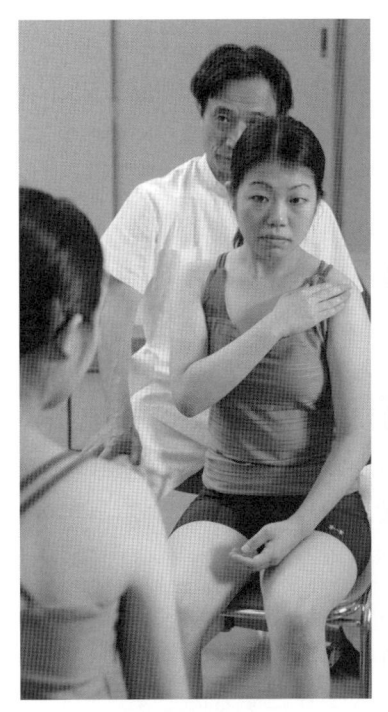

図4　麻痺側の肩に触れたまま，その状態を鏡で確認します．セラピストは患者の視線を確認して鏡を介して麻痺側の肩をみていることを確かめます

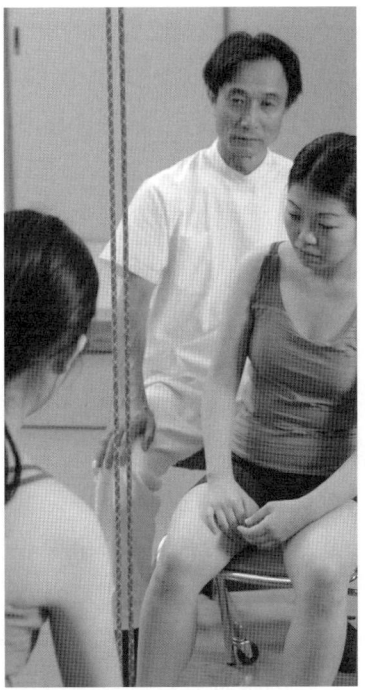

図5　患者は麻痺側に傾斜しています

図6　鏡の前に垂らしたひもなどの垂線を患者にみてもらい，垂線に合わせて上体を真っ直ぐにして座ってもらいます

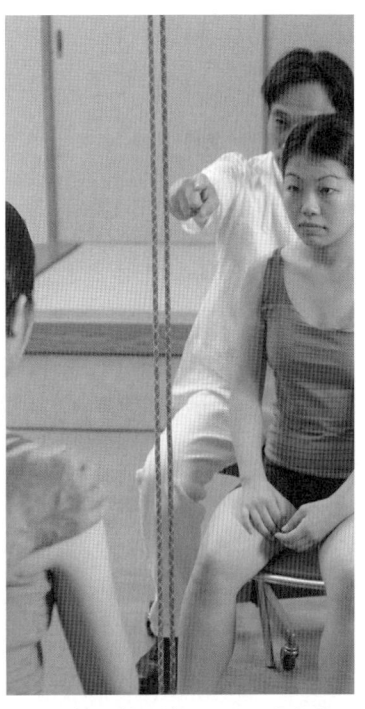

せることになりますが，方法は「すみません．頭を触らせてください．では一緒に，このように頭を立ててみましょう」と言葉をかけます．前記した手技とほとんど変わりませんが,内耳による頭の立ち直りに視覚を追随させないと，視覚と内耳の平衡感覚の乖離となって，程度の重いめまいから程度の軽い違和感までの，いずれかの受け入れの難しい感覚を生じることになり体得されません．ですから，視覚を頭の動きに追随させるか先行させるようにします．

　例えば，「非麻痺側方向をみてください」と眼球を非麻痺側へ移動させて，頭を立ち直らせる動作を誘導します．また眼球を非麻痺側に向けるように誘導するには，非麻痺側の眼裂部に軽く触れる程度にたたきます．その軽い打刺激に応じて，眼球が打方向に動く反応を誘発します．このようにして，視覚と内耳の感覚を一致させながら頭の立ち直りが可能であれば，次は頭の動きに肩を追随させて上部体幹まで立ち直らせるようにします．肩に手を当てて誘導し，動作が可能になるように進めます．

c．深部感覚―タッピング
i）タッピングの加え方

　視覚，内耳の平衡感覚以外の感覚で，上体の左右の平衡をとるための感覚は，体幹両側の脊柱起立筋群の筋・腱の感覚あるいは脊椎骨間の関節の感覚，そして両臀部の圧などの皮膚感覚などがあります．これらの感覚に入力して，麻痺側へ上体が傾斜した姿勢を修正する手技を述べます．

　セラピストの手を患者の耳介の高さあたりから，麻痺側肩（肩峰から上部僧帽筋停止部）を非麻痺側臀部・坐骨部の方向に向かって押し込むような叩打を加え，すばやく手を元の高さに戻すタッピングを繰り返します．

　セラピストの手で麻痺側の僧帽筋の筋腹から非麻痺側の坐骨結節の方向（斜め垂直下方）に力を間欠的に加えると，麻痺側に傾いていた体幹が立ち直り，体幹の立ち直りに伴って頭部が立ち直ります（頭部までは立ち直らない人もいます）．

　片麻痺患者の場合，麻痺側への入力が減少しているため，これまでと同じように座ると「麻痺側臀部への荷重量が少ないと感じ，そのため非麻痺側に姿勢が傾いていると認識する」のです．そこで，患者は麻痺側への荷重量を多くして，左右の荷重量を釣り合わせようとします．しかし実際には，これまで左右が等しい荷重量となっていたとしても，さらに麻痺側への荷重量を上乗せしたため，麻痺側への荷重量が多くなってしまい麻痺側に傾いてしまうのです．このため，片麻痺患者は麻痺側に傾いた姿勢をとっているのです．

　タッピングによって麻痺側への入力を増加させると，患者は麻痺側の荷重量が増えたと認識し，体幹を立ち直らせて，左右の体重支持量を等しくするようにするのです．そして立ち直った状態でも，実際に麻痺側で支持している荷重量と非麻痺側で支持している荷重量が等しいと認識して，立ち直った状態をしばらくの時間持続させて姿勢を保持します．ですから，保持している状態から，再び麻痺側へ傾斜し始めた瞬間に，「傾きましたよ」と

Ⅰ　プッシャー症状の理解と治療

【プッシャー症状の人に鏡を用いた動作の指導②】

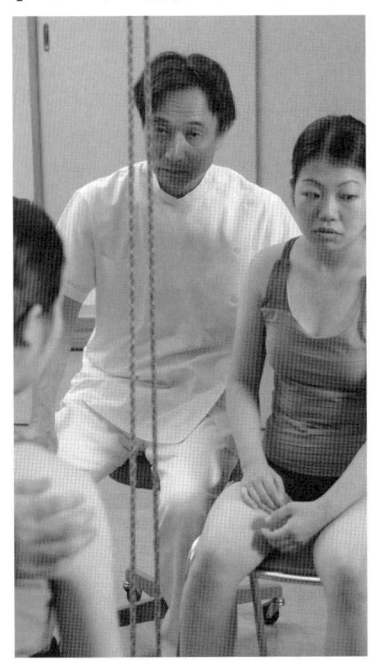

図1　患者は麻痺側に傾斜し，麻痺側に眼球も向いています

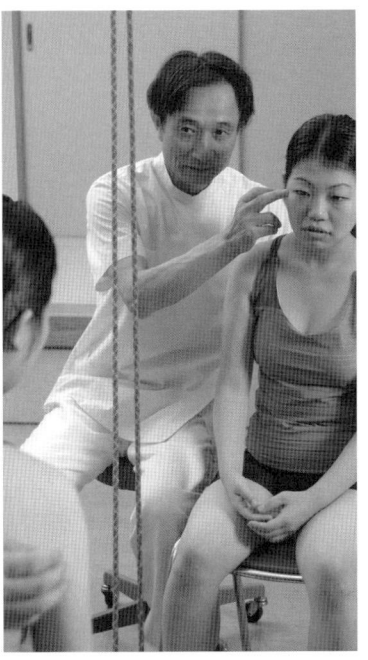

図2　患者の非麻痺側頬上部・眼球の外側部を，セラピストは指先で軽くたたきながら非麻痺側をみるように促します

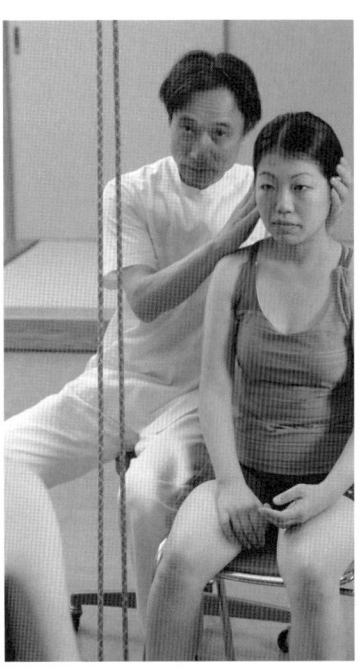

図3　目を非麻痺側に向けたら，次は両手で両側頭部を軽く触れながら正面に顔を向けるように促します

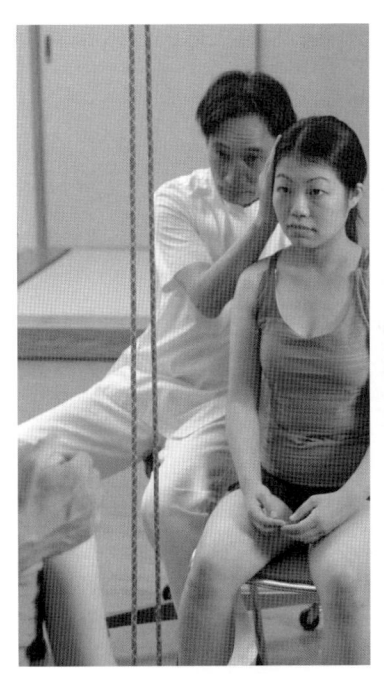

図4　麻痺側に眼球を動かさないように，患者の非麻痺側顔面から頭部にかけての部分にセラピストは手を触れて，正面の垂線などをみるように促します

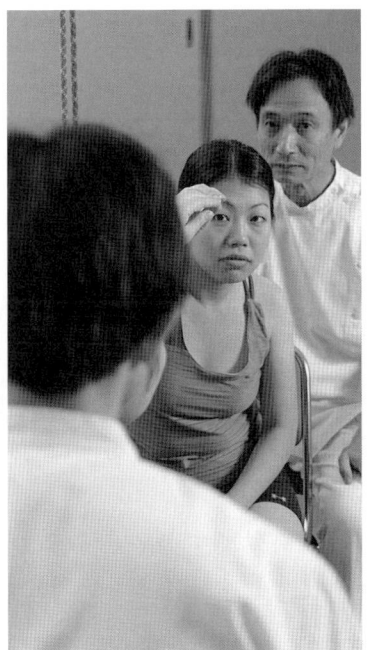

図5　鏡に写った患者の非麻痺側の眉に触れるように促します

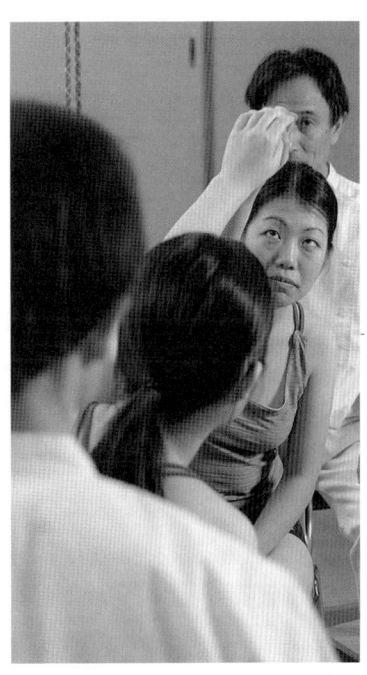

図6　鏡に写ったセラピストの右目に触れるように促します

注意することで，体を立ち直らせることができる人もいますが，注意では立ち直れない人でも再び麻痺側肩に非麻痺側斜め下方向のタッピングをすることで，言葉での注意で立ち直れなかった人でも立ち直る人は比較的多くいます．そして，体幹がより正常に立ち直ると体幹に伴って頭部も立ち直ります．そして，頭部が傾斜したことへの注意だけで頭部・体幹も立ち直るようになり，立ち直りは少しずつ確実になり，翌日への効果も明確になってきます．

ii) 姿勢反応に対するタッピングの有効性の力学的根拠

それではタッピングが，なぜ有効かを力学的に説明します．まず，患者は麻痺側に傾いていますから非麻痺側の脊柱起立筋群は収縮し，緊張していると同時に伸張位にあります．また，非麻痺側の坐骨結節には体重が十分にのってないというのが初期状態です．

この初期状態に対して，麻痺側肩に押し込むような叩打を加えますと，非麻痺側の脊柱起立筋はさらに引き伸ばされ，同時に非麻痺側坐骨結節には叩打の後で加えられる押し込む力が加圧されます．しかし，すばやく手を元の位置に返す動作で，次の瞬間に手で加えられていた力がゼロに戻るため，非麻痺側坐骨への加圧がなくなります．

この加圧がなくなる感覚は，麻痺側への傾倒としての情報処理を喚起し，非麻痺側への上体の立ち直りを誘発します．また，加圧により筋が引き伸ばされることで腱反射が誘発され，脊柱起立筋群の収縮で脊柱は非麻痺側へ傾斜を戻します．したがって，立ち直りも腱反射も，非麻痺側の脊柱起立筋を収縮させることになり，麻痺側への上体の傾斜が減少する姿勢に変化する効果を示します．

1回のタッピングでの効果は少ないですが，1.0〜1.5秒に1回程度の頻度でタッピングを繰り返し行うことで，上体の麻痺側への傾斜は回復傾向を示し，比較的長く効果は持続します．回復傾向の程度と効果の持続時間には個人差があります．再び麻痺側への傾斜が強まりはじめたら，またタッピングします．

このようにすると，麻痺側へ傾斜した座位姿勢では非麻痺側臀部で支持している重量が不足した状態にあると，情報処理されるようになって，症状は改善傾向を示すようになり，体幹下部からの傾斜ではなく，体幹上部のみの傾斜へと変化してくる人もいます．上体が立ち直った後，タッピングを麻痺側臀部・大腿の方向に行いますと，下肢も立ち直り股関節外転・外旋が治る人もいます．

このタッピングは立位においても有効ですが，立位では転倒の危険があるため，転倒の危険を確実に回避できる場合以外にはしません．

4) 立ち直り反応
a. 姿勢をつくる立ち直り反応

立ち直り反応は傾倒を防止するために必要で有効な反応ですが，この立ち直り反応が作用した時のような形の動作が出現するため，かえって傾倒を増悪させ，傾倒を固定化する

Ⅰ　プッシャー症状の理解と治療

【麻痺側傾斜を改善させるためのタッピング①非麻痺側臀部方向】

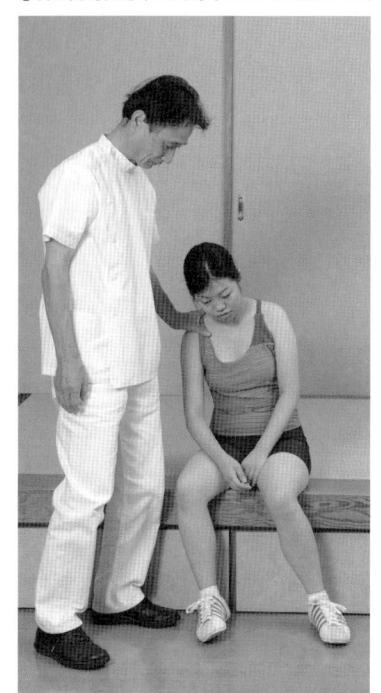

図1　タッピングの前

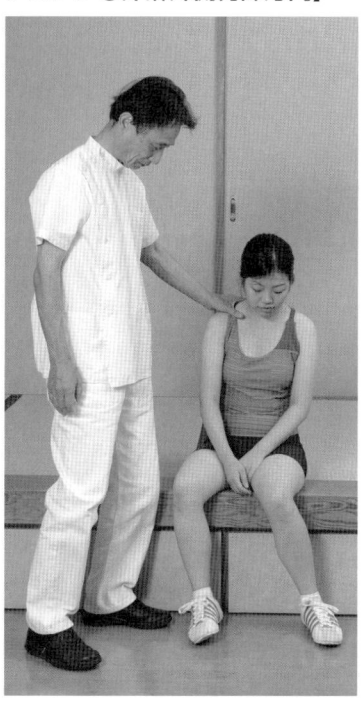

図2　タッピングの後，上体が真っ直ぐに立ち直ります

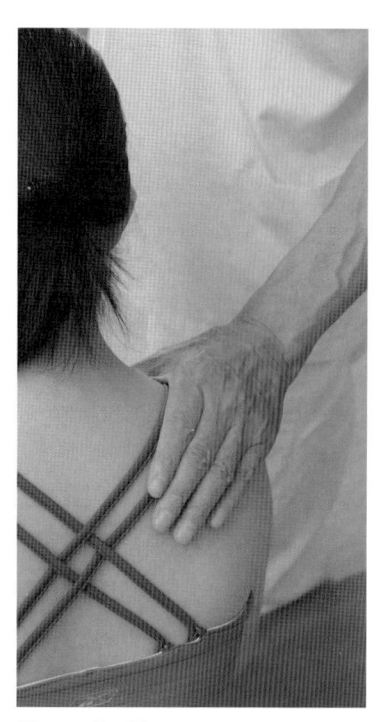

図3　手の形

【麻痺側傾斜を改善させるためのタッピング②麻痺側臀部方向】

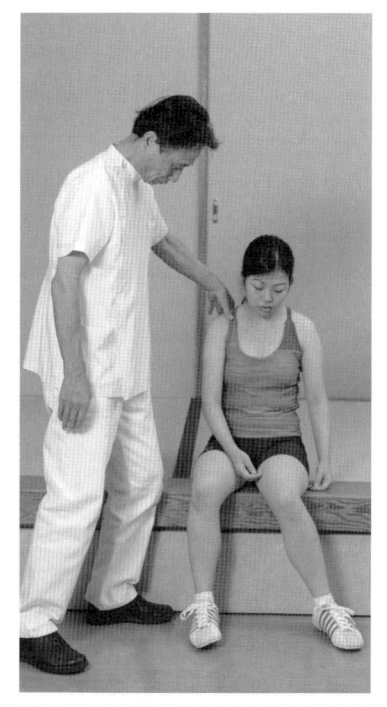

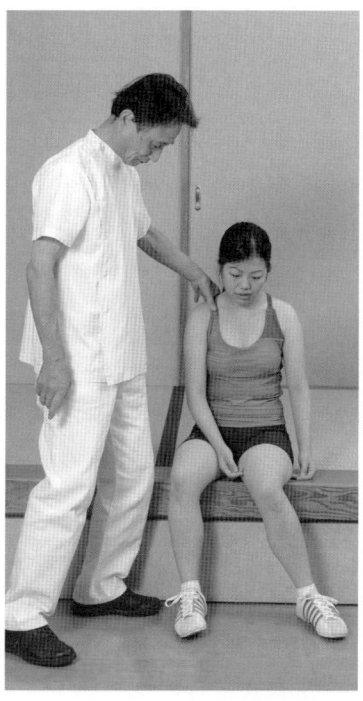

図4　タッピングを垂直下方に加えます

図5　タッピング後，麻痺側下肢も立ち直っていきます

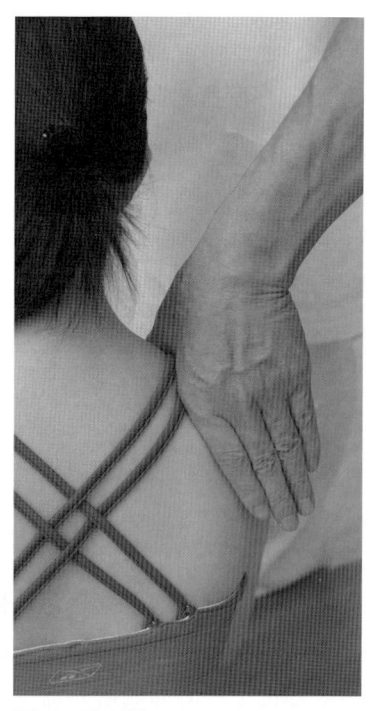

図6　手の形

場合があると考えられます．そこで，このことについて解説し，対策を述べます．これから述べることは，ほかではいまだ述べられていないため，本書がはじめてと理解しています．本書を下敷きにして検討がさらに進めば，症状が軽減し少しでも楽に生活する人が増えるのではと願っています．

　通常，私たちが何げなく行う動作の中に，立ち直り反応が自動的かつ合理的に動作していて，その何げなく行う動作の円滑な遂行を支えています．これがいわゆる姿勢でもあります．ですから，そんな動作を読者のあなたにまず行っていただこうと思います．

　では椅子に座り，テーブルの右または左の（肩幅よりやや右か左の外側に出た位置），お茶の入った茶碗に手を伸ばし，少し持ち上げようとしてみてください．あなたの左右の臀部（坐骨結節）のどちらでより多くの体重を支えていますか．

　よくわからない人は，テーブルの上を広く開けて正面に紙を置き，鉛筆（シャーペンはいけません）で縦書きとし，なるべく筆圧を高めて，本籍，現住所，氏名，家族の氏名を楷書で書いてください．氏名を真剣に楷書で書いている時，どちら側の臀部で体重をより多く支持しているか，またその時の頭・顔の上体に対する空間内の位置（構えの重力に対する体の位置）を感知してください．

　上記の2課題ができたところで，感知できましたね．多くの人は，茶碗に手を伸ばした側の，対側の臀部でより多くの体重を支持したと感じたのではないでしょうか．それともそうではなく，手を伸ばした側と同側の臀部で体重を多く受けましたか．両方の形とも正常なのです．ただ少し姿勢の取り方の基本が違っていたのです．このことはもう少し後で説明します．しかし，字を真剣に書いた時には鉛筆を持った側の対側の臀部で多く体重を支持し，上体を前傾させ，眼で手元をよくみるため顔は字を書く側に向き，反対に頭は対側を向き，真剣さに比例するように頸は体幹に対して屈曲位をとり，頸に連れて上部体幹も屈曲しませんでしたか．また，両足を床に接地させ，その足も手前に引き膝関節が90°以上に屈曲していたのではないでしょうか．足を投げ出したまま書いたからといって心配はありませんが．

　ともかく，今書いた姿勢の中に，動作をする時，その動作を支える姿勢の取り方としての立ち直り反応の現れがあったのです．

　それでは，あと一つ動作をしてください．最初に使用したお茶入りの茶碗のほうに，上体を回して顔と両肩を向けてください．茶碗の対側の臀部で体重をより多く受けましたか．それとも，同側の臀部でしたか．

b．立ち直ることで生じる傾倒

　座位で麻痺側に傾倒する人の中に，ほぼ常時，顔を非麻痺側へ向け，両眼も非麻痺側へ強く向けて，麻痺側肩が前下方に落ちるように出ている人がいます．そして，麻痺側の下肢は膝関節が屈曲位をとり，つかまったり介助されたりすることで，立ち上がると，麻痺側足が床から浮き上がったり足尖だけが接地し，体重を支持することができません．なか

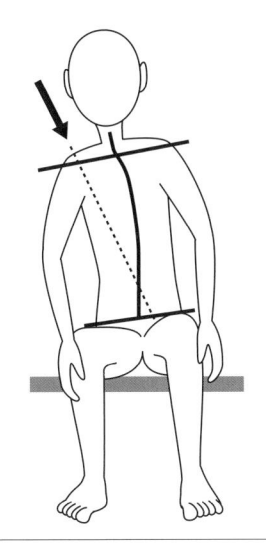

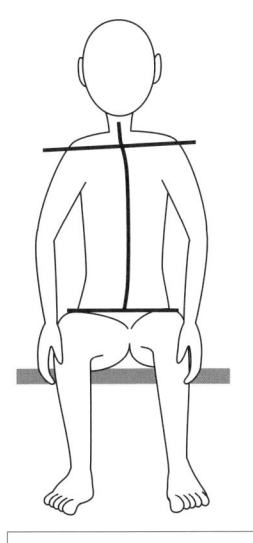

図1 麻痺側肩から非麻痺側臀部へのタッピング
　タッピングで加える力は非麻痺側臀部を加圧しますが，この状態は非麻痺側での支持力が高まったと同じ感覚になり，高まった分の支持は麻痺側の上体を支持する場合の体位と一致します．タッピングとタッピングの間に，タッピングの垂直下方の分力が麻痺側をさらに押し下げたことに対して，反射的に麻痺側の引き上げが生じます．この麻痺側の引き上げの力を最終的に支持するのは，非麻痺側臀部での上体の支持力であり，この支持力はすでにタッピングでつくられています．したがって，麻痺側の引き上げは非麻痺側肩に連続する麻痺側肩を支えるような動きとして行われます．この繰り返しで，非麻痺側臀部で麻痺側の上体を含めて上体を支持する動作の形が現れてくるようになります

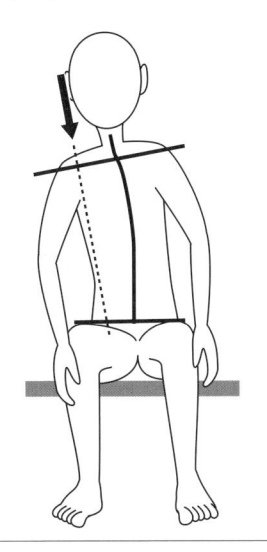

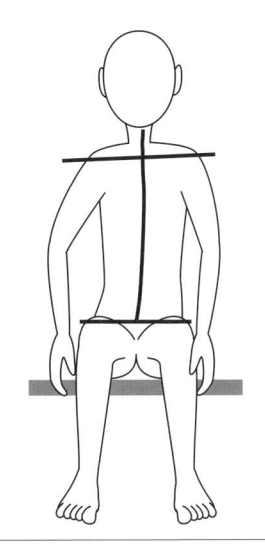

（非麻痺側臀部（坐骨結節）に向けて約1秒に1回，鎖骨部を押したたきます）
（上体が非麻痺側方向に立ち直ります）

（麻痺側臀部（坐骨結節）に向けて約1秒に1回，鎖骨部を押したたきます）
（上体が非麻痺側方向に立ち直り麻痺側下肢の筋緊張が上るため，体重支持機能がset-onされます）

図2 麻痺側肩から麻痺側臀部へのタッピング
　タッピングにより麻痺側臀部への加圧で麻痺側の支持機能が高まります．この麻痺側の支持機能が作動した時はタッピングの合間であり，タッピングで引き下げられた麻痺側が反動で上方へ立ち直るような動きになります．この動きが，麻痺側の支持機能の作動をアシストします．この繰り返しで麻痺側の立ち直りが機能して上体が立ち直ります．麻痺側上体の立ち直りは麻痺側下肢にも及び，股関節の外転・外旋が治ります．麻痺側足底を接地させ体重を支持させるにはタッピングを麻痺側大腿から膝に向けて行っていくことが必要になります

には，麻痺側無視といわれている人もいます．

　このような人は，実は麻痺側で支持し，非麻痺側に立ち直った形の座位をとっていて，その立ち直り姿勢が結果的に麻痺側への傾倒になると理解できます．すなわち，座位で上体を非麻痺側で立ち直る姿勢をとるため，上体の体重支持部を麻痺側の臀部にしているのです．しかし，そのような形での立ち直りをするほど，麻痺側臀部では支持できないため，さらに上体が麻痺側に傾き不安定感と傾倒感（用語としてはありませんが，このような感覚とすると合理的ではないでしょうか）が強まり，この状態から脱するために強く立ち直ろうとして，眼を非麻痺側に最大に偏位させ，顔を非麻痺側に向け（眼から頭・頸に作用する立ち直りの反応），倒れないようにするのです．顔を非麻痺側へ向けるほど，麻痺側肩は前方に出ますが（頭・頸から体に作用する立ち直りの反応），肩を支える麻痺側の脊柱起立筋はよく働かず，肩は下方になってしまいます．したがって，上体は麻痺側に傾倒するだけでなく前方へも傾倒します．

　この上体の前方への傾倒防止のため，上体の前傾によって立ち上がり動作の初期的姿勢がset-onされ，そのためか下肢は膝関節を屈曲90°以上に屈曲させて（足底を床面上で手前に引きつけるようにして）上体を前方で支えようと反応した動作姿勢をとります．ですから，仮にセラピストが前方で支えなければ上体の前方傾斜と麻痺側下肢屈曲が増し，結果として非麻痺側肩から落下します．

c．車いす上で前方に滑り落ちる座位

　このような人は，車いす座位では体幹が前傾し倒れこみますから，通常の車いす座位は不安定でとても不快です．そのため腰を座面の前方に滑り出して，背もたれに背の上部を寄りかからせて，車いすから前方へ脱落するような姿勢が楽な姿勢であり，この姿勢をとっている人がいます．しかし，これは医療従事者からすると前方に滑落する危険があり，（怠けた）悪い姿勢として断定されます．よって，脱落防止のベルトを自分では外せないように付けられて，いっそう自由が阻害され，まったくことを理解できていない衆目には一人前の人ではない人の様相でさらされます．このような姿をリハビリテーションの現場でみることもあり，なぜ技術が浸透していかないのかと，自身を含めセラピストの力量を恥じ，悲しく，本当に申し訳ないと心底思います．苦しむ人の姿をみて，本当にかわいそうだと感じるのは人間の自然な精神ですが，専門職であるセラピストはその思う気持ちを，解決の方法に実行して表わし，解決する時にはじめて患者に気持ちの真を伝えることができます．

d．立ち直りで麻痺側へ傾倒するのはなぜか

　お茶碗に手を伸ばし，また真剣に楷書で書いていただいた読者のみなさんには，すでにおわかりのように，このような対側の臀部で支持して，その支持側臀部の対側へ立ち直ろうとする反応は異常ではなく，むしろ次の動作（立位など）へstand byした機動的な姿勢

Ⅰ　プッシャー症状の理解と治療

【上肢の動作と体のバランス動作の理解】

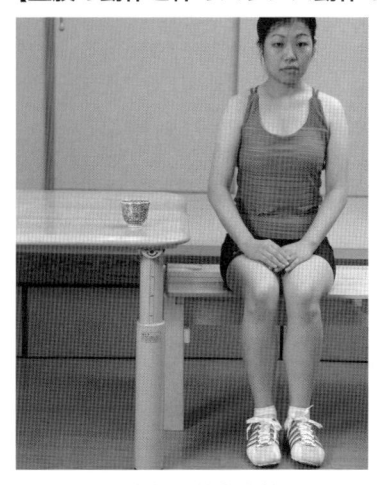

図1　椅子座位の基本姿勢

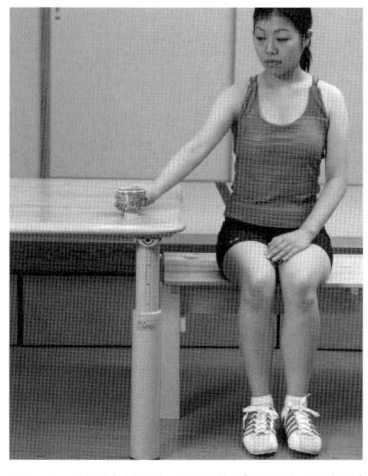

図2　比較的近くの茶碗に手を伸ばします

図3　遠くの茶碗に手を伸ばします

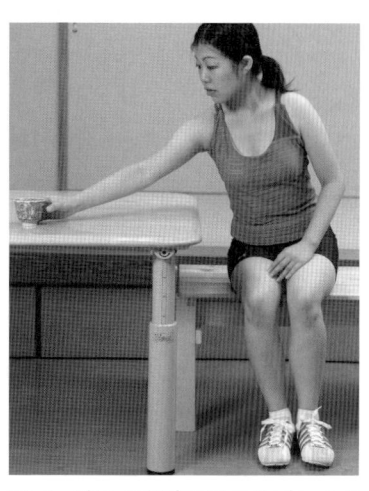

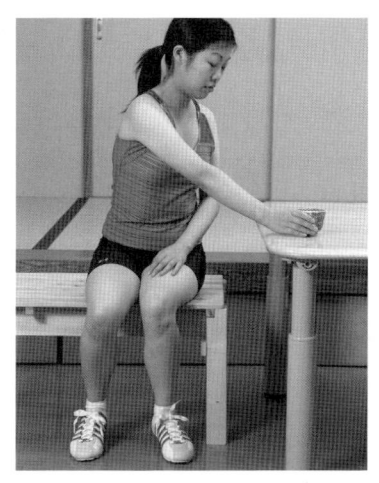

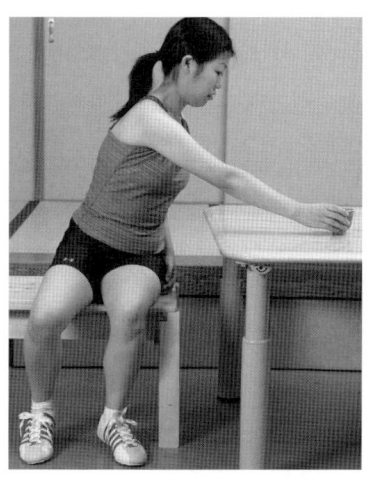

図4　対側の比較的近くの茶碗に手を伸ばします

図5　対側の比較的遠くの茶碗に手を伸ばします

図6　真剣に書字する時

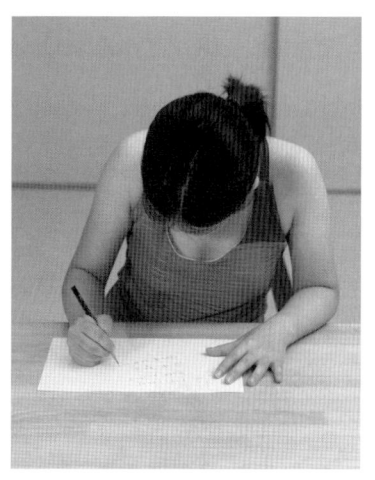

　図2：顔と手は目的の物のほうに向き近づくが，カウンターバランスとして上体は物の逆方向にわずかに偏位します．したがって，非麻痺側で動作するためには麻痺側へ体重を偏位させるバランス動作が生じるのが，本来は正常といえます

　図3：体を物に近づけなければならない動作では，物の側の臀部・下肢で体重を支持し，対側をいわば浮かせるようにします．物の側の臀部・下肢を支点として全体重を支え，物の側の重量と反対側の重量を浮かせてバランスを維持させます

　図4：物の側の臀部により多くの体重をのせて動作します

　図5：図4よりも股関節がやや外転し，足指でも体重を支持します．また，図4，5より麻痺側に非麻痺側の手を伸ばすと，麻痺側への加重が高まることがわかります．麻痺側の動作が遅れず十分な支持力を発揮し，確実に行われなければ体重を支持できないのです．したがって，麻痺して不十分な状態では，麻痺側へ非麻痺側の手を伸ばすための新たな動作の形が必要です

　図6：字を書くためには自由に上肢・手を動かす必要があり，対側へ体重をシフトさせます．片麻痺では，主に非麻痺側で支持し，動作をする必要があります．今までの動作・バランスの取り方ではない新たな動作・バランスを習得する必要があるのです．患者の動作における努力を，真に知らなくてはいけません

と理解できます．

　上体を前傾させていることは，すでに set-on されていることを示しますが，しかしそのためにその姿勢から次の動作をしても，麻痺側肩が前に出て顔を非麻痺側へ向けた姿勢をベースにして，次の動作が始まる形になります．結局は，麻痺側への傾倒が動作中は常に生じていて，動作は麻痺側への傾倒をさらに強めることになるのです．すなわち，眼を，顔を，非麻痺側にすでに向けているため，非麻痺側で行う動作は，動作を行う以前からすでに麻痺側臀部で支持する姿勢が set-on されていて，さらにその姿勢を強めながら動作することになるのです．

　説明すればするほど頭の中がこんがらがりそうですが，理解していただけましたか．不安定からくる恐怖にあって，さらに勇気を奮い起こし動作して，いっそうの恐怖の底に向かう苦しみを，常に感じているのです．

e．立ち直り反応の利用と修正

　このような人に，非麻痺側の臀部で上体の体重を支持して立ち直る姿勢反応，つまり傾倒しないで座るという新たな適応の姿勢として常時 set-on できるようにしていくためには，どのような動作を習得すればよいのでしょうか．

　そのためには，①非麻痺側臀部に体重を偏位させ，顔を麻痺側へ向け，麻痺側をみる動作をして同時に両肩も麻痺側に向ける動作を誘導することが必要です．さらに，②立ち上がることを考えて，麻痺側の大腿四頭筋腱反射を誘発しながら，足底で蹴る動作をするように促し，その動作に断続的抵抗を加え，足底接地して体重を支持する動作を set-on にする必要があります．

ⅰ）麻痺側下肢の膝関節屈曲で体重支持とは

　このような人では，体幹前傾で潜在的に誘発されていた立ち上がり動作は，「体幹をさらに前傾させて，体重を麻痺側下肢にのせてから立つ」という当たり前の立ち上がり動作の形をとっていると考えるのが合理的です．なぜなら，体幹をさらに前傾させてという動作は，実際に常に示している姿勢・動作なのです．また，体重を麻痺側下肢にのせる時の動作は膝関節を 90°以上に屈曲させることによって，よく行う動作であり，実際に示している下肢肢位なのです．そして，この動作では足の裏を地面の上で手前に引くような屈曲動作で，実際には動けない足の裏は地面についていて，体が前に動き足の上に体が位置してくる動作になるのが，いわゆる正常な動作です．しかし，患者では足底接地が不確実な状態で屈曲が作用するため，屈曲は上体の重量を支持する動作にならず，単に下肢の屈曲として現れ，下肢屈曲痙性だと指摘され，立てないといわれる場合が多いのです．しかし，本当は屈曲が上体の体重を支持する動作なのだ，ということは理解いただけましたか．膝関節屈筋で膝関節を伸展させて体重を支持する働きについては，後ほど別項で詳しく説明します．

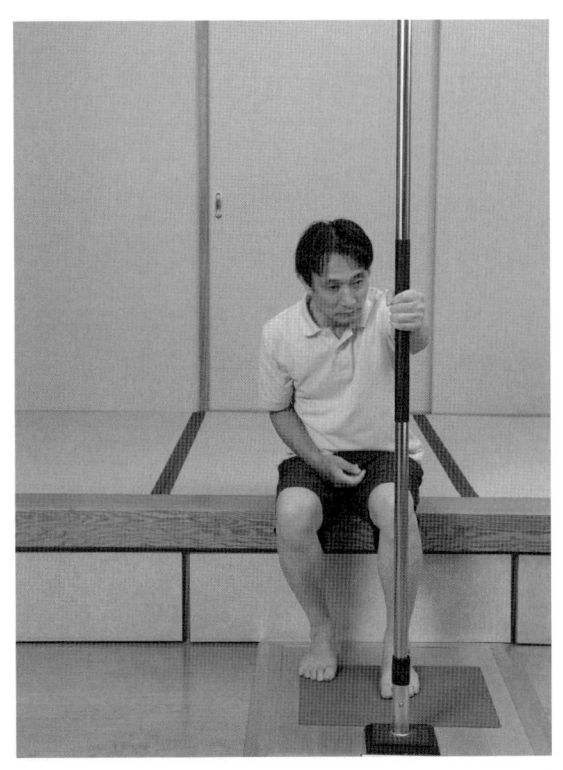

I　プッシャー症状の理解と治療

図1　顔が非麻痺側を向いていて麻痺側へ傾倒する人は，立ち棒を使うとよいでしょう

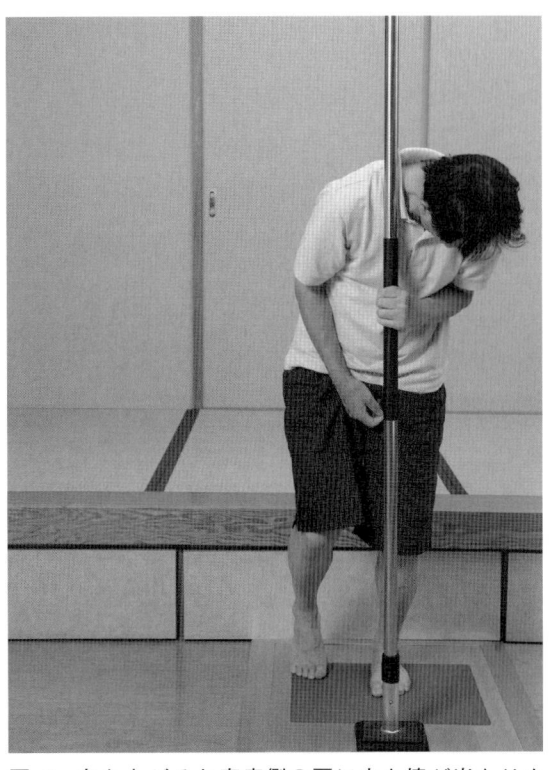

図2　立ち上がると麻痺側の肩に立ち棒が当たります．実際の患者では麻痺側下肢が屈曲する傾向があり，体重を支持できず倒れます

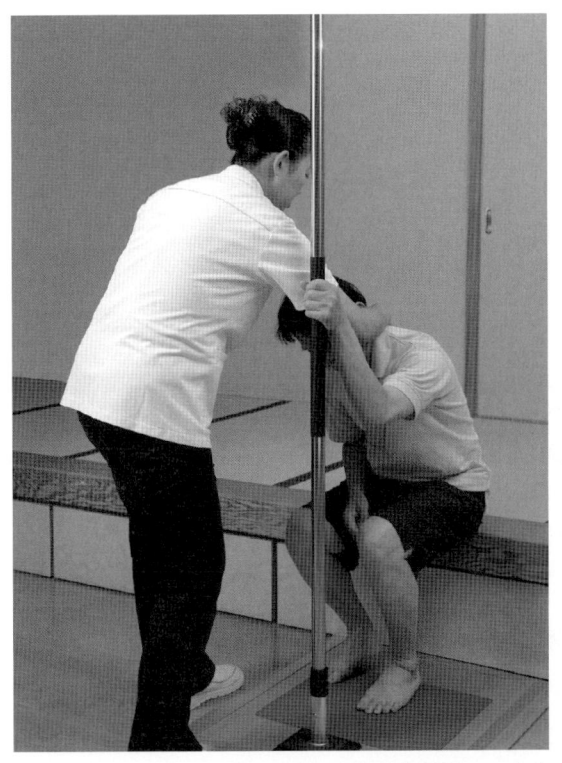

図3　セラピストは，腕を患者の非麻痺側肩から麻痺側頭にかけて顔を正面に向けます

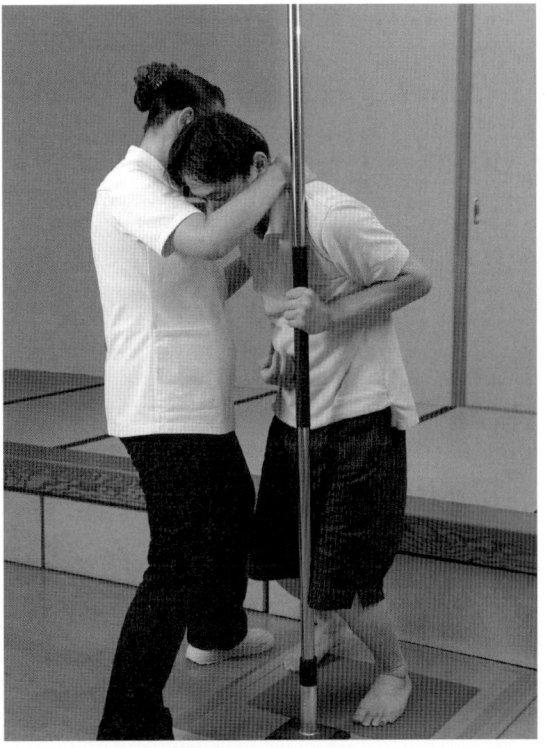

図4　立ち棒を非麻痺側の肩に当てて，立位を保持するように動作を介助・誘導します

ii）非麻痺側支持で立ち直る輪の取り入れ作業

非麻痺側臀部に体重を偏位させ，麻痺側に顔を向け，上体を向ける作業が必要です．そのためには，輪の取り入れ作業では麻痺側に置いた輪を取り，上下に移動させて入れる作業から始めるのがよいといえます．

強度なプッシャー症状の人では麻痺側方向へ傾斜させて真っ直ぐにしようとしますが，立ち直りの加わった人は眼と顔をすでに非麻痺側へ偏位させていますので，麻痺側肩が前方に移動して下方へ落ちるような位置になっています．ですから，輪は非麻痺側上肢を回内・外旋位・肘伸展で，肩よりも低い位置で輪を取り入れる作業を麻痺側の範囲にポールを設定して行うのがよいのです．

この範囲での輪の取り入れ作業は，ほかの多くの通常のプッシャー症状の人には難しく，非麻痺側臀部での体重支持がある程度習慣化した時から始めるような進んだ段階の作業なのです．しかし，立ち直りをベースにして傾倒する強度なプッシャー症状の人では，立ち直りが強く作動しているので，この麻痺側に現れている形式の立ち直りを，そのまま非麻痺側へ移す形で作業を行い，麻痺側の常時優位な立ち直りを非麻痺側に出現させ，さらに非麻痺側優位へと変換する必要があります．

非麻痺側の立ち直りが作動すれば，非麻痺側の立ち直りの出現を高め，その後，直ちに出現し機能するようになったら，あらためて非麻痺側臀部で支持して，非麻痺側上肢を非麻痺側へ大きく伸ばして手を届かせます．そしてこの時に，麻痺側肩が前下方へ引きずられ前方へ上体が落下しない動作の形が常態化していきます．この習得を進めて安全確実な動作の基本をつくっていくことが可能になります．

iii）輪の取り入れ作業での適正な動作

立ち直りを非麻痺側優位にしていくためには，麻痺側臀部を深くして非麻痺側臀部を浅く腰かけた座位を姿勢の基本として設定します．そして，頭頂と顎にセラピストが触れながら，顔面を下方から上方へと振り返るようにして麻痺側後方をみる仕草，眼球を非麻痺側へ動かす方法（すでに述べました）などを，個々にあるいは組み合わせて行い，輪の取り入れ作業実施へset-upします．当初は一人のセラピストでは困難な場合があるかもしれません．時間を都合して，患者の能力の現れによる傾斜した姿を，適した能力に組み替えて喜ばれる姿づくりに努めてください．

iv）足底板に体重をのせて

立ち直り反応が強く作用することで傾斜姿勢をとっている人が立位をとると，膝関節が屈曲し，足尖はわずかに接地するか，床から浮く場合が多いようです．対策としては，後ほど述べる膝関節屈曲の立位，あるいは足底に厚さ5cmほどの板を置き，足底を板面上に接地させ，体重を支持するように誘導する必要があります．

まず，麻痺側足底に適度な厚さの板（少なくとも中足骨頭部足底から，足底全体が接地

I　プッシャー症状の理解と治療

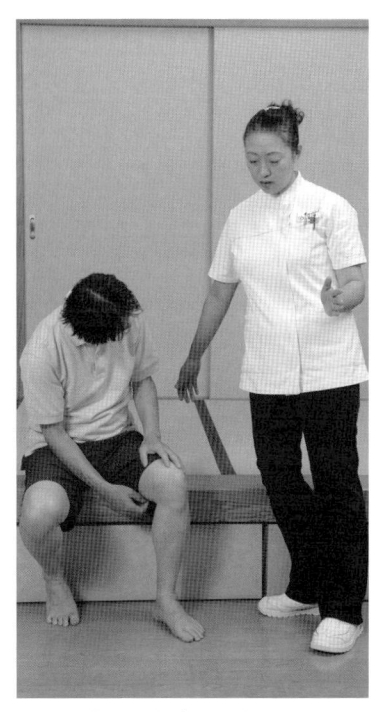

図1　常時非麻痺側を向いている患者は顔の向きに伴い，麻痺側肩は前下方に向き，上体は前下方に倒れ，麻痺側下肢は屈曲し上体の落下を支持できません

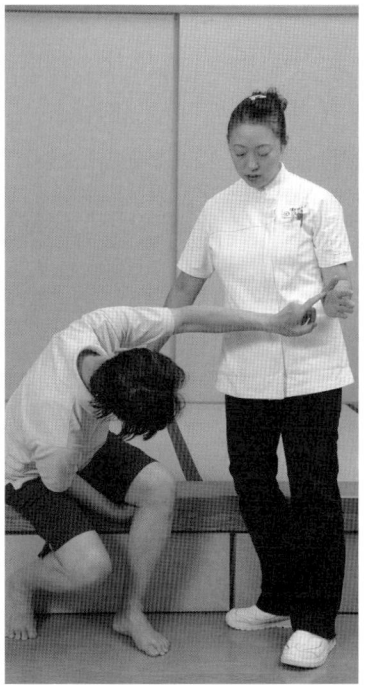

図2　前非麻痺側側方のセラピストの手に，非麻痺側の手を伸ばそうとすると，非麻痺側前側方へ体を移動する動きが生じて，上体は前下方へ落下するのです

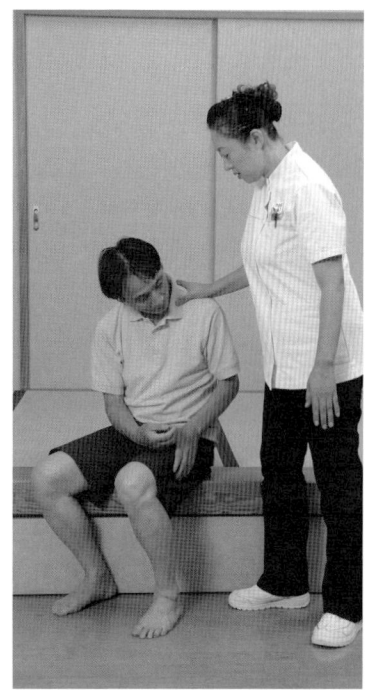

図3　このような患者は，麻痺側に深く腰かけさせることで，麻痺側前方への落下防止に役立ちます

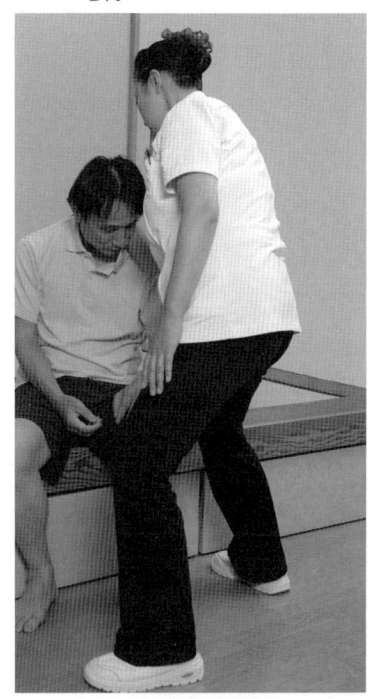

図4　立ち上がりの介助には，セラピストは非麻痺側前方から患者の頸部を正面に向けるようにします

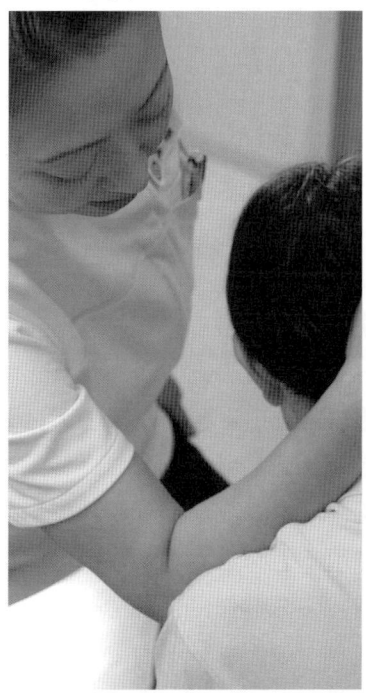

図5　セラピストの前腕・手の当て方は，肘を患者の肩に，前腕を頸のつけ根に当て，手で麻痺側頭部後方を保持し，患者の顔を正面に向けます

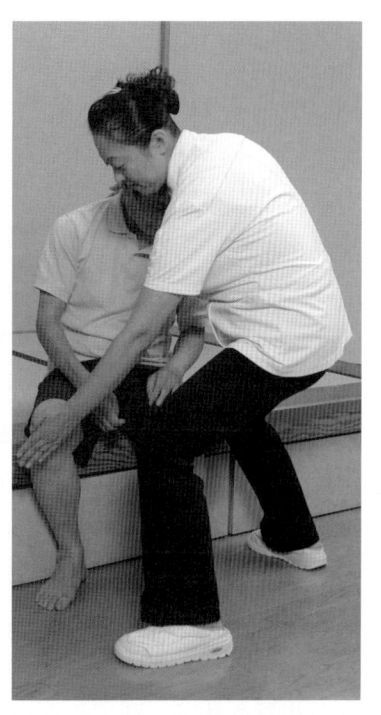

図6　セラピストの他側の手で，患者の麻痺側膝上から足底に向け圧力をかけて麻痺側足底の接地を誘導します

する厚さ）を置いて，起立作業台の前で腰部をベルトで支持して立ってもらいます．そして，セラピストは麻痺側下肢に体重をのせ，膝関節を伸展するようにして体重を支持するようにと，「はい，支えて」と繰り返しながら大腿四頭筋の収縮を促します．必要なら，大腿四頭筋にタッピングを加え介助します．この場合には，ただその姿勢をとるだけ，あるいは机上で何か作業を自主的に行うだけ，声をかけるだけではいけません．セラピーは必要十分にしてください．起立作業台の前に立ち，立っているだけでセラピーの目的を達し得ることができるのは，立位をとっている間のはじめから終わりまで目的に合って立位を正しくとり続けることができる人の場合だけです．

　忘れないでください．ともにセラピストが努力してこそ，適正なプログラムを脳が学習できます．セラピーに努力しなければ，形の崩れた不適切なプログラムが強化され，悪化が固定されて強固な痙直になることを防ぐことはできません．努力して，協力を得て，よい形の脳プログラムに変換を進め，良いセラピーを行ってください．

5）立ち棒

　立ち棒は，棒のしなりで立ち上がり動作を自助する用具です．プッシャー症状の強い人には，立ち棒を併用して練習を行えば，腕力がまだ十分ではないセラピストでも，確実に良好な動作を誘導しながら介助して自立へと進めていくことができます．

　また，真(心)に技術のあるセラピストとして，正当に職を得て，よりよく結果を出していくための動作の基本を述べます．腰を落として微動もせず（上体を前傾させ，尻は出さない)，両膝を内に入れて屈曲した股・膝関節で支えた重量を，前後・左右に開脚した両足底の内側足関節より5cm程前で支え，その重心を安全・確実に保ちます．腋下は開かず引きつけ，無理なく安全に動作を誘導し介助することで，能力を引き出していくセラピーの動作・力（体）を習得する必要があります．いわば，免許皆伝の基礎であり，治す心を体現する術です．

a．立ち上がるために横手すりを引っ張る動作

　横手すりの高さは立ち上がった時の腰の高さにあたります．この高さの横手すりにつかまり，立とうとして手を引っ張ると，引っ張った手の力はまず肩関節で，次に脊柱を介して腰で，その次に座面とつながった臀部で，そして最終的には床に接地した足底で支持することになります．ただ単に手すりを握って引っ張っても，上体が前方へ移動するだけです．立ち上がるためには，手で引く力を立ち上がる力に変換する必要があり，この変換は足で踏ん張って手で手すりを引っ張る動作によってつくられます．したがって，手すりを引っ張って立つということは，足で地面を押す力で体が後方に向かう力を，手で引っ張る力と相殺させて，踵で地面を押して体を上げる力だけを生かすことでできる動作です．そのため，手で引っ張って立ち上がる人は踵で接地した状態で体を後方へ立たせる動作が強化されることになります．すなわち，立ち上がる過程と立ち上がった時に，重心を踵後部

I　プッシャー症状の理解と治療

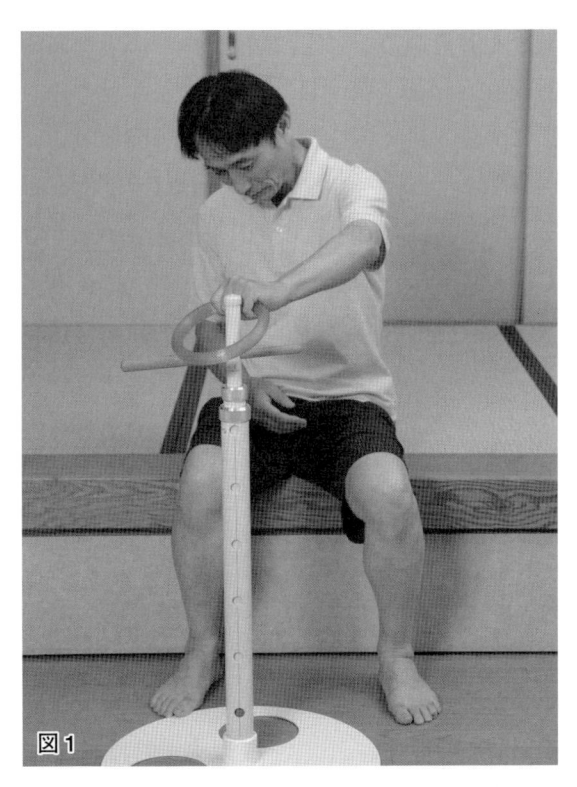

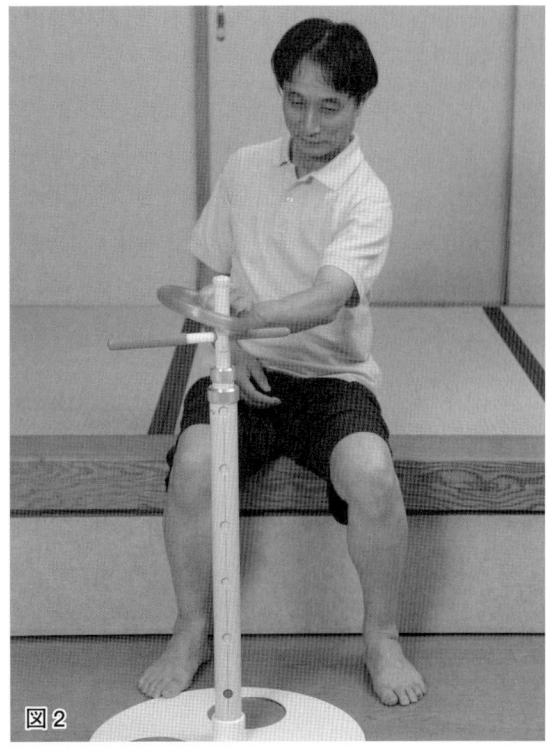

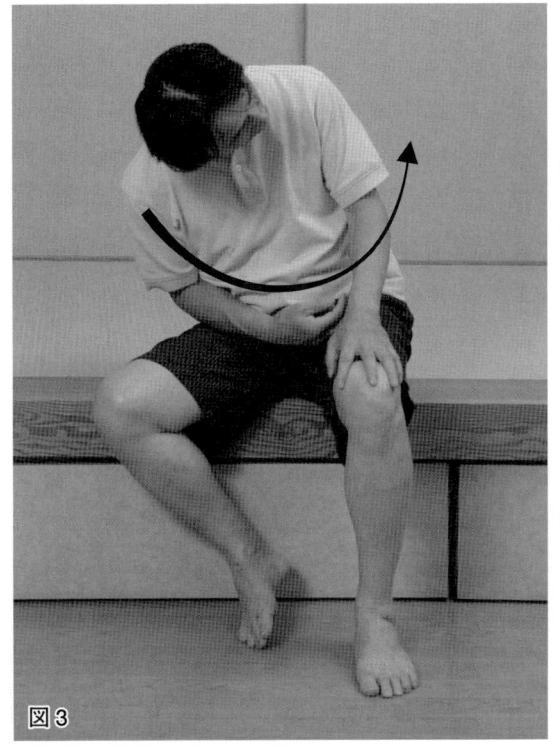

図1：輪を上から持ち，肩を上げて入れる動作．このように動作すると肘も上がり麻痺側へ体重がシフトし，麻痺側下肢が接地しなければ支えられます

図2：輪を上から持ち，肩を下げて入れる動作．肩・肘を下げ，手を上げるようにして輪を入れると体重は非麻痺側にシフトします

図3：麻痺側はすでに体重を支えていて，麻痺側から矢印のように円弧を描きながら立ち直ろうとする動作の過程にある（いわば矢印の起点まで体が動いて止まっている）と考えられます．しかし，非麻痺側は単に真っ直ぐ座る形をとろうとしていると考えられます．p41の図1の状態から顔を麻痺側へ向け，非麻痺側へ立ち直るために足指で地面をかくように動作すると，図3のようになります．よって麻痺側は，すでに最大限体重を保持し，非麻痺側へ立ち直ろうとする姿勢をとった姿が，このような麻痺側に傾斜する姿勢なのだとも考えられます

で支えるため，後方へ転倒する危険が増すように強化することにもなります．

b．手を台について立ち上がろうとする動作

上体を前傾にし，体を前に移動させながら，前方の台に手をついて立ち上がろうとする動作があります．しかし，この時に手で体重の一部を支持しようとして手をつくと，手で台を押すことになり，立ち上がりかけた体を後方へ押すことになります．この場合も体重心を支持するのは踵後部となり，やはり後方への転倒の危険が増します．

c．手に体重をのせて立ち上がる動作

前方についた手に，体重をのせていくようにしながら立ち上がると，重心の支持は足関節よりも前方になりやすく，立ち上がった時の安定感が増します．よって，横手すりを手で引っ張る動作や手を突く動作ではなく，手にのせる動作がお勧めです．

d．立ち棒の力学

手に体重をのせて立てればよいのですが，手で体重を引っ張るよりほかにはできない人は，まず上体を前傾させる動作が困難です．縦手すりも固定されているタイプでは，手すりを引っ張る動作をすると背を後方へ伸展させる場合が多く，上体が前傾しにくくなります．しかし，立ち棒では棒を手前に引くと棒が根元からしなるため，棒が体に近づいてきます．この棒のしなりは，棒が元に戻ろうとする力を蓄えたことを示しています．この時に，体の前傾を促すと棒が戻る方向に動き，棒に蓄えられていた力の解放で，さらに上体の前傾を促します．また，棒が戻る動きは棒の根元を中心とした円運動で行われ，棒を持つ手の位置がわずかですが上に動くことになり，立ち上がる動作を助けます．立ち棒では上体の前傾を助けた後で，下肢による立ち上がりの動作も助けることになります．また，棒の位置を非麻痺側足尖の外側前方にすると，非麻痺側を立ち棒に近づける動作を立ち棒が補助するため，重心を非麻痺側下肢で支持する動作を促すことができます．さらに，手で棒を持つだけでは立位が不安定な場合でも立ち棒を使用すると，非麻痺側肩を棒に寄りかからせて，腰を後ろから前にセラピストが押すことで，立位姿勢を整えることができます．

立ち棒は手前にしなりますが，使う人の前方向と左右には，ほとんどしなりのない構造につくってあるので，棒を引きつけて棒の力を利用して立ち上がって棒に寄りかかることもできるのです．

6）股・膝関節屈曲立位

股・膝関節屈曲の立位とはどのような立位でしょうか．「膝・股関節屈曲立位」という用語は，本書だけのものです．まずは本書のみで理解していただきたいと思います．

I　プッシャー症状の理解と治療

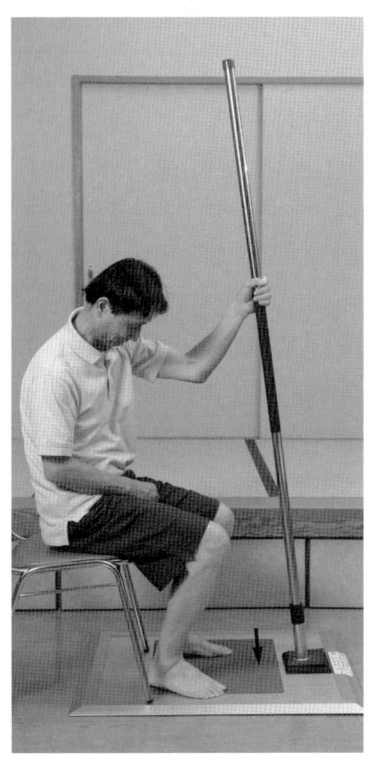

図1　立ち棒の使用方法①

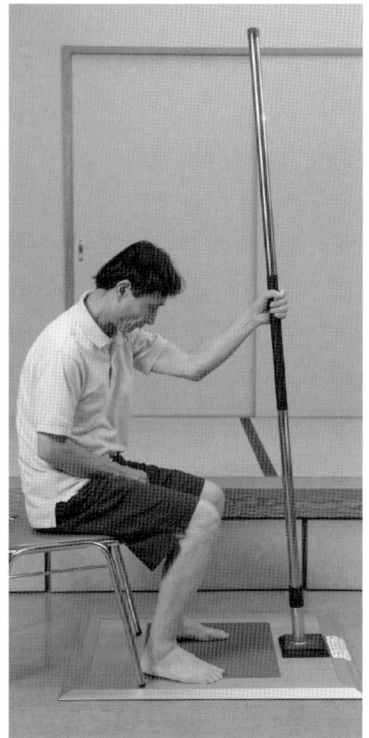

図2　立ち棒の使用方法②

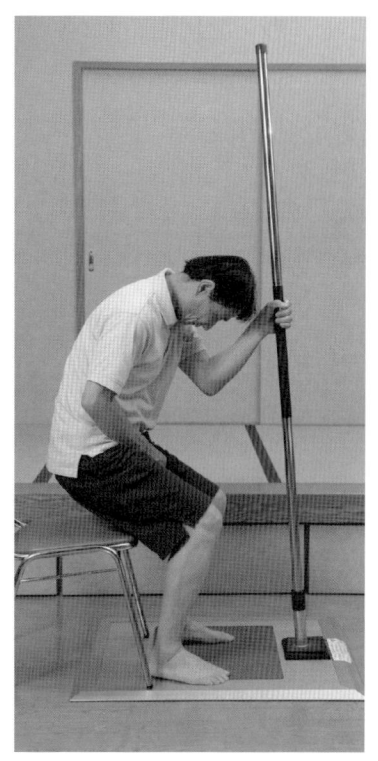

図3　立ち棒の使用方法③

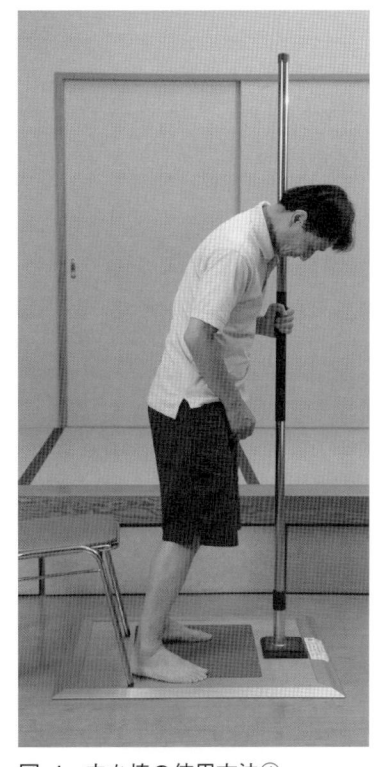

図4　立ち棒の使用方法④

　図1：足底は，必ず立ち棒の基板の黒い部分（→）に接地します．立ち棒を手に握り引きつけると棒がしなり，立つための力を蓄えます．棒は手前以外の方向へはほとんどしならない構造に製作してあります
　図2：下肢で立ち上がるための動作を始めると，棒に蓄えた力で臀部が座面から浮くのです
　図3：さらに立ち上がりの力を増すと，立ち棒が体を前方へ引き寄せます
　図4：立ち上がり，棒に寄りかかっても棒はほぼ直立を保ち，重心を足底前方部分で支持した姿勢をとることができます．通常の垂直の棒では，体を手で引っ張りながら立ち上がろうとすると，手で引っ張る力を最終的に支持する部分が足底・踵になるため，体を後方へ反るようにのけぞらせ，踵で体重を支持する形となり，足関節より前で重心を支持しづらくなるのです．なお，立ち棒は筆者が開発（実用新案登録第3104404号）し，金沢大学TLOから購入できます

a．股・膝関節屈曲立位とは

　股・膝関節屈曲の立位で，最も目立つ膝関節は屈曲 20°程度から 40°程度で，股関節は膝関節の半分程度の屈曲かそれ以上，さらにときとして体幹の円背が加わるような立位とまずは思ってください（理解が進むと，股関節，膝関節がほぼ完全伸展位でも股・膝関節屈曲の立位が成り立つこともあると体得できます）．足関節が背屈する場合は，腰が後方に引けて踵で体重を支え，背屈が不十分な場合は足指で体重を支持し前傾姿勢となります．

　このような，下肢屈曲の立位はどのような場合に現れるのでしょうか．麻痺が重度な人の移乗介助に従来から行われている，介助者が前方からアプローチして介助者の肩に患者が手を回して立ち上がる方法です．この方法では，下肢を十分に伸展することはありませんので，下肢屈曲の立位で麻痺側下肢も体重の一部を支持することが可能になります．ただし，麻痺側で体重を支持するためには，その人のタイミングで立ち上がる必要があります．タイミングが合わず，あるいは無理に立たせると，非麻痺側だけが抵抗しながらも機能するだけで，麻痺側での体重支持は機能しません．

　上体はある程度立てるのですが，上体をあまり立てると麻痺側下肢での支持が働かない場合もあります．いずれにしろ麻痺側での支持は 50% に満たないと理解しますが，非麻痺側へあまり体重をシフトさせすぎると麻痺側ではまったく支持できなくなることもあります．要するに，その人ごとに適したころあいが大切で，一度に無理はせず少しずつします．この形式での立位支持は解明が十分ではありません．今後，解明されることが望まれます．

b．足底板使用の股・膝関節屈曲立位

　非麻痺側の膝関節と股関節を伸展し，上体を立てるように立位をとると，あるいはとらせると，麻痺側下肢は膝・股関節が屈曲し，足尖がようやく床面に接地しているかあるいは足尖も床から浮き上がり，麻痺側下肢で体重を支持することがほぼまったくできなくなります．しかし，非麻痺側の股・膝関節を屈曲に保ち，上体も屈曲位で立位をとると麻痺側の足底が接地でき，麻痺側で体重を支持することがある程度できるのです．そして，このようにして麻痺側での体重支持を進めていくと，股・膝関節の屈曲の程度が少しずつ改善し，体重支持機能も改善するようになります．

c．股・膝関節屈曲立位の利用

　股・膝関節屈曲での立位の取り方は，例えば前方の台上に置いた手に体重をのせて立つ動作，シルバーカーを押して歩く動作などにあります．また，人をのせた車いすのハンドグリップを普通に握って（前腕中間位）押して歩く動作も股・膝関節屈曲の立位に近い動作で，重い物を押す時の動作については股・膝関節屈曲の立位にあたります．また，重い荷を背負って歩く動作，物を引きずって前方へ歩く動作なども，股・膝関節屈曲立位にあたる動作です．さらに，ビールケースなどの重い物を抱えて歩く時も股・膝関節屈曲立位です．重い物を押し，引き，抱え前進するなどの動作は，通常以上の負荷に対してより多

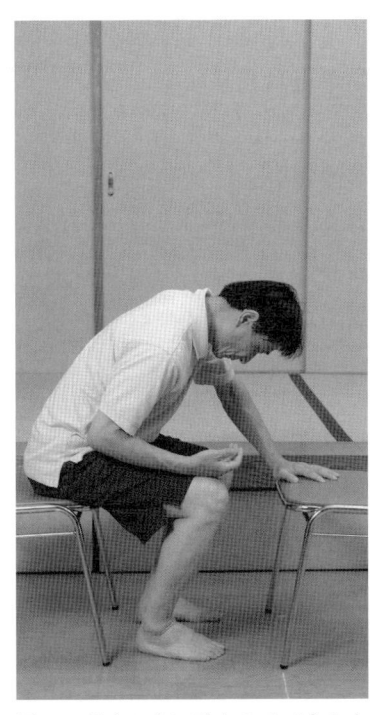

I プッシャー症状の理解と治療

図1 前方の台に手をのせて立ち上がる動作をします．手をついて手で押してはいけません

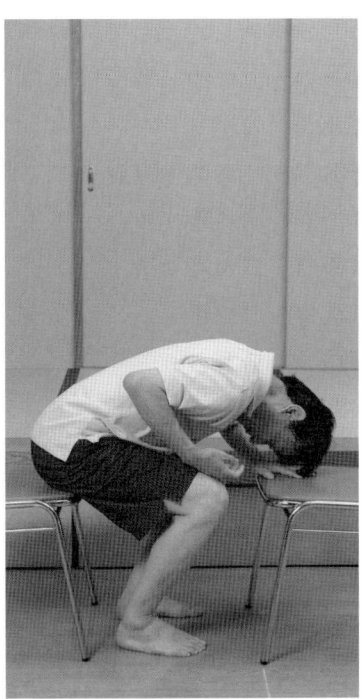

図2 さらに上体を前傾させて，台上の手に体重をのせ臀部を上げます

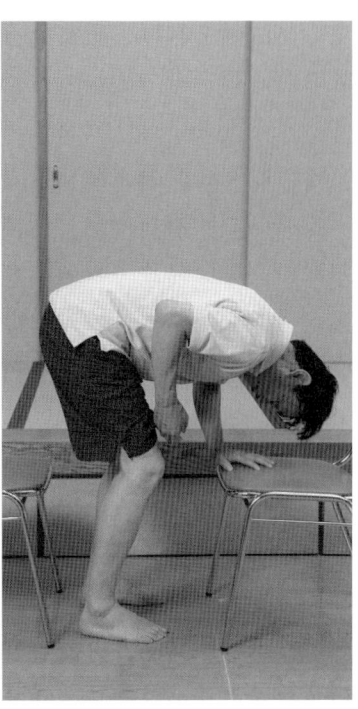

図3 頭を下げたまま，手に体重をさらにのせるようにして，膝関節を伸展させて立ちます

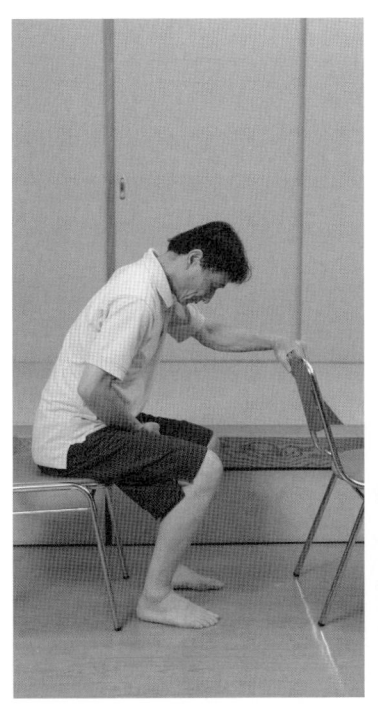

図4 図1〜3の要領で椅子の背にのせた手に体重をのせるようにして立つ動作をします

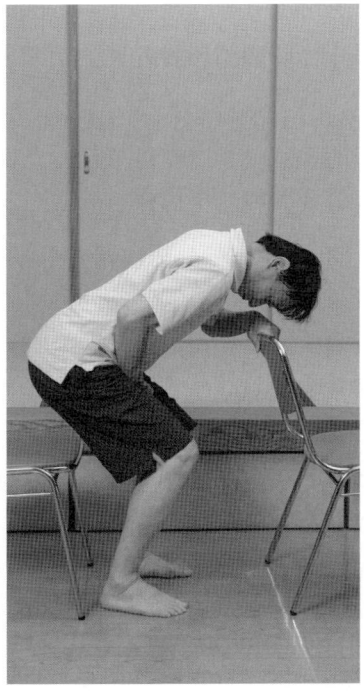

図5 椅子の背にのせた手に体重をのせるようにして，頭をなるべく下げながら股関節，次に膝関節を伸展させ立ちます．なお，椅子の背を手前に引くと倒れるので禁忌です

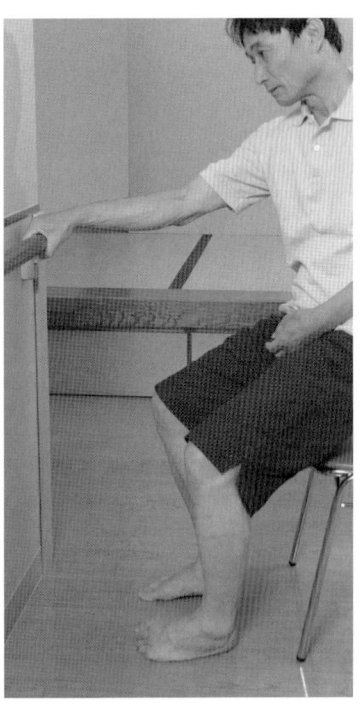

図6 前方の横棒を引っ張って立つと，踵に体重がのり，体をいわば後方へ立ち上がらせ，危険な動作を習得することになります

くの筋活動を起動させて行う動作です．したがって立ち歩く時に，自身の体重が重荷と感じられる場合や，疲れきった時の歩行には股・膝関節屈曲立位が現れます．

d．股・膝関節屈曲立位の運動学―ハムストリングスで膝関節伸展

股関節が屈曲し体重心が前方に位置すると，重心が下方へ動こうとするので股関節には伸展の作用が働き，股関節と膝関節を結ぶハムストリングスは伸張されます．ハムストリングスの伸張は，股関節を伸展させる力で生じたのですが，膝関節においてハムストリングスの伸張力は上方と後方にベクトル分解されます．

上方へ向かう力は足底に体重がのっていて，床面に接地した状態では運動になって現れることができません（足底に体重がのったままで，足底を床から上げることはあり得ないことです）．しかし，後方へ引く力は膝関節の伸展に作用し，実際に膝関節を伸展させます．したがって，股関節を伸展させる力に連動して現れるハムストリングスの筋力により，膝関節は伸展運動を行うという理論が，このようにして成立します．

次に，股関節伸展位で重心を両足部で支持し，膝関節を軽度屈曲にしてハムストリングスを収縮させると，膝関節は伸展させることができます．このことから，膝関節はハムストリングスの筋収縮によって伸展させることができるのです．ハムストリングスによる膝関節伸展を有効に作用させる鍵は，重心線の通過位置にあります．

本書は技術とそのエビデンスを解説しようとしているのですが，本書の価値の一つは，ハムストリングスの筋収縮によって膝関節伸展の運動ができること，すなわちこの理論です．

e．ハムストリングスによる膝伸展の利用価値
ⅰ）膝関節痛を軽減させて立つ

膝関節痛は，大局的には負荷がかかった状態で膝伸展運動を大腿四頭筋の筋収縮で行うことで強まります．すなわち足底に体重がのった状態での大腿四頭筋の作用は，膝蓋骨を大腿骨に当て脛骨に対して大腿骨を押し滑らせて転がすことで膝関節を伸展させると理解できます．

ハムストリングスの収縮によって，膝関節を伸展させる働きについて概略的に説明します．この動作は地面に対して斜めに立っている下腿の上端をハムストリングの筋力で，斜め上方向に引っ張って下腿を垂直に立たせ，脛骨膝関節面上にのる大腿を立てるのです．つまり，下腿が斜めに立っている時に大腿骨骨頭は，ほぼ足関節の真上にあり，下腿がハムストリングスの筋力で真っ直ぐに立ち上がる動きは，大腿骨骨頭の真下に大腿骨膝関節部を移動させる動きとなり，結果的に膝関節が伸展すると理解でき，また受動的に伸展するとも理解できます．したがって，ハムストリングスの収縮によって膝関節が伸展する動きにおいては，大腿四頭筋の収縮で膝関節を伸展させるための膝関節機構の機能が積極的に利用されることがないため，大腿四頭筋の収縮による膝関節伸展に伴う痛みの発生も軽

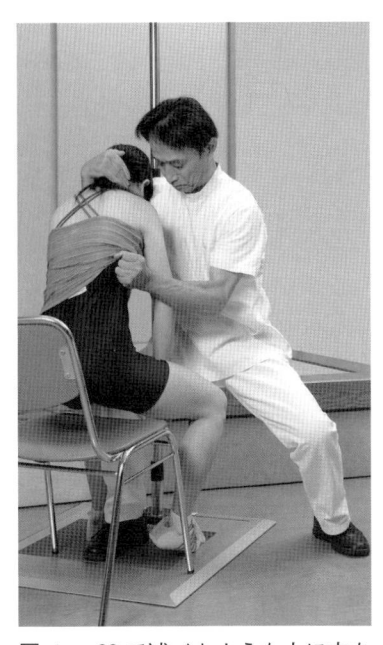

I　プッシャー症状の理解と治療

図1　p39で述べたような人に立ち棒を用いた立ち上がりの介助です．患者の顔が非麻痺側に向くのを，セラピストは肩で防止しつつ頭部を保持して立ち上がり動作を誘導し，麻痺側臀部を引き上げるように介助します

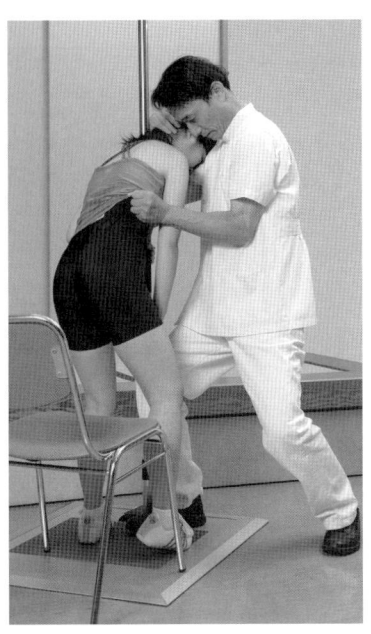

図2　患者の頭部が立ち棒の手前に位置するように動作を誘導し，麻痺側膝関節にセラピストの大腿内側を当て伸展させるように誘導します

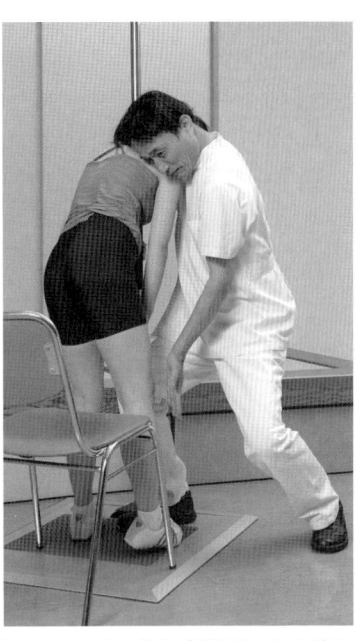

図3　患者の非麻痺側肩に立ち棒を当て，セラピストは麻痺側の膝関節伸展運動を誘導するようにタッピングします

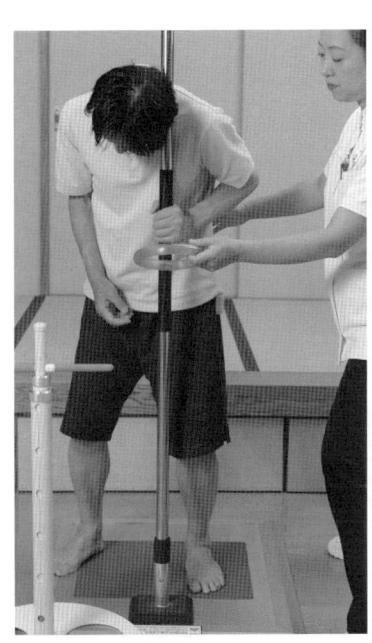

図4　非麻痺側肩に立ち棒を当てて立たせます

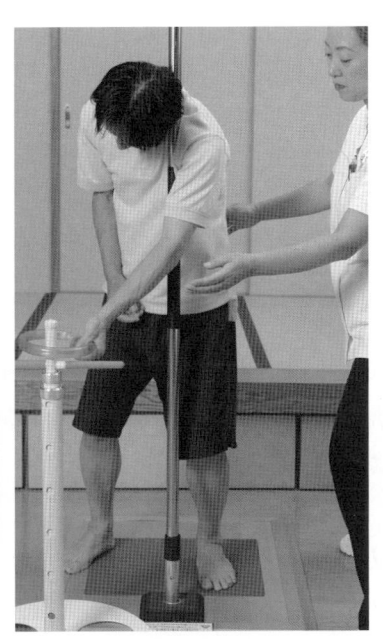

図5　麻痺側前下方の位置に輪の取り入れ作業を設定し，麻痺側下肢での体重支持を促します

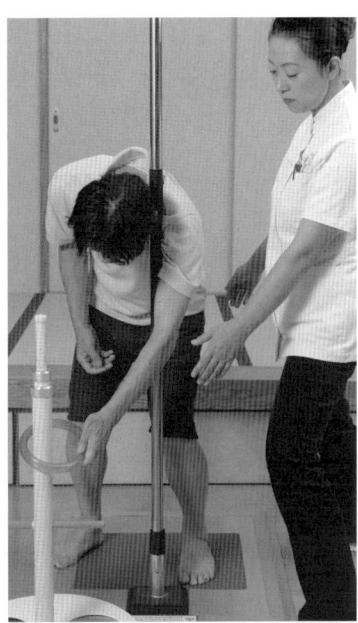

図6　輪を前下方へ入れる動作で，股・膝関節屈曲での立位を強化します

49

減されるのです．

ⅱ）下肢屈曲痙性でも立てる

脳卒中片麻痺で下肢屈曲痙性の強い人が立位をとる時に，体幹を立てるようにして立位をとろうとすると，麻痺側下肢は屈曲します．これはハムストリングスを用いた立位の形が作用するために生じると考えると合理的です．

下肢屈曲は異常なのではなく，ハムストリングスを中心とした膝関節伸展による立位保持の形式が作動するのです．ですから，麻痺側下肢も立ち上がるために作用しているのです．そのため，大腿四頭筋の働きで非麻痺側膝を伸展させて強く立ち上がろうとするほど麻痺側下肢は屈曲します．よって，両足底をそろえて接地し，前方の台についた手に上体を前方に出すようにしながら体重をのせ，頭を下げて股関節の伸展を最小に留めるようにして両膝を伸ばし臀部を上げます．すると臀部が上がりますから，その後に股関節の伸展を行いながら上体を起こし立ち上がる動作を指導します．要するに，両側ともに股・膝関節屈曲の立位を行うのです．

ポイントは足底に体重をのせることによって，足底が床面の上をずれないようにすることです．慣れない間はうまく行えませんので，セラピスト自身が練習を事前に積んで習熟する必要があります．

ⅲ）マサイダンス

ハムストリングスの瞬発力を鍛えるには，マサイダンスが最適ではないでしょうか．マサイダンスは脊柱起立筋，臀筋，ハムストリングス，腓腹筋を一体化させて，反射的・瞬発的な最大筋収縮において筋の粘弾性による弾撥力を最大に発揮することで，直立した身体の落下力のすべてをショックアブゾーブによる吸収を最小に抑えて反重力方向へ弾撥させ，すかさず筋収縮力を付加して，さらに高く真っ直ぐ跳び上がる動作（技）です．ですからハムストリングスの単独の筋力強化のように，動作能力の向上が伴わない能率の低い強化法ではなく，きわめて高度なバランスをとる中に，すべての神経・筋活動を配列し，活動の空間的広がりを瞬時に同期させて，きわめて短時間に最大の効率をもって成す動作，それがマサイダンスと理解しています．成人して刀を佩き盾と槍一本を持ち，一人サバンナに出てライオンを仕留めて帰り，一人前の男と認められる誇り高き，アフリカ最強の戦士が成すダンスとして栄光があります．

f．股・膝関節屈曲立位の力学

股関節を屈曲させる動作は，股関節を回転軸にして大腿が上体に向かって屈曲する動作と，立つなどして足底が地面に固定され大腿が動かない状態で，上体が大腿に向かって屈曲する動作の2通りがあります．以下に述べるのは，上体が大腿に向かって屈曲する股関節屈曲の一形式についてです．

I　プッシャー症状の理解と治療

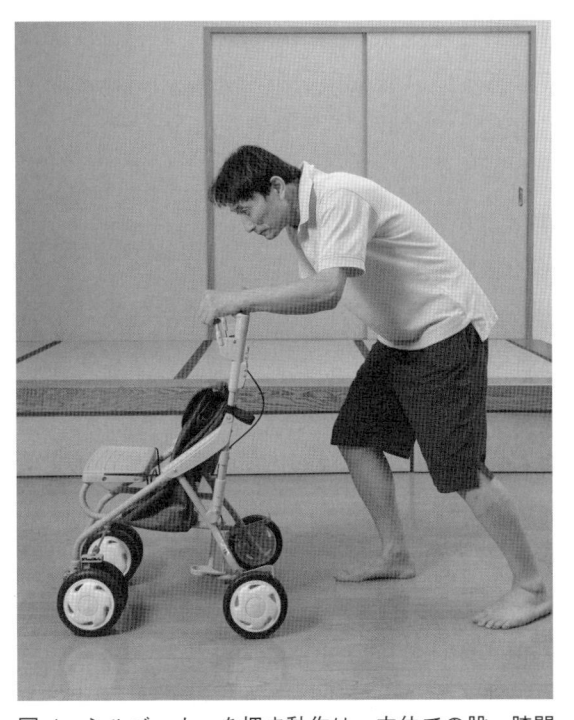

図1　シルバーカーを押す動作は，立位での股・膝関節屈曲の動作になり，膝の痛みが軽減します

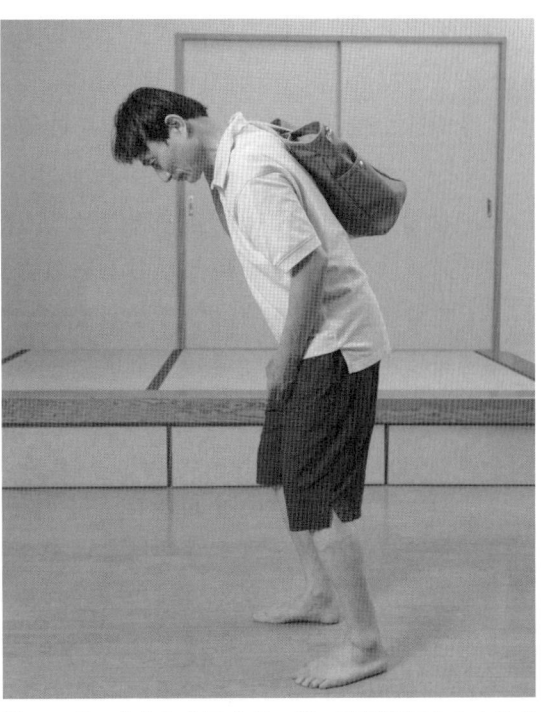

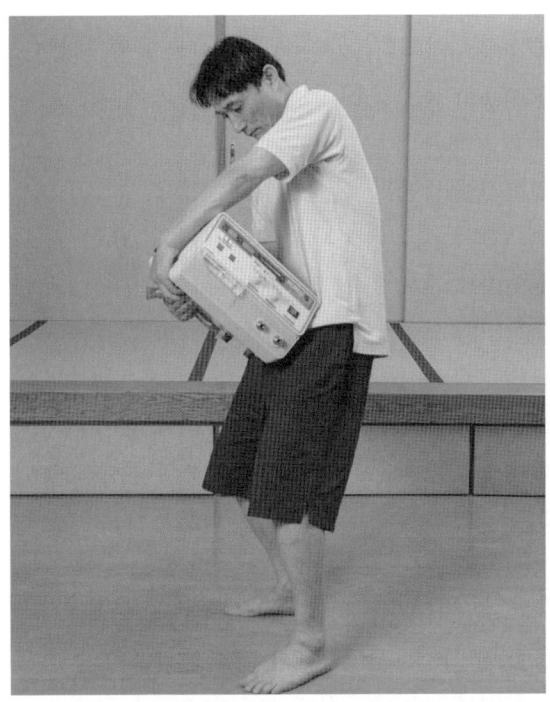

図2　背に荷を負う動作は，股・膝関節屈曲の立位を強化します

図3　重い物を前方で持つと，体重心は後方に移動するため股・膝関節伸展の立位になるのですが，さらに荷が重くなると前下方に向く上体を後方に引き上げるため，前方に重心を移し股・膝関節屈曲の形も加わります

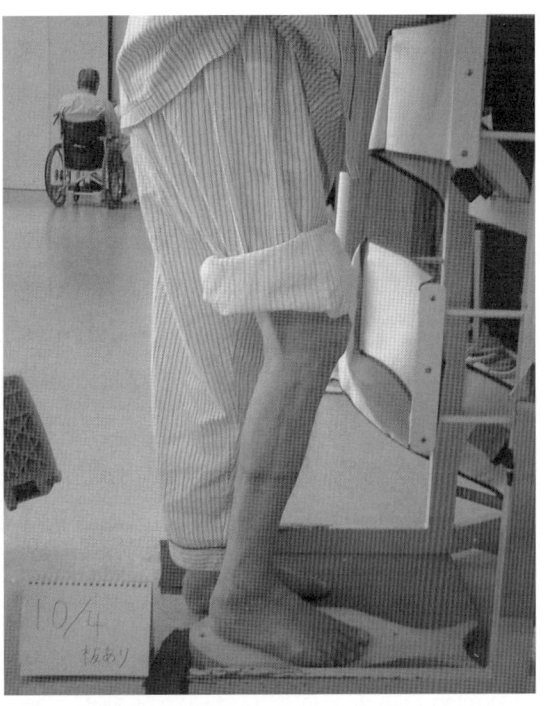

図4　立位時，足底が浮く場合には足底に板を入れ，麻痺側で体重の一部を支持できるようにし，麻痺側の体重支持機能を発揮するように誘導します

股関節屈曲は，股関節を回転軸にする大腿の運動と理解するのが一般的ですが，以下に述べることは，上体を支える骨盤が上体とともに，あるいは骨盤と脊柱を基本に一体となって，股関節を軸として前屈する状態を股関節屈曲として理解し，説明するものです．

ⅰ）股関節屈曲・上体前傾の膝関節への作用

　股関節屈曲が股関節を軸として上体が前方へ回転すると理解しますと，軸は単なる回転軸としてしか捉えることはできないように思えます．しかし，上体の前傾が結果として股関節屈曲に現れるのだと理解しますと，上体の前傾は股関節にどのような影響を与えるのだろうかと疑問になって，機序を明らかにすることにつながります．

　上体の重心位置が前傾に伴って下がりますと，この重心の位置変化を均衡させて行うために，頭部側の重心は全身重心よりも下位に，臀部側の重心は全身重心より上位にと，相互に相対的位置を変えます．それは，この上体の前傾が，股関節屈曲運動でもあるからです．いずれにしろ，股関節は屈曲するにもかかわらず，股関節が上方に移動することになります．股関節が上方へ移動することは，膝関節の伸展が生じたことを示します．これは上体の前傾によって，上体が頭から地面に落下しないように背筋群，大臀筋などの股関節伸展筋群，そして膝後方のハムストリングスと，下腿三頭筋・足指屈筋群が支えているためで，これらの筋はすべて膝関節の伸展に作用することが，ここで類推されます．

　背筋の最もベースにある筋群は骨盤に起始しています．骨盤より上の脊柱や肋骨に起始をもつ筋の作用は，骨盤に起始をもつ筋の筋力で最終的には支持されるとも理解できます．したがって，前傾した上体の重心を直接支える背筋群は，骨盤を前傾させるように作用することになります．

　そこで，骨盤を後傾させるように，大臀筋などの股関節伸展筋群が働きます．ここでハムストリングスは股関節伸展筋でもありますので，ハムストリングスも同時に筋収縮をします．骨盤は上体の前傾に伴って股関節を中心に前傾運動をしており，結局，股関節伸展筋群は背筋の力も加算した力で大腿骨を伸展方向に動かします．すなわち，股関節は大腿の骨盤・上体に対する動きとして伸展をします．

　ここまでで，股関節を軸とした上体の前傾では，大腿に対して上体は骨盤を含め屈曲すると同時に，大腿が骨盤に対して伸展運動を行い成立していると理解するのが妥当です．ただし，今述べているモデルは運動始発時点で，すでに股関節と膝関節がある程度屈曲している場合のみです．

　股関節の伸展は，股関節を運動軸として大腿骨の膝関節部が後方へ回転していく運動と，ごく当たり前に書くことができます．始発肢位では，膝関節は屈曲していますので，ここで膝関節が後方へ回転していく運動を下腿の視点で述べれば，体重で固定された足底の一部である距骨を中心にして，脛骨の膝関節部が後方へ移動していくこと，これはすなわち膝関節の伸展運動といえます．よって，この段階では膝関節の伸展運動は，股関節における大腿部の伸展運動に派生して，いわば受動的に生じた伸展運動と理解できます．

Ⅰ　プッシャー症状の理解と治療

【股・膝関節屈曲の立位の形による立ち上がり動作と立位姿勢】

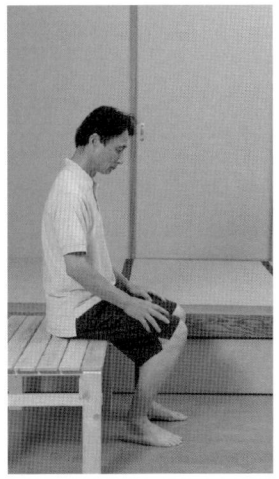

図 1　座位 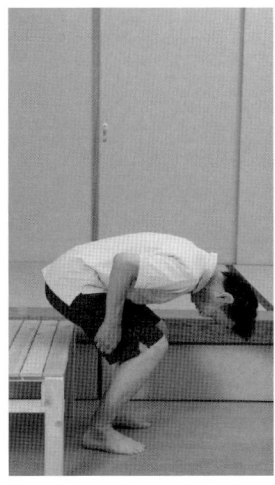　　図 2　立ち 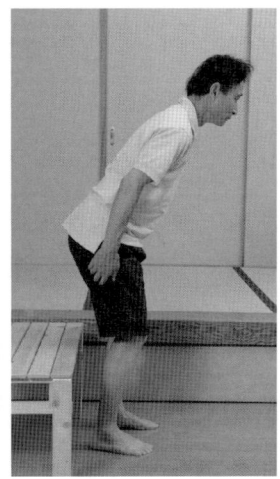　　図 3　上がり 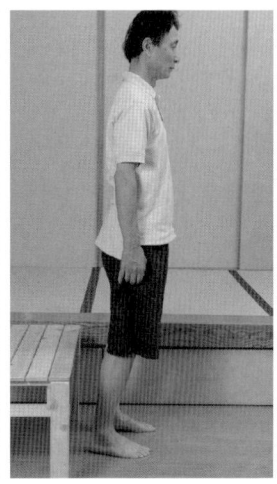　　図 4　立位

【股・膝関節伸展の立位の形による立ち上がり動作と立位姿勢】

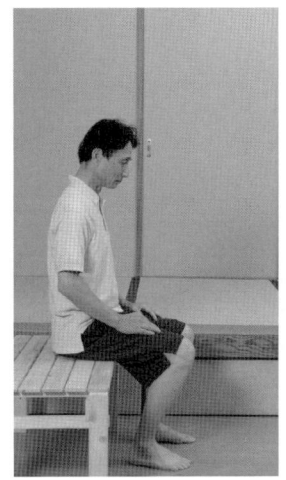

図 5　座位 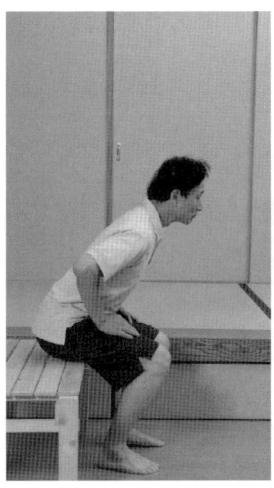　　図 6　立ち 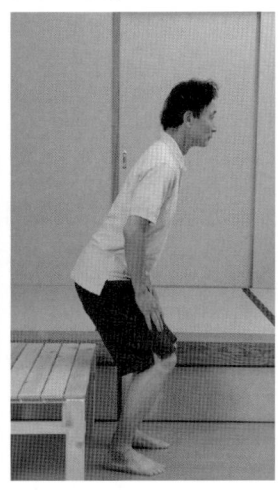　　図 7　上がり 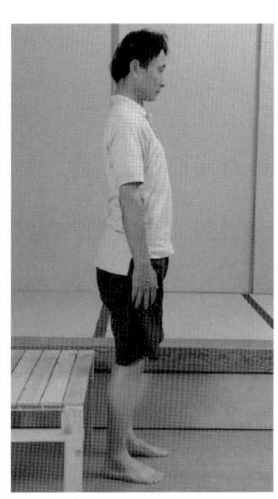　　図 8　立位

しかし，ハムストリングスが収縮して膝関節は屈曲しないのでしょうか，あるいはハムストリングスはこの場合に股関節伸展には作用するが，膝関節屈曲には作用しない神業が存在するのでしょうか．

ⅱ）ハムストリングスによる膝関節伸展

神業はありませんが，膝関節伸展の作用をハムストリングスの収縮力が発揮する，単純で巧妙な力学が存在するのです．結論から明示します．

「ハムストリングスは膝関節屈曲筋ですが，膝関節伸展の主動作筋としても作用します」

ハムストリングスは下腿の膝関節下部に停止し，ハムストリングスの筋力によるベクトルは，停止部を上に引き上げる方向の力（垂直分力）と，停止部を後方に引く方向の力（水平分力）の2分力で構成されます．上に引き上げる力は，体重が足底にのっていて足底が地面から離れないため直接的作用としては有効ではないと考えられます．ここで垂直分力の作用の説明はいったん止めることにします．残る水平分力の後方へ引く力は，下腿上端を後方へ引くことにより膝関節を伸展させることになります．開始肢位は股関節と膝関節の屈曲位でしたから，付随して足関節は背屈している状態になります．足関節が背屈して膝関節が屈曲している状態では，足関節よりも膝関節が前方に位置していることになります．したがってこの場合は，足関節を軸にして背屈位から底屈方向へと回転して，下腿上端に位置する膝関節が後方へ移動し，同時に膝関節は上方へも移動しますが，両方の移動は合わさっているため，私たちの目には膝関節の伸展運動としてみえるのです．

ここで膝関節の上方への移動は，先ほどいったん説明を止めたハムストリングスの筋力のうちの下腿上端を上に引き上げる分力によるものであると，あらためて説明できます．したがって，ハムストリングスの筋力で，あるいは水平と垂直の両分力で，膝関節は伸展運動を行うことが説明できます．

ⅲ）下腿三頭筋による膝関節伸展の作用

腓腹筋は，後方に位置する踵骨と前方に位置する膝関節の上部となる大腿骨との間にあります．ヒラメ筋は，後方に位置する踵骨と前方に位置する下腿上部後面についています．前項ではハムストリングスの膝関節伸展作用について説明していますので，腓腹筋がなぜ膝関節を伸展させるかは，ここまでの記述で理解されたかと思います．要するに膝関節を後方へ引き，それが膝関節の伸展になるということです．しかし，それでは腓腹筋による膝関節を下方へ引く力はどうなるのでしょうか．下方へ引く力は，最も直接的には膝関節の屈曲に作用するはずです．ここでも，神業はなく力学的な合理的作用によって，下に引く力が膝関節の伸展作用を発揮するのでしょうか．

ハムストリングスによる上方へ引く力と，腓腹筋による下方へ引く力を合わせると上・下は相殺されます．したがって，ハムストリングスと腓腹筋の合力である膝関節を後方へ引く力によって，膝関節は伸展すると理解できます．しかも，この場合に腓腹筋よりもハ

Ⅰ　プッシャー症状の理解と治療

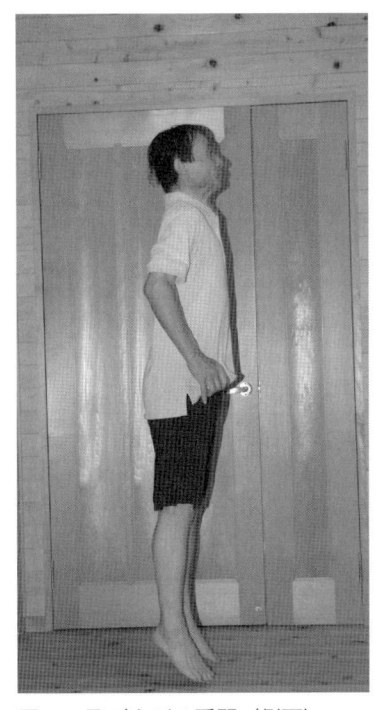

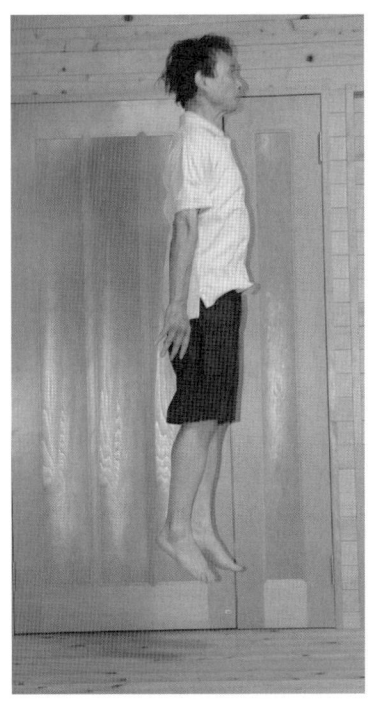

図 1　飛び上がる瞬間（側面）　　図 2　飛び上がりの頂点（側面）　　図 3　着地（側面）

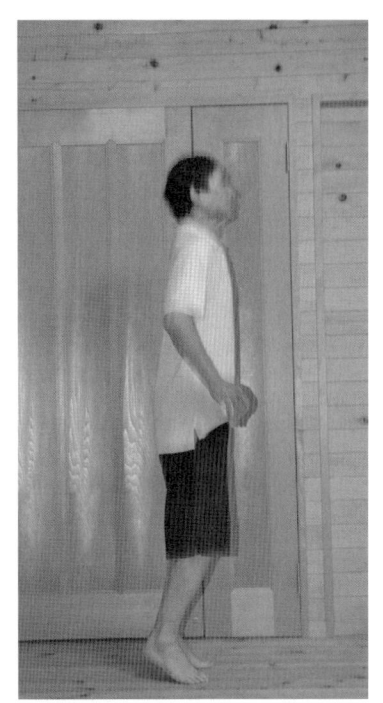

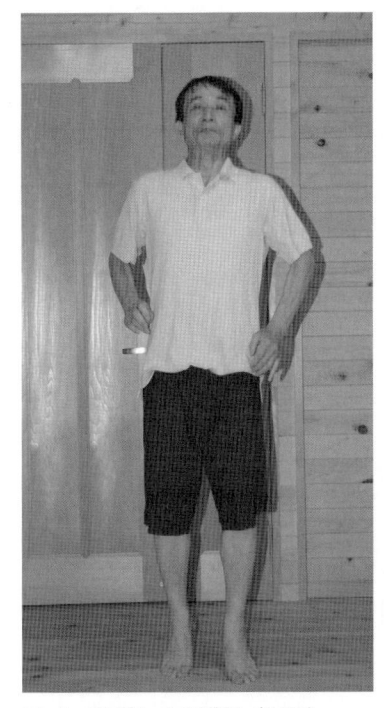

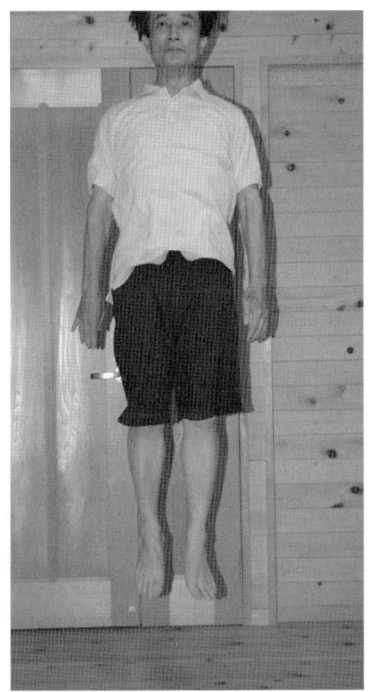

図 4　飛び上がる瞬間（正面）　　図 5　飛び上がりの頂点（正面）　　図 6　着地（正面）

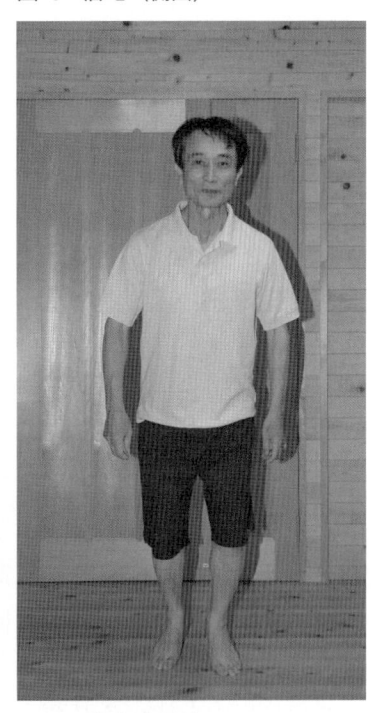

　マサイダンスは弾撥力で跳ね，収縮力で跳ぶ．足関節は底屈を維持し，膝関節は軽度屈曲，股関節は軽度屈曲（上体はわずかな前傾）で，腓腹筋，大腿四頭筋（上体は前傾），ハムストリングス，臀筋，背筋群の順に落下重力で筋が伸張され弾撥力を発揮し，落下を撥ね上がりに変換します．さらに最大筋収縮を発揮して跳び上がるのですが，この動作は一体となった体を，上体の伸展で最後に離地させるのです．いわば，下肢で飛ぶのではなく，体のばねで跳び上がります．空中で下肢の筋収縮は適度に解かれ，次の接地の瞬間から筋収縮を最大に開始し，落下の衝撃を吸収しつつ筋の粘・弾性で弾撥力に変換し，さらに筋の収縮力で瞬発的に跳び上がり，より高く上がっていくために股・膝関節屈曲の立位の形式を最強に発揮するジャンプによるダンスです

ムストリングスの力が勝っていれば，膝関節を上方へ移動させる力が勝り，さらに運動はスムーズになると予測されます．

しかし，上にのっている物が，その重量を含めて下で支えている物を引っ張って，引き上げるなどといったことができるのでしょうか．通常は，そのようなことは難しいのです．上体の前傾に伴って，臀部は上に持ち上がるような力が働くので，膝関節の伸展が可能になり，下腿上端を上に引き上げることになるのです．これは，その時の臀部の床に向かう重量が減少しているからという表現でも表すことができます．

では，ヒラメ筋はどうでしょうか．ヒラメ筋は膝関節を通過しないため，足関節の純粋な底屈筋と理解されていますが，実は膝関節の伸展作用を発揮することは，すでに理解してもらっていると思います．ヒラメ筋が距骨より前方にある下腿上部を後方に引くことで，下腿上端の膝関節が後方に移動しますが，これは膝関節の伸展運動そのものです．また，腓骨筋群や足指外来屈曲筋群も，足底が地面で固定されている場合には，足関節を軸にして下腿を後方へ動かし，膝関節を伸展させる作用を発揮するのではないでしょうか．

iv）股関節伸展と膝関節伸展，足関節底屈

足底を地面につけて股・膝関節を屈曲して立つ時に，背筋群，大臀筋などの股関節伸展筋群，ハムストリングス，下腿三頭筋，足指屈筋群が，股関節伸展と膝関節伸展，足関節底屈に対する働きについて，さらに検討しようと思います．

背筋群は，骨盤を前傾させるのですが，骨盤に起始する大臀筋などを介して，股関節を軸として大腿骨を後方に引っ張り股関節を伸展させます．大臀筋などは，股関節を軸として大腿骨を後方に引くことで生じる股関節伸展に伴う膝関節の後方移動，すなわち膝関節伸展を起こして下腿上端の後方移動で足関節に底屈運動を生じさせる働きをすると理解できます．したがって，大臀筋もまた足関節の底屈運動を生じさせます．ハムストリングスは骨盤に起始し，股関節には大臀筋と同様の働きをするため，膝関節伸展と足関節底屈に働きます．またすでに説明したように，ハムストリングスは下腿後面上端に停止し膝関節伸展に働くことで下腿上端を後方へ引き，足関節の底屈に働くことになります．さらに膝関節の伸展は，股関節を軸として大腿の下端を後方へ動かす運動，すなわち股関節伸展運動を起こします．結局，二関節筋としてのハムストリングスの股関節に対する働きと，膝関節に対する働きはまったく同じであり，股関節伸展と膝関節伸展，足関節底屈の運動を起こします．

すでに理由を述べる必要もなくなりましたが，下腿三頭筋，腓骨筋群，足指外来屈筋群もまた，股関節伸展と膝関節伸展，足関節底屈の運動を起こすと理解できます．すなわち，下腿三頭筋，腓骨筋群，足指外来屈筋群は，ともに足関節の底屈運動を起こし，その運動に伴い膝関節伸展運動，さらに股関節伸展運動を，ドミノのように連鎖させて起こすのです．

結論として，足底を地面につけて股・膝関節を屈曲して立つ時に，背筋群，大臀筋など

I プッシャー症状の理解と治療

W ：上体と上肢の重量
HMT：ハムストリングスの筋張力
HE ：股関節の伸展分力
D ：骨盤を下に引き下げる力．Wにより吸収され作用しない．
　　　これはWのように上体前方が下がると上体下端はカウンター
　　　として上に移動することになるため
TW ：全重量
P ：下腿を上に引き上げる力．TWより小さいので足は
　　　接地を保ち作用しない
HK ：膝関節を後方に引く力．これにより膝関節は伸展する

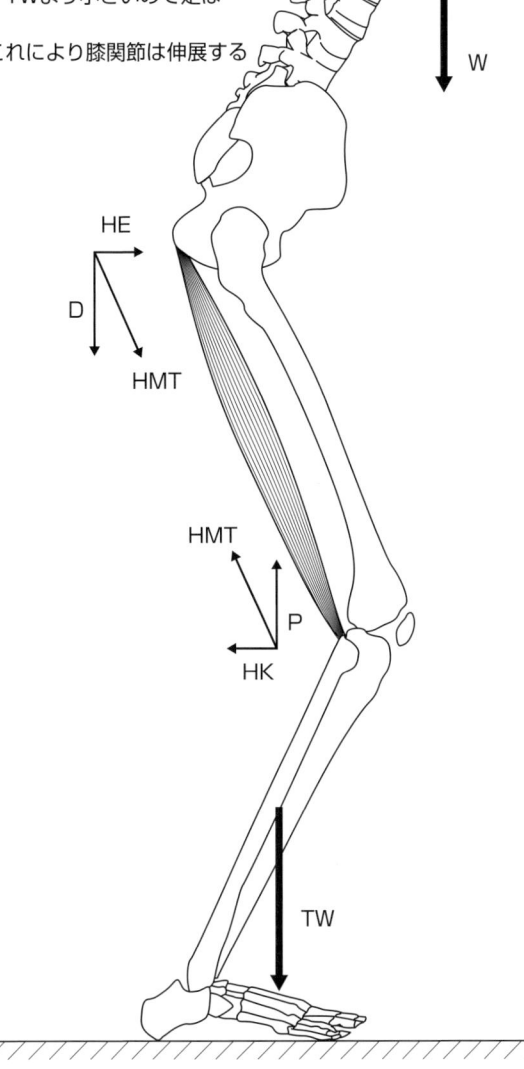

図1　ハムストリングスの筋収縮による膝関節伸展の作用
　上体が相対的に前傾する時には，ハムストリングスの筋収縮力・筋張力によって膝関節を伸展させることができます

の股関節伸展筋群，ハムストリングス，下腿三頭筋，足指屈筋群などは，すべてが主動筋であり，かつすべてが共同筋であるように連動して活動し，股関節伸展と膝関節伸展，足関節底屈の運動を連鎖して起こす力を発揮します．つまり，ドミノ理論とでもいえることが成り立ち，実際に行われています．

v）股・膝関節屈曲

以上に説明した理論はいずれも，股・膝関節屈曲位からはじめて上体を前傾させ，股関節位置が上方へ移動するモデル，すなわち膝関節が伸展し大腿が垂直方向に動くという意味で，股関節も伸展する運動モデルにおける説明でした．

では，股・膝関節屈曲位から股関節，膝関節とも角度をあまり変えないような，あるいは股関節，膝関節もさらに屈曲するような運動モデルでは，上記の背筋群，大臀筋などの股関節伸展筋群，そして膝後方のハムストリングスと下腿三頭筋，足指屈筋群が，膝関節，股関節を伸展させる力を発揮するドミノ理論は働かないのでしょうか．答えは，そのような場合にも力を発揮します．肢位があまり変動しない状態では筋は静止性収縮，屈曲をさらに強める場合は遠心性収縮をすることで可能です．すなわち，股・膝関節屈曲からさらに立ち上がろうとする時においても，逆に立ち上がろうとする力が働いていながらその力を弱めて股・膝関節をさらに屈曲させていく，例えば座ろうとする時においても股・膝関節屈曲立位に働く同じ筋群がその筋力を発揮している状態にあります．

ですから，股・膝関節屈曲の立位においては，立ち上がるための力は背筋群，大臀筋などの股関節伸展筋群，そして膝後方のハムストリングスと下腿三頭筋，足指屈筋群の筋力による共同の形式が存在すると理解できます．股・膝関節屈曲の立位において，それ以外の形式の立位が存在することは否定できず，その人がどの形式の立位をとっているかは，人・時・場合で異なり，それを見分ける眼を養う必要があります．それ以外の形式の立位と見分ける眼は，後ほど説明します．

vi）膝関節痛を軽減させる作用

ここでは，股・膝関節屈曲立位において膝関節に作用する力を説明することで，なぜこの立位では膝関節の痛みが軽減されるのかを説明します．

膝関節において，脛骨膝関節面上の前後径は大腿骨関節面の前後長よりも短いので，伸展運動の時には，大腿骨は脛骨関節面上を前方に転がることで伸展という回転運動をします．そして，転がり過ぎて大腿骨が脛骨上面から前方に転がり落ちないために，大腿骨は脛骨関節面上を後方へ滑って移動しています．

大腿四頭筋による膝関節伸展では，膝蓋骨が大腿骨の前方への転がり移動を防止し，大腿骨を下後方へ押しやる作用を発揮して，大腿骨の伸展運動をしていると理解できます．すなわち，膝関節部で折れ曲がった状態の膝関節に対して，折れ曲がりの突端に膝蓋骨が位置し，この膝蓋骨を折れ曲がりの反対方向へ押し込むことで，折れ曲がりを解消する伸

Ⅰ　プッシャー症状の理解と治療

W　　：上体と上肢の重量
LMT：腰部背柱起立筋群筋張力
VE　：Wの力により臀部は上がり，LMTの上方分力VEはハムストリングスを介して膝伸展に作用する
HE　：LMTの水平分力は股関節を前方に動かし股関節は伸展する
GMT：腓腹筋張力
SMT：ヒラメ筋張力
KE　：膝関節伸展力

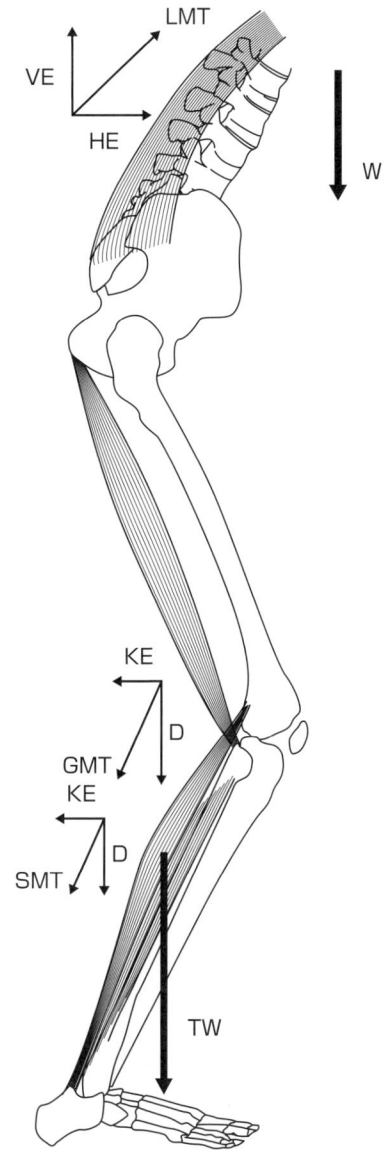

図 1　脊柱起立筋群ならびに足関節底屈筋群の筋収縮力・筋張力による膝関節伸展の作用
　GMT，SMT の水平分力 KE は，いずれも大腿下端あるいは下腿上端を後方に引くため膝関節が伸展する

展運動を起こしていると理解できます．したがって，膝関節の伸展運動に際して発生する関節圧迫力が，膝蓋骨の内面と大腿骨関節面の前部から下部にかけての間に発生すると理解されます．この関節内圧は，始発肢位の膝関節屈曲位に前方に向かってすでに存在しており，この当初の内圧をはるかに上回る圧を膝蓋骨が後方に向かって大腿四頭筋の収縮力として発生させた時に，膝関節の伸展運動が起きると理解できます．ですから，膝関節痛の多くは膝関節の前部と下部に内在し，伸展運動に伴って発生すると理解できます．

　股・膝関節屈曲立位では，大腿骨は上体の重心が下方へ移動しようとする力で脛骨関節面上を前方に転がり，腓腹筋筋力と大臀筋などの股関節を伸展させる力で脛骨面上を大腿骨が後方へ滑り移動します．膝関節伸展運動は，下腿の上端を前方から後方へ動かす運動としてハムストリングスと下腿三頭筋の筋力によっても行います．したがって，膝関節伸展に伴う圧力は立位保持時以上の圧力には，あまりならないと推測されます．なぜなら，始発の膝関節屈曲位ですでに発生していた膝関節の前方に向かう内圧は，もともと膝関節よりも上部の体重量によって発生していたのですが，膝関節伸展に際しての関節内部での大腿骨の回転運動は上体重心が前方で落下しようとする力で生じるので，始発で支えていた重量以上ではないからです．また発生していた内圧は，ハムストリングスと腓腹筋によって分散されて後方で支持されるとも理解できます．よって，膝関節の前方で発生した痛みに対しては，痛みを増悪させることなく膝関節の伸展運動が可能になり，同時に屈曲運動も可能になります．それは，膝関節の屈曲運動が，伸展運動に働く筋の遠心性収縮によって可能だからです．この説明も本書ではじめて記述したものであり，今後検討され補修が進むことを望みます．

g．股・膝関節伸展位における股・膝関節屈曲立位の作用

　背筋群，大臀筋などの股関節伸展筋群，ハムストリングス，下腿三頭筋，足指屈筋群が発揮する筋力で，地面から跳び上がるマサイダンスというこの跳躍運動を，筋と力学の関係で説明したいと思います．

　小学生のころの新聞連載小説で，元マサイ族酋長の老戦士ゼガと日本人少年ワタルがサバンナの大地を生き抜く冒険に，夢とロマンの想いを広げ，自宅の地面で密かに裸足でしたマサイダンスの練習が，今日この解説を書かせているように感じます．

　背筋を伸ばし股関節を伸展し，膝関節をごく軽度屈曲して足指を伸ばして，足関節底屈20°ほどにした肢位の直立姿勢で，真っ直ぐに空中から地面に中足骨頭と足指をつけて落下・着地して，その姿勢・肢位をなるべく変えることなく撥ね，空中高く跳び上がる．これを繰り返し，最大になるまで高さを上げていき，そして最高の高さを維持して跳び上がり続ける．撥ねる時は，筋収縮状態において落下で加わった伸張に，筋の粘・弾性力を地面に反撥させて落下力のなるべくすべてを真上への跳躍力に変えるようにロスを最小にします．そして，地面から足が離れるまでのわずかな時間に，伸張反射に膝伸展・足関節底屈の筋収縮力を加えて跳躍力を加算し跳ねます．伸張反射と筋収縮による跳力が，落下力

I　プッシャー症状の理解と治療

K ： 頭・頸・上腕部背筋群
B ： 他の脊筋群
L ： 腰部背筋群
H ： ハムストリングス
Q ： 大腿四頭筋
G ： 腓腹筋
S ： ヒラメ筋
○ 　足指部での体重心位置
● 　足関節部での体重心位置
⇨ 　足底前方への重心移動：股・膝屈曲
⬅ 　足底後方への重心移動：股・膝伸展

⇨ ：股・膝関節屈曲の立位
⬅ ：股・膝関節伸展の立位

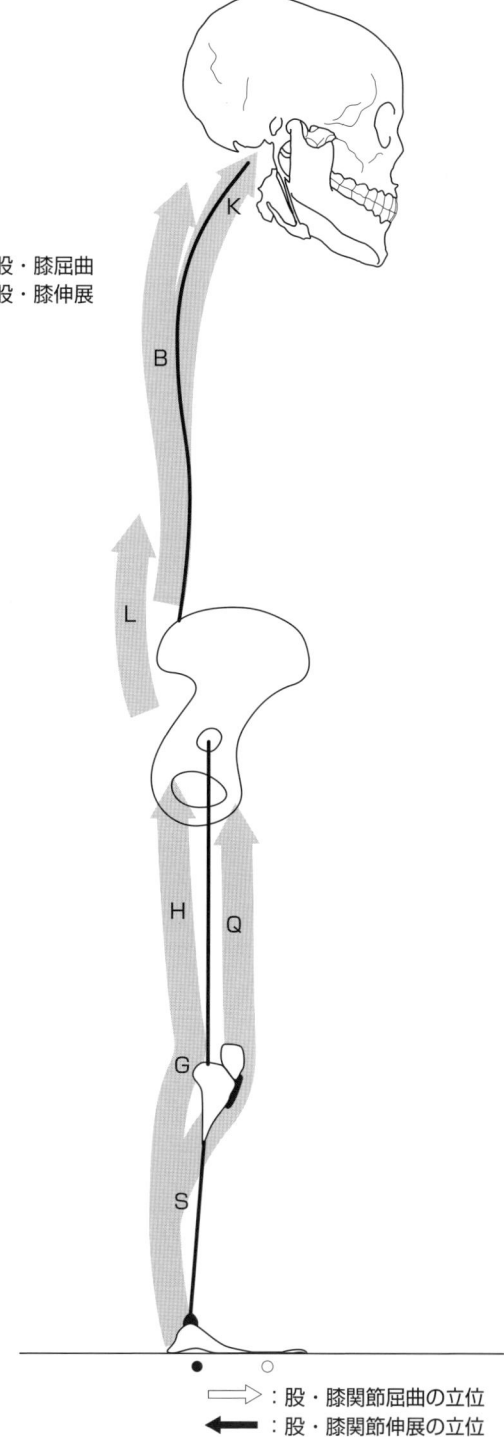

図1　股・膝関節伸展の立位と股・膝関節屈曲の立位
　直立姿勢で体重心を足底のどのあたりで支持するかによって，相互補完的・連続的に移ります．大略として，体前面の筋群を主に用いれば，股・膝関節伸展の立位，体後面の筋群を用いれば股・膝関節屈曲の立位になります．また，股・膝関節屈曲による立位は，体後面の筋群による立位，股・膝関節伸展による立位は体前面の筋群による立位と呼称することがよいともいえます

と反撥力の差で現れる撥ねのロスよりも大きく，あるいは等しくなるまでの間は跳び上がる高さは上がっていきます．しかし，等尺性最大収縮を落下・着地から反撥までの間に発揮できないため，撥ねのロスが増えるか，等尺性最大収縮が低下して撥ねの力が落ちるか，反撥後の離地までの間に伸張による腱反射と同期して最大収縮を発揮できないで跳ねの力が低下するか，いずれかの要因によって跳び上がりの最高は達成も維持もできません．跳び上がっている間は，肢位・姿勢を崩さない程度の筋収縮をつくる一方で，多くの筋をリラックスさせ筋疲労回復と神経制御のリフレッシュをし，輝いて優雅に力強い最適・最高の跳び姿を，太陽を背にしたシルエットにしてみてもらうのです．

さて，このマサイダンスを可能にしている筋力は，どの筋によって発揮されるのでしょうか．ポイントは着地・接地部位が足底の足指と中足骨頭の部分であることと，その状態で再び真っ直ぐに跳び上がるため地面の着地部は常に一定になることが重要です．つまり，全身重心を通る重心線は着地時に支持基底を通らず足関節の前方，すなわち着地の終わりで支持基底に入り，上体の重心は全身重心のやや前方に位置すると理解されます．この状態では股関節伸展位で膝関節はわずかに屈曲位ですが，上体重心位置の後方に股関節と膝関節，足関節が位置するため，すでに説明した股・膝関節屈曲立位と同じ力学構造で機能することが可能になります．すなわち，背筋群，大臀筋など股関節伸展筋群，ハムストリングス，下腿三頭筋，足指外来屈筋群が筋力を発揮することが可能です．また，わずかに膝関節が屈曲していることから大腿四頭筋も跳ねの初期に筋力を発揮すると理解できます．大腿四頭筋とハムストリングスは拮抗筋ではなく，実は同一の関節および運動の共動・主動筋なのです．

足関節を20°ほど底屈し，底屈筋群の筋力を出したまま維持するには，背屈筋群も強く働く必要があります．意識としては足指伸展・背屈としなければ足関節の最適な底屈位と底屈筋の最大の筋力は得られないと考えられます．足関節の底屈筋が最適角度で最大筋力を発揮するためには，背屈筋との共同した活動が必須であり，両者は拮抗筋ではなく共同筋と理解できます．

h．股・膝関節屈曲立位か否かの見方のコツ

今までのマサイダンスの説明で，股・膝関節屈曲立位か否かを見極める要点を述べました．すなわち，股関節，膝関節，足関節と，全身重心線ならびに上体の重心線の位置関係をみることで，股・膝関節屈曲立位か否かがわかるのです．いずれにしても見る眼を養えば，臨床でその人の動作をみて瞬時に読み取り，適切に指導することができるようになります．

常に直立姿勢とみえる姿勢（全体としてはやや前傾）を保ち，しかも上体の重心を全身重心のわずかに前方に位置させます．また強い反撥力を瞬時に生じさせるためには，体幹は背筋の緊張と互角する腹筋力で姿勢を保持し内臓を固定する必要があり，頭を上体の真上に位置させ揺らさず衝撃に耐えて固定する必要があります．したがって，全身の瞬発的

I プッシャー症状の理解と治療

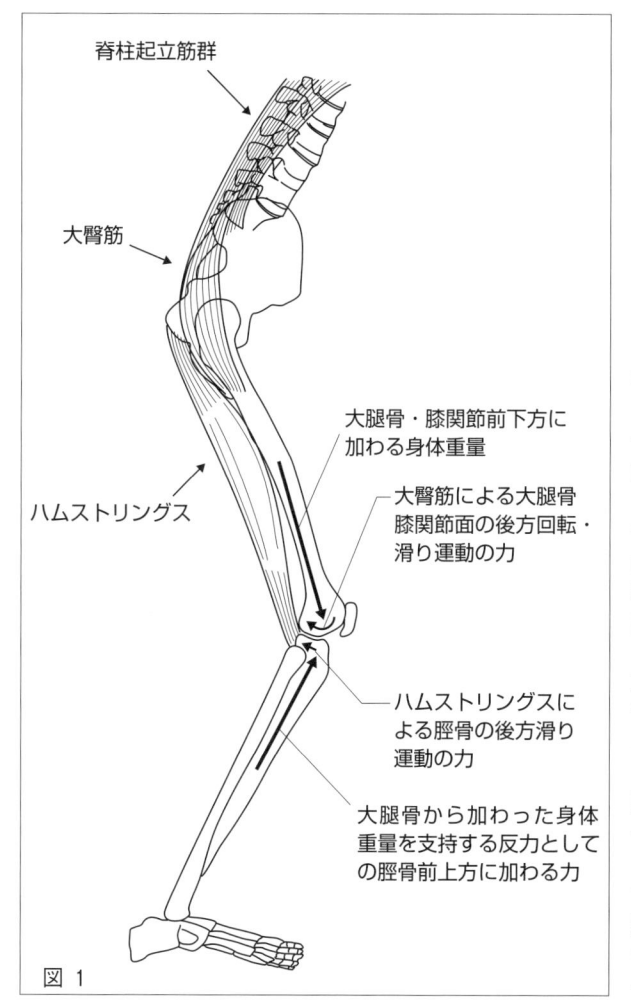

図1：大臀筋により股関節伸展の力が作用すると，大腿骨下端の膝関節では内側顆と外側顆を下後方へ回転・移動させる力となります．ハムストリングスの筋張力は，膝関節で脛骨の内側顆と外側顆を上後方へ回転・移動させる力となり，膝関節は伸展します．膝関節が伸展に向けて動いている時に大腿以上に位置する身体部位の重量が大腿骨の関節面前端に加わり，その反力が脛骨関節面前端に発生します．大腿骨も脛骨も膝関節の内側顆と外側顆が後方に回転移動しますが，しかし膝関節を伸展させるための力としての大臀筋とハムストリングスの張力は，ともに後方へ関節面を相互に回転させるため，重量を支える力とは相反せず，膝関節内に発生する圧力を低く止めることになると考えられます

図2：大腿四頭筋による膝関節の伸展運動は，膝蓋骨が大腿骨の内側顆と外側顆の上前端を後方へ押し込み，脛骨粗面を上前方へ引くことで生じます．この膝蓋骨と膝蓋腱による作用は，大腿骨で支える身体重量が膝関節に対する作用（図1で説明済み）とほぼ同じであるため，膝関節の内圧はハムストリングスによる膝関節伸展時に発生する内圧の倍以上になると考えられます

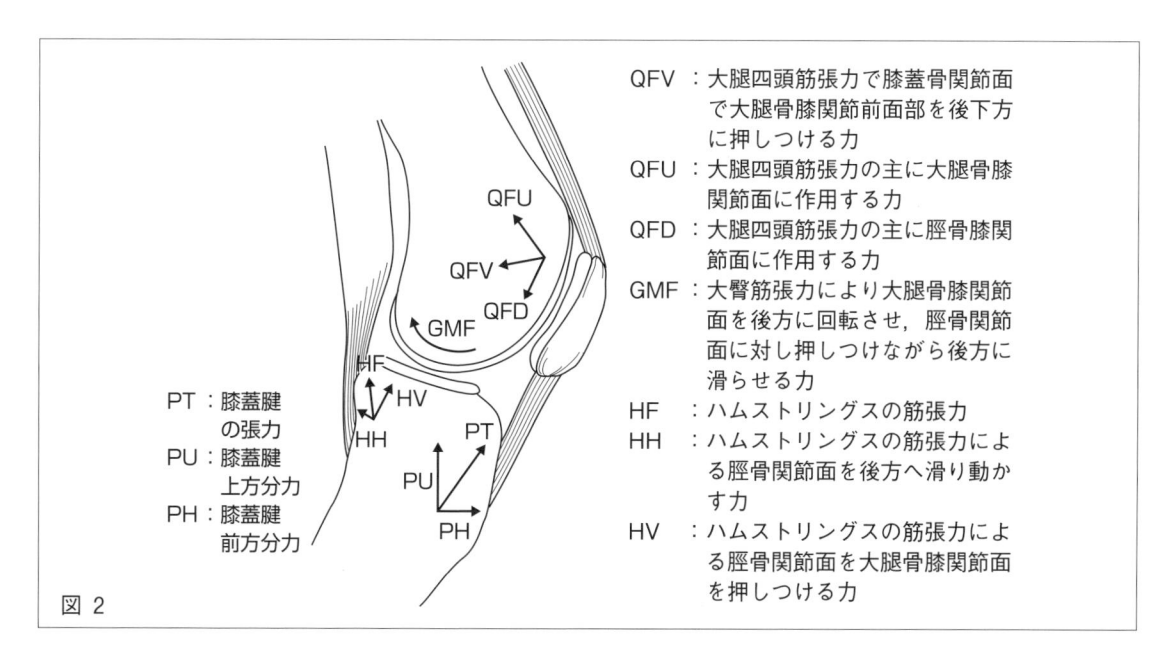

図1 ラベル：
- 脊柱起立筋群
- 大臀筋
- ハムストリングス
- 大腿骨・膝関節前下方に加わる身体重量
- 大臀筋による大腿骨膝関節面の後方回転・滑り運動の力
- ハムストリングスによる脛骨の後方滑り運動の力
- 大腿骨から加わった身体重量を支持する反力としての脛骨前上方に加わる力

図2 ラベル：
- PT：膝蓋腱の張力
- PU：膝蓋腱上方分力
- PH：膝蓋腱前方分力
- QFV：大腿四頭筋張力で膝蓋骨関節面で大腿骨膝関節前面部を後下方に押しつける力
- QFU：大腿四頭筋張力の主に大腿骨膝関節面に作用する力
- QFD：大腿四頭筋張力の主に脛骨膝関節面に作用する力
- GMF：大臀筋張力により大腿骨膝関節面を後方に回転させ，脛骨関節面に対し押しつけながら後方に滑らせる力
- HF：ハムストリングスの筋張力
- HH：ハムストリングスの筋張力による脛骨関節面を後方へ滑り動かす力
- HV：ハムストリングスの筋張力による脛骨関節面を大腿骨膝関節面を押しつける力

な強い運動によってマサイダンスはなっているといえます．各部に分かれた重量をまとめて大きな落下力，あるいは跳ねるための強い反撥力に換えて引き起こすためには，身体各部を一体化させて体重という一つの重量にまとめる力をつくる筋活動か，その一体となった体重・重量を地面から撥ね返して地面から跳ね上げる力をつくる筋活動か，理解して動作指導の精度を高める努力が大切です．

　体重は，私たちの一体の重量なので跳び上がってから落下したらその体重が落ちてくると思いがちですが，跳び上がり方と着地の仕方で変わるのです．ショックを少なくするには足指，足部，下腿，大腿，骨盤，腰椎部，胸椎部と手，頸椎部と腕，頭と，順に地面に重量を落とせばよいのです．一方，最大の反撥力を出すためには，足指と中足骨頭の接地にすべての部位の体重を一体化させ，重心という一点に凝縮して落下させるのが最良・最適です．すでに説明しました背筋群，大臀筋などの股関節伸展筋群，ハムストリングス，下腿三頭筋，足指屈筋群などの筋力が最大の効果を発揮するためには，体重を一体化させ重心に凝縮させるための全身の筋の協調した最適な収縮を行い，重心の垂直落下方向を，中足骨頭より後部から足関節より前部まで移動させながら，いっそうのハイジャンプをつくり維持していくことが重要と考えられます．しかし，動きの鍵は股関節にあり，股関節屈曲をわずかに示した後に再び伸展に転ずる動きが撥ねを誘発すると考えられます．

I　プッシャー症状の理解と治療

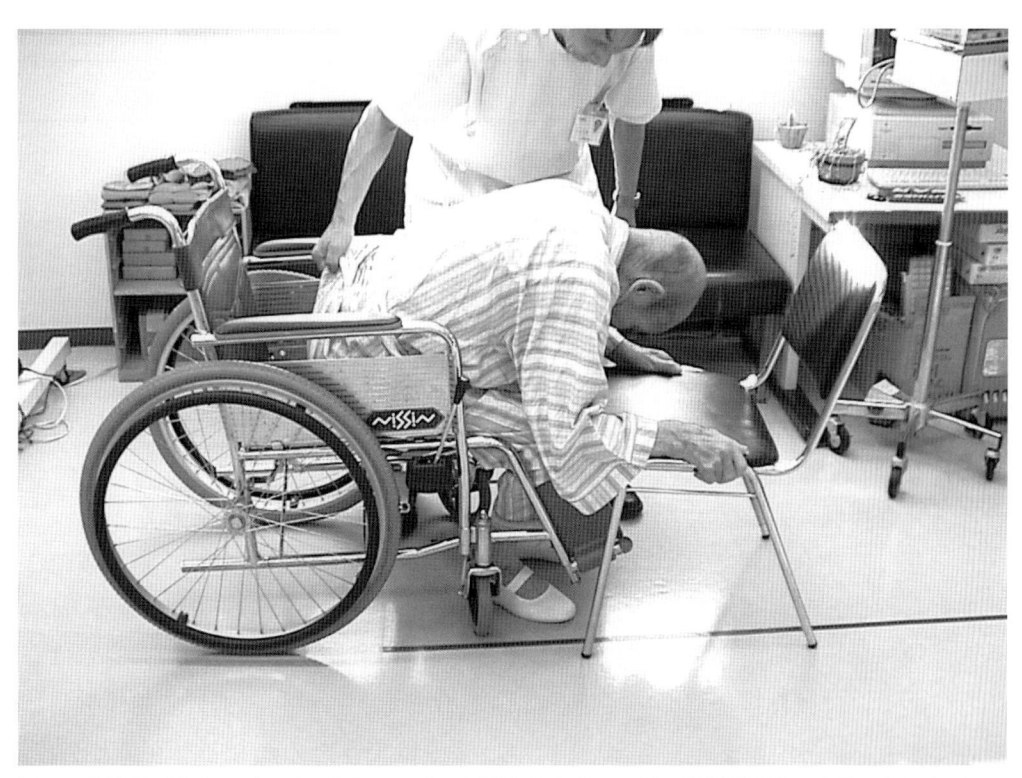

図1　膝関節が立ち上がる時にきわめて痛いと訴えた患者に，股・膝関節屈曲の立位で立ち上がってもらう動作の指導

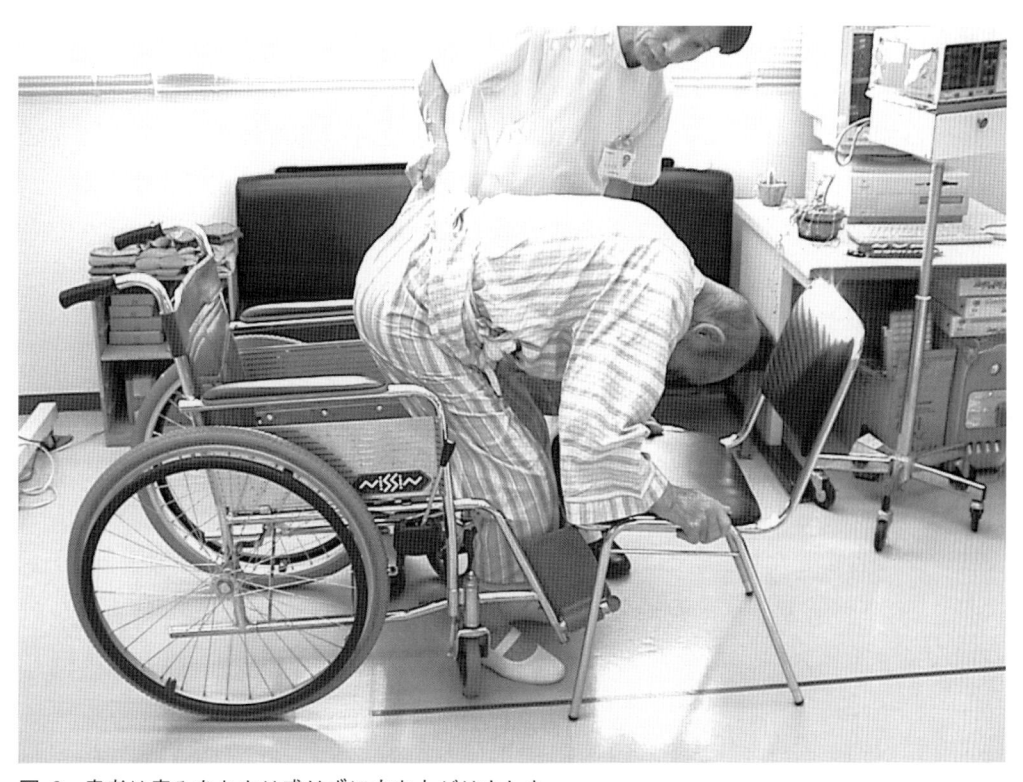

図2　患者は痛みをあまり感じずに立ち上がりました

3．立位の取り方

1）麻痺側に体重を支持する機能がほとんどない場合
a．必ず立てると納得してもらう

　麻痺側で支持できなくても立てますと納得し立ってもらいます．痙性も不十分で随意運動としての支持機能がほとんどない場合（支持機能がまったくない場合にも，麻痺側足底は体重の一部を結果的に支持してしまいます．本当に支持しないのは，支持する機能があっても支持するように動けない場合ではないかと思います），非麻痺側で約90％近くの体重を支持して立ちます．

　患者に「非麻痺側で立ってください．非麻痺側で必ず立てます」としっかり思ってもらいます．そして，非麻痺側で立つ動作を，自身の体に確実に脳で指令します．このことを認識してもらうことが必須です．

　何やら，精神論をいっているのでは，と思われるかもしれませんが，精神論ではなく動作の仕方，あるいは動作技術について述べているのです．しかし，本気で動作をしないとできないですし，最初はうまくできない中でも，少しはできたのかなと思うことが必要で，そのために本気がいるのです．

　ですから説明と指示は，誠意と熱意と自信をもってわかりやすく，「いかがですか，こちら（非麻痺側）とそちら（麻痺側）とどっちがよく動かせますか」「そう，こちらは麻痺していませんので，しっかりと動きますね」「では，こちらはよく動きますか」「そうですね，麻痺していますから，今はいうことを聞いて動いてくれませんね」「それでは立つ時に体重を支えられるでしょうか」「このしっかりした，この足と手（非麻痺側）を使えば立てますから立ちましょうね」「立つ時に，麻痺した側では残念ですが，今は立てませんから，体をこちらの麻痺していない側に寄せてくるようにして，顔もこちらを向いて，それで立ってください」「そうすれば立てます」「立てるようになれば，麻痺した側が回復してきた時，それに合わせて少ずつ体重を支えることができるようになりますから」「ですが，今は麻痺した側で支えようとすると倒れますから，いいですか，こちら非麻痺側にしっかり体寄せて今までの2倍の力を出す気でがんばって立ちますよ」．セラピストは患者の非麻痺側の側に立って，「いいですか，こちらに体寄せて思い切り，力出して」「いいですか，はい！」「そう，できましたね」「体をそっちにやったら，倒れますよ」「こっちに，こっち」「そう，いいですよ，できましたね」「では，体こっちに寄せたままで座りましょう」「そう，できましたね」「いやー，よくできました」「まだ慣れないし，たいへんかもしれませんが，これからがんばって確実にできるようにしましょうね」「では少し休んで，もう1回やりましょう」．

　このように説明と同意を得て，励まし，事実をもとにして褒め，力を適切に出して動作

I　プッシャー症状の理解と治療

【股・膝関節屈曲立位はハムストリングス系の立位（H-standing などと呼んでもよさそうです）】

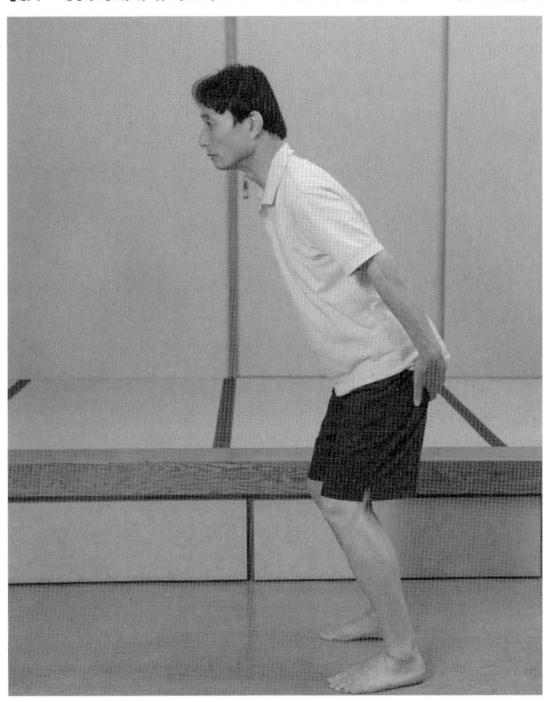

図1　臀部とハムストリングスの筋収縮を触れながら動作するとわかりやすいです

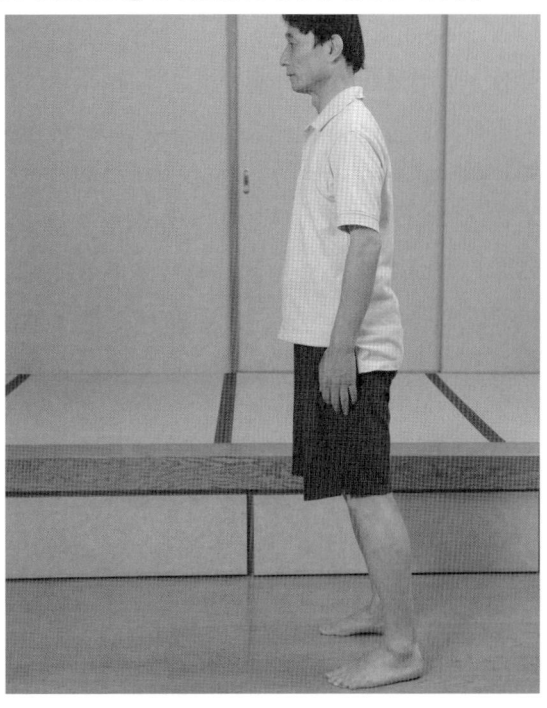

図2　やや前傾で踵が地面に接地していない程度にするとよいでしょう

【股・膝関節伸展の立位はクワドリセップス系の立位（Q-standing などと呼んでもよさそうです）】

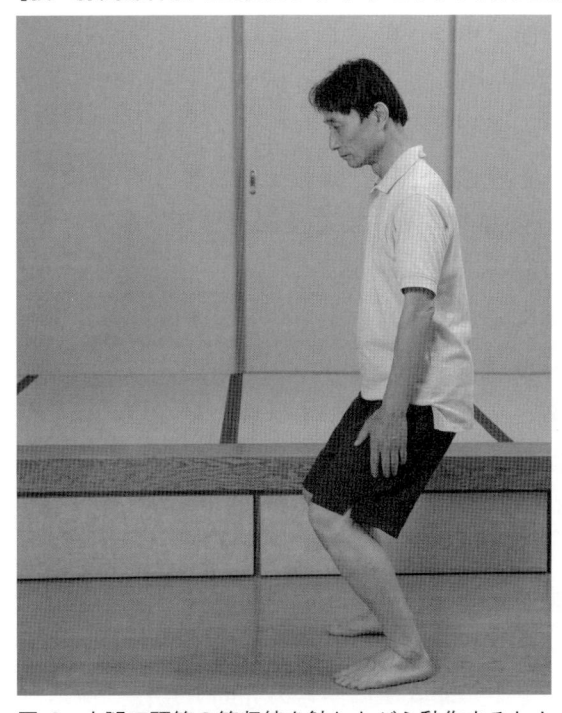

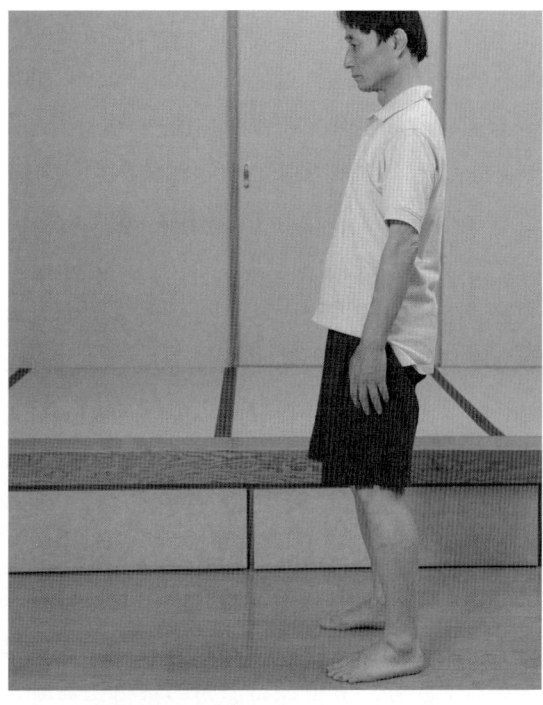

図3　大腿四頭筋の筋収縮を触れながら動作するとよいでしょう

図4　体重心を踵で支持するように立ちます

ができるように導き介助します．そして少しずつ，確実に動作能力を積み上げていきます．

b．立てるという体感をしてもらう

　言葉かけも技術の一つで，声のトーン，タイミング，テンポが大切です．納得してもらうために話をする時の基本は，相手の顔の高さより自分の顔を低くして視線を合わせます．そして，すでに述べたような患者の障害に対しての理解の仕方，障害に覆われ障害の中に隠されている能力を引き出す姿勢で，真剣に努力いたしますと伝えることが重要です．

　そのことによって，「もうだめだ，やめた」と患者から拒否の姿勢にあっても，信じて努力しようという気持にさせるのです．立とうという気持ちになったら，必ず成功させ，立たせなければなりません．したがって，立ち上がり動作を始発したら，無事に再び座り終えるまでの間は，声かけは簡明に自信のある声を腹から出すようにして励まし，動作を誘導します．

c．非麻痺側に立って介助

　その人に必要な介助をして，立ってもらいます．必ず非麻痺側から介助します．それは，自信がなくセラピストの助けがなければ立てないと感じているからです．ですからセラピストに頼る姿勢を，セラピストに実際に寄りかかって立とうとする行動に表わします．したがって，セラピストが麻痺側から介助すると，どうしても麻痺側に傾きながら立とうとします．

　特に，プッシャー症状のある人では必ず麻痺側に傾いた姿勢で，麻痺側から押すセラピストのあなたを押し返すようにしながら動作をします．しかし，これでは非麻痺側で体重を支持して，安全で確実な立位をとることができません．そればかりか，このような方法で立つ練習をするたびに，麻痺側への傾倒の形をさらに強め，結果として本当はできないという不安を募らせ，自立を阻みます．ですから，麻痺側から介助するのは悪化を助長し，自立を遠ざけるだけです．

　筆者は，非麻痺側からの介助法を開発し推奨しています．しかし，従来の教科書のすべては麻痺側からの介助を定番とし，非麻痺側からの介助法はまったく記載されていません．国家試験の問題も麻痺側からの介助が正解であると定まっています．したがって，もしも読者のあなたが学生であれば，現状においては国家試験では麻痺側からの介助を正解としなければなりません．また，実習のスーパーバイザーが麻痺側からの介助を勧めたならば，その方法も覚えてください．

　たいした介助を必要としない患者は，麻痺側から介助をしても十分に有効だからです．しかし，麻痺側に強く傾く人を立たせるには，非麻痺側から介助することが，安全で確実な立ち上がり，立位保持能力の獲得に有効なのです．非麻痺側からの介助方法は，前項で

Ⅰ　プッシャー症状の理解と治療

【側　面】

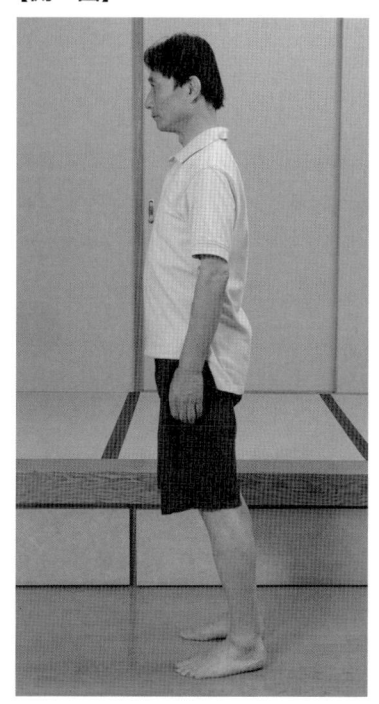

図1　股・膝関節屈曲の立位（体後面の筋群による立位, H-standing）

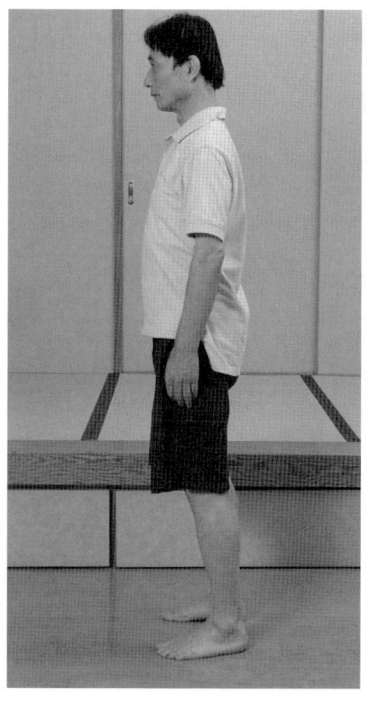

図2　股・膝関節屈曲の立位と股・膝関節伸展の立位の混合・中間の立位（H-Q-standingなどともいえます）

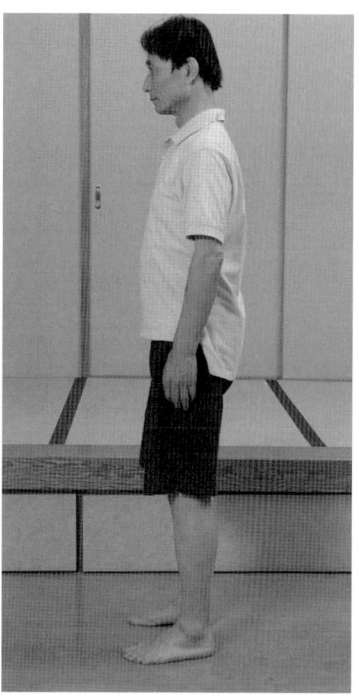

図3　股・膝関節伸展の立位（体前面の筋群による立位, Q-standing）

【正　面】

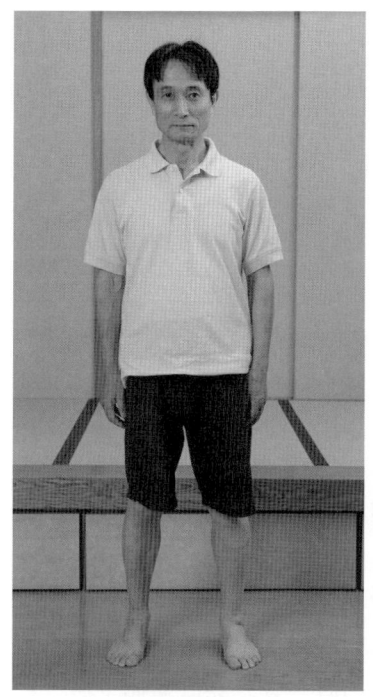

図4　股・膝関節屈曲の立位（体後面の筋群による立位, H-standing）

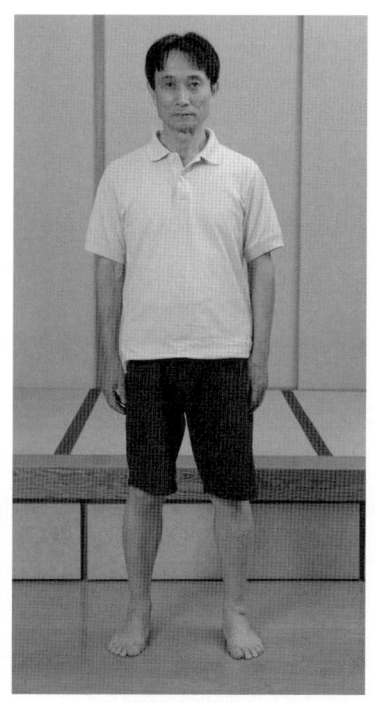

図5　股・膝関節屈曲の立位と股・膝関節伸展の立位の混合・中間の立位（H-Q-standingなどともいえます）

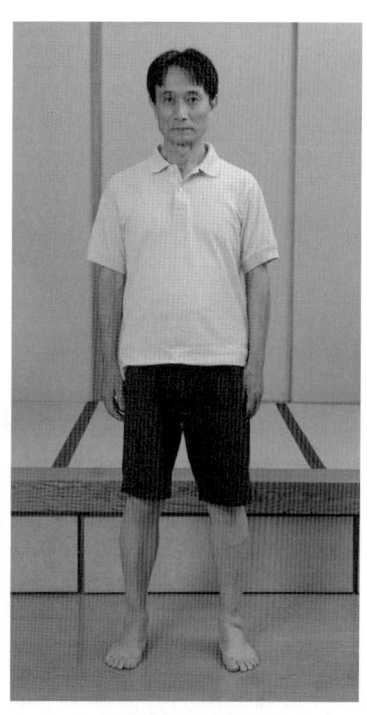

図6　股・膝関節伸展の立位（体前面の筋群による立位, Q-standing）

69

記述しましたようにセラピストの患者への言葉かけの形式で同意を得てください．動作の方法は練習をして習得し，患者に実行する時は必ず成功してください．失敗は強い落胆と不信を生みます．

d．立位での輪の取り入れ作業で立位の自立

非麻痺側から麻痺側腰部を持つ介助をし，椅子の背に非麻痺側の手をのせて立ち上がり，立位保持をしてもらいます．椅子の背を持つ非麻痺側の手の上にセラピストは，もう一方の手を添えます．しばらく立位を保持して（この時間を規定するのは困難です．ある人は10秒ほど，しかし1分程度までの疲労の出る前の適切なタイミング），一度座ります．休憩し「立っていられましたね，がんばりましたね」と成功を喜びます．

再び立ち上がり立位を保持した後，椅子の背を持つ非麻痺側の手の外側にセラピストの添えた手を移動させ手掌を上にします．そして，椅子から非麻痺側の手を離して，セラピストの手掌を持つように促します．セラピストの手を持ってもらったら，それはすでに手で何かにつかまらなければ立てないという段階を超えて，手の支持なしで主に非麻痺側下肢で体重を支持し重心を保持できていることを示します．

しばらくして，再び椅子の背を持ち，そして座ります．休憩の時に「できましたね．この足で完全に体重を支えましたね．よかったですよ」と褒めます．再び立ち上がり，非麻痺側の手で持つセラピストの手掌を，非麻痺側方向外側上方へと動かし，このように立ったまま，手を動かすことができるのだと感知してもらいます．

そして，輪の取り入れ作業へと誘導します．輪の取り入れ作業を行っている間，不安定であれば非麻痺側に立ったセラピストは麻痺側の腰を保持し続けます．やがて，麻痺側の腰を持つ手を離しても，不安を訴えることなく，輪の取り入れ作業を続けてもらえるようになります．介助ありでも介助なしでも，輪の取り入れ作業をしている間は，非麻痺側で主に体重心を支持し，立位を保持し続けていることになります．輪の取り入れ作業を行うことは，自力で立位を保持したまま，上肢を自由にさまざまな方向へ動かすことができるという意味があります．

2）立位能力を安定させよう

a．股・膝関節屈曲立位

立位を安定して保持するためには，常に膝関節をやや屈曲位に保持して立位保持する動作を行えるよう，脳プログラムを常態化させます．

まずは膝関節屈曲位を強め，非麻痺側足の前に置かれた床上の輪を10回取って目の高さのポールに入れる力と耐久力が獲得されていきます．次に，麻痺側足前の輪を床から取り，麻痺側肩の外側後方で眼の高さのポールに入れます．この時，常に非麻痺側下肢上に骨盤を位置させて重心を非麻痺側で保持したまま，非麻痺側肩を前方へ回旋させて輪を麻痺側のポールに運び入れる動作を行います．この動作では，全身の動作の仕方とバランス

Ⅰ　プッシャー症状の理解と治療

【顔を非麻痺側へ向け麻痺側から前方へ傾倒する人の座位の直し方】

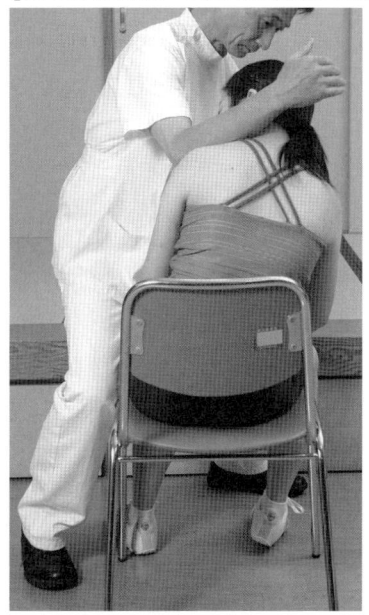

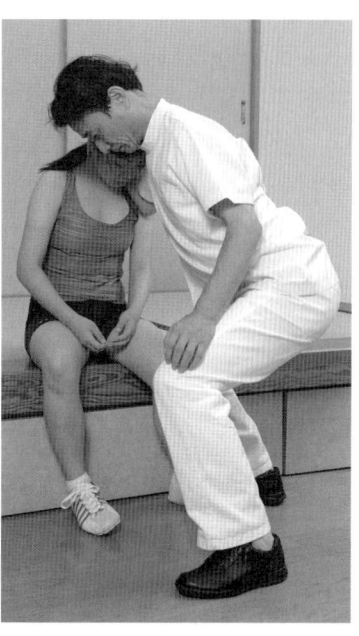

図1　顔が非麻痺側を向き，麻痺側に傾斜する人の顔を正面に向けるためのセラピストの腕の使い方（開始動作）

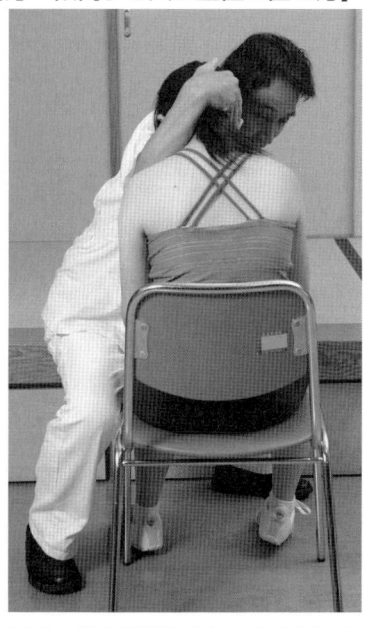

図2　顔を正面に向け，セラピストが腰を下げることにより上体の麻痺側への傾斜を直します（終了動作）

図3　前方からみた場合（終了動作）

【患者の非麻痺側横に座って姿勢を直す場合】

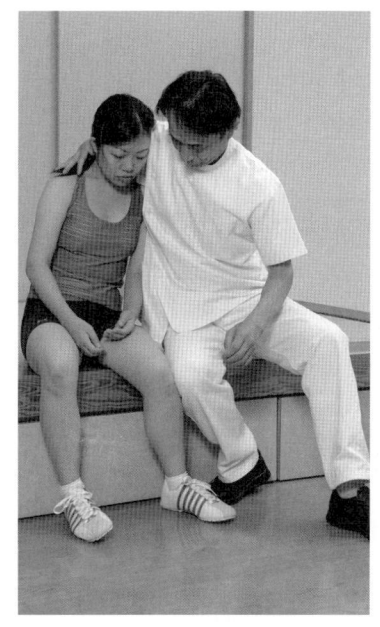

図4　セラピストは自身の体を患者の非麻痺側肩に密着させるようにします

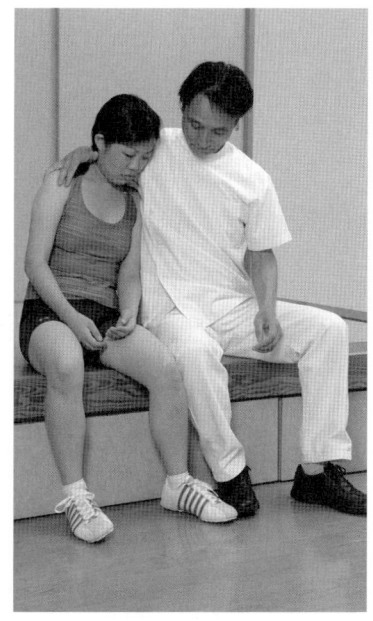

図5　麻痺側の肩を持つ手で患者の体をセラピストの体に引きつけ密着させ患者に安定感を与えます．そして，患者を非麻痺側にシフトさせ座位姿勢を維持します

の保持の形の習得が体得されることを意味しています．

　常時，非麻痺側下肢の上に骨盤を保持し，非麻痺側肩を前に回旋させて動作する方法は，付録のDVDで行っている筆者とまったく同じような動作ができるまで練習してください．動作法は，すでに完成させたものですから違えずに体得してください．誤った動作を学習すると，危険な動作方法を指導することになります．

　例えば可能な限り（膝疾患や膝関節に痛みがない限り），床上の輪を取る時には膝関節が伸展位から60°以上屈曲させて行ってください．腰は曲げるが膝関節をほとんど屈曲させない肢位で床上の物を取ると，いわゆる腰が据わらないで，麻痺側へ過度に体重がのる危険があります．しかし，セラピストにとってはバランスに問題はないため，輪の取り入れはできてしまい，間違いに気づかず誤ってしまいます．繰り返します．正しく習熟・体得して行ってください．

b．片麻痺の人は非麻痺側の強化が必須

　プッシャー症状のない麻痺が軽度な人は，麻痺側の下肢機能・力の回復あるいは強化を進めればよいのは当然です．しかし，麻痺があるということは，軸足あるいは主な支持足を非麻痺側に移さなければならないのです．

　筆者は，実は22歳の時に右片麻痺になりました．幸い麻痺はほぼ右下肢のみで，上肢・顔面はほとんどわからない程度でした．言語障害はあったようで，ときに思っていることと，話していることが異なるようなことがありました．しかし，思っていることが自分には主体であり，話していることとの乖離はわからず行動していたようです．下肢は2週間ほどで，ほとんど問題なく正常程度まで回復しました．それでも歩行はベタ足，右は30歳で膝痛，足関節捻挫，40歳で歩行が苦痛なほどの膝痛，50歳ではときどき右下肢がつまずき，階段から転倒する危険を，ときに覚えるにいたりました．そして，右下肢と左下肢の大腿・下腿の周計差は1〜2cm以上，22歳以後の敏捷性は，それ以前に比べまったく低下していました．

　筆者は22歳以後左足を軸足にして「1，2」「1，2」と不連続のテンポで，しかしかなり高速で歩いていました．完全に正常な人は「1，1，1，1…」の連続したテンポで歩くのです．

　筆者は一念発起して，54歳から歩行の改善のために頭を働かせながら速歩の散歩を続け，3年間で膝の痛みがなく，ほとんど「1，1，1，1…」と，本当は「1．1．1．1．1．1…」程度までにしました．

　それでもなお右下肢は，左下肢よりも筆者の眼には細いとわかります．筆者は歩行のプロになれたように思っておりますので，いつか解説を述べお役に立ちたいとも考えています．

　片麻痺の人が自立するには，非麻痺側を100％以上に強化しなければならないのです．ですから麻痺側に劣らず，非麻痺側の強化にセラピストは真剣になってください．最小で

Ⅰ　プッシャー症状の理解と治療

【患者の非麻痺側横に座って姿勢を直す場合（つづき）】

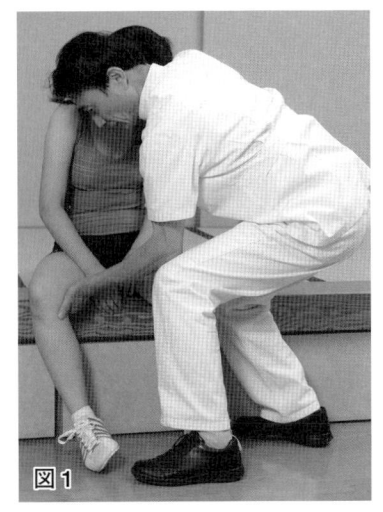

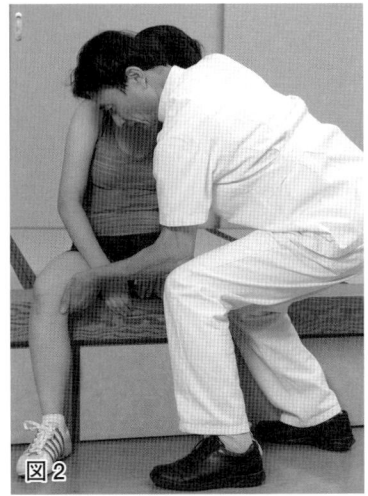

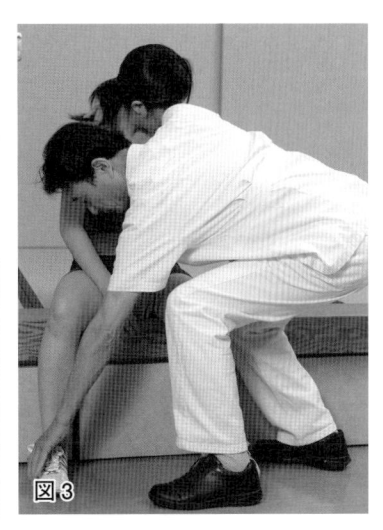

図1：p71の図5の後，麻痺側下肢の肢位修正を行います．セラピストの肘を自身の膝上に置き，その手を患者の麻痺側大腿膝近くの下側に入れ，膝に置いていた肘をテコの支点にして患者の大腿を持ち上げます

図2：足底の接地が外側になるように，持ち上げた患者の大腿を下ろして足底を接地させます．上からみて大腿長軸の延長線と足部長軸が一致する位置がよいです

図3：次に，足指部の接地位置を保持したまま，踵を外側にずらします．そうすると下腿は内旋位となり，床に下腿が立ち大腿の外転・外旋が防止できます

【図3の姿勢から非麻痺側手で椅子の背に体重をのせながら立ち上がる動作の介助方法】

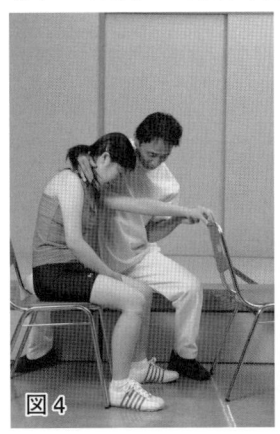

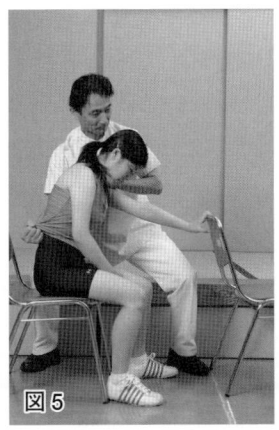

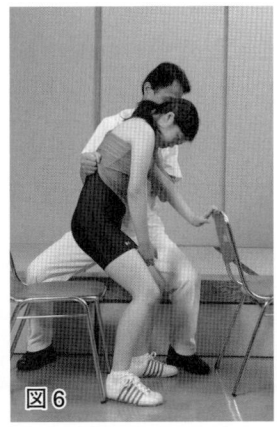

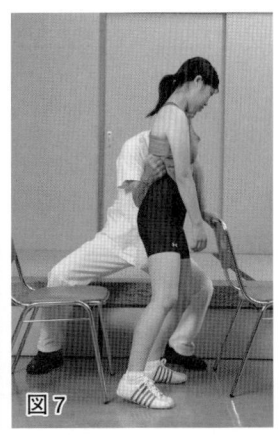

図4，5：セラピストの左手を患者の左（非麻痺側）肩に当て，麻痺側に押す力を加えますが，右手で非麻痺側に引きつける力を加えることで，相互の力を打ち消し，患者の上体を左右から確実に支えているという実感をもたせます．こうすることで患者は，非麻痺側方向へ傾倒するのではという不安がなくなり安心感をもてます．次に，セラピストの右手を患者の頸・肩から麻痺側骨盤後外側の位置に移動させ，左側骨盤の動きを誘導できるようにします．同時に，セラピストの左手を当てる位置を患者の麻痺側肩の前外側に移します

図6：患者の麻痺側骨盤を前上方へ押すように誘導し，重心を非麻痺側足底の上に誘導して立ち上がりを介助します．この時に，セラピストは左手で患者の非麻痺側肩を後下方向に押すように保持します．このようにセラピストの左右の手で押す力の方向を対向させることで，患者に前後から支えている感覚を与え，安心感をもって患者は立ち上がることができます

図7：患者が立ち上がっても，立位が安定するまでセラピストは腰を落とした姿勢を保持し，患者が倒れそうになった時に患者を非麻痺側に引きつけ非麻痺側下肢で全体重を支持するように動作を誘導します．さらに危険な時には屈曲したセラピストの左大腿の上に患者を引き寄せて腰かけさせる安全策を用意しておきます．患者が安定したら，セラピストも軽度に膝関節屈曲位にした姿勢で立ち上がります

も120％は必要と理解しています．麻痺が重度なら200％も当然ですし，それ以上が要求されるともいえるのではないでしょうか．

Ⅰ　プッシャー症状の理解と治療

【輪の取り入れ作業を非麻痺側斜め前方いっぱいから非麻痺側斜め下方①模擬患者の模範動作】

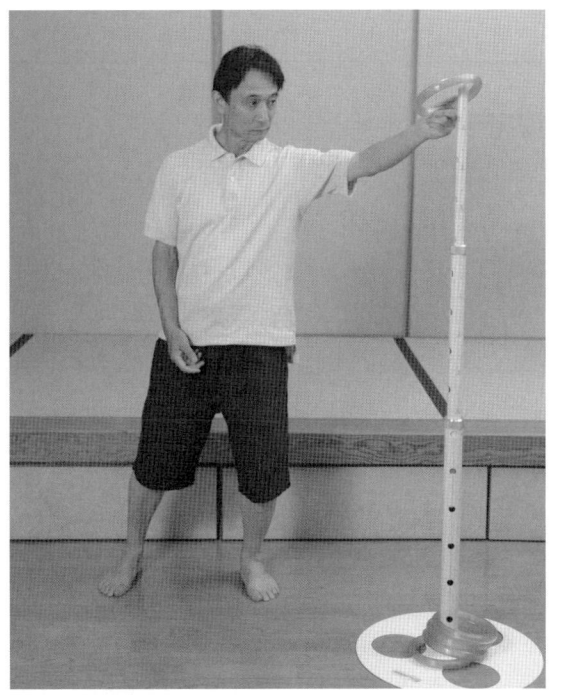

図1　開始動作 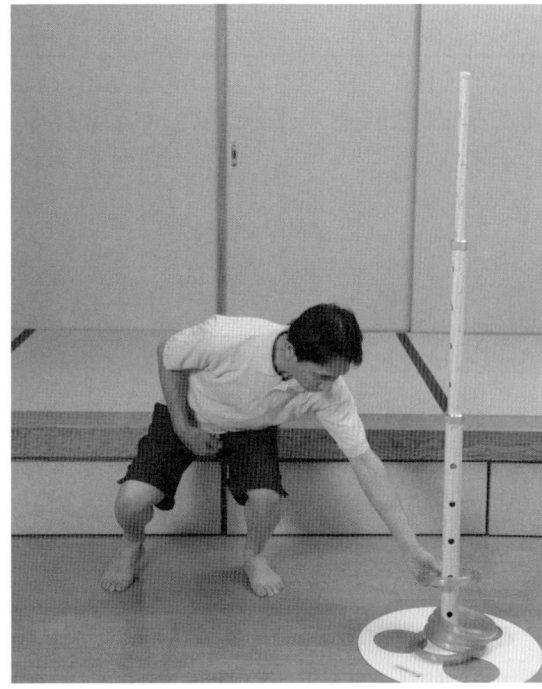　　　　　　　　　　　　　　　図2　終了動作

【輪の取り入れ作業を非麻痺側斜め前方いっぱいから非麻痺側斜め下方②セラピストの介助動作】

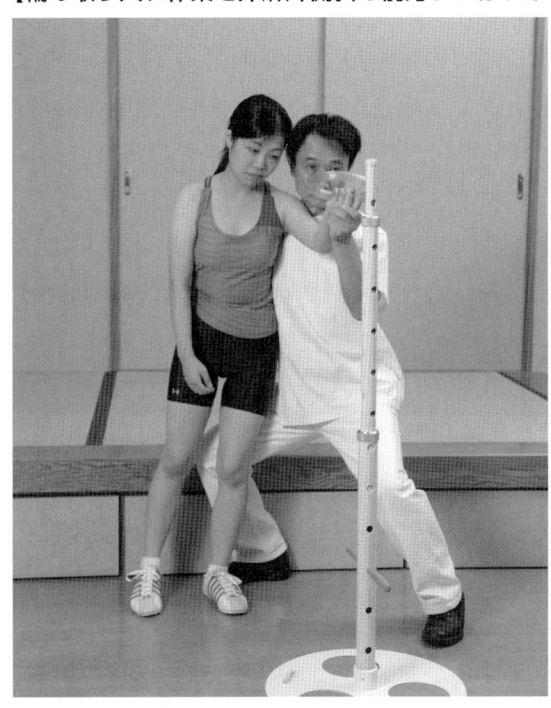

図3　開始動作 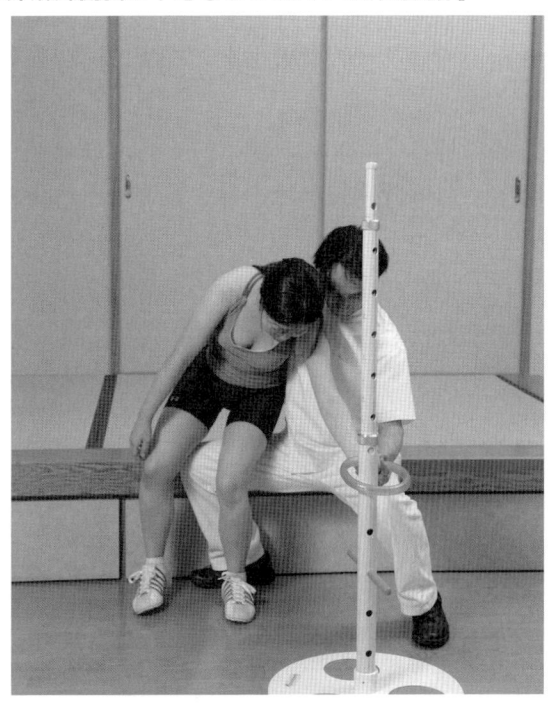　　　　　　　　　　　　　　　図4　終了動作

　図3，4：セラピストは右手で患者の骨盤の後方を保持し，麻痺側骨盤を適度に動かして動作姿勢を誘導します．セラピストは左手で患者の手を下から保持し輪の取り入れ動作を誘導します．この間，患者の姿勢がいまだ不安定であれば患者の後方に右下肢を入れ，いざという時に患者を右大腿の上に座らせることができるようにします．そのためにもセラピストは患者の身長よりも低い位置に腰を落とし，その姿勢を動作中維持するための身体能力を鍛える必要があります

4．歩　行

1）非麻痺側上・下肢歩行（ほぼ完全麻痺で歩く）

　麻痺側がまったく動作できない段階から，非麻痺側上・下肢歩行と本書における用語として説明をします．方法は，四脚椅子の背を押して歩くことです．
　椅子の背に置いた非麻痺側手に体重をのせて立ち上がることができたら，麻痺側下肢の麻痺の回復程度がステージⅠ，Ⅱであっても，直ちに椅子の背を押して歩く非麻痺側上・下肢歩行の動作を指導します．手順を述べます．①セラピストは非麻痺側に立ちます．②セラピストは麻痺側骨盤外側後方を持ちます（持つ時の手の使い方は，単に手で持つだけではなく，前腕で麻痺側から非麻痺側にかけての骨盤・背の後方を押して保持します）．これは骨盤が麻痺側へ偏位し，臀部が後方へ引いた出尻になるのを，骨盤を非麻痺側へ引きつけてセラピストに密着させて防止するためです．③他方の手で患者の非麻痺側肩前面を非麻痺側後方へ押します．これは上体が前傾したり，麻痺側へ偏位させないよう非麻痺側下肢が上体の全体重を支持するために，上体の位置を適正に誘導する手技です．④そして，非麻痺側下肢で全体重を支持し重心の保持を安定させます．⑤非麻痺側手で椅子の背を押して椅子を少し前に出します．この時には，非麻痺側肩前方を支持していたセラピストの手を離して，椅子を押す手に沿わせてともに椅子を押す動作を指導し手伝ってもかまいません．⑥セラピストの手を非麻痺側肩前方に当てて，体重を椅子の背の上の手にのせるように指示し誘導します．そして再び，非麻痺側下肢で全体重を支持します．この⑥の動作を繰り返して，非麻痺側下肢から非麻痺側手へ，そして非麻痺側手から非麻痺側下肢へと体重を移動させる動作が安定してできるようにします．⑦椅子の背の上の手に体重をのせながら，床上を滑らせるように非麻痺側足底を前に少し出させます．床面上を滑らせるようにして非麻痺側足底を前に出す動作がうまくできなければ，セラピストは自身の足で患者の踵を後方から押して動作を介助します．ケンケンのように飛び出る動作は，たいへん危険ですから，決して行わせてはいけません．この動作は事前にセラピストが自身で実施して，要領をあらかじめ確実に習得しておく必要があります．⑧麻痺側骨盤を持つ手で骨盤を引き上げるようにして前上方向に押し，麻痺側足を少し前に出します．この時，麻痺側踵をセラピストの足で前に押して誘導してもかまいません．⑨非麻痺側下肢で全体重を支持して立ちます．そして⑦，⑧，⑨を繰り返し2歩ほど歩いたら椅子に座り休みます．
　このようにして非麻痺側上肢と非麻痺側下肢を用いた非麻痺側上・下肢歩行を指導します．この非麻痺側上・下肢歩行という用語は，本書と筆者が執筆した本のみで通用する語ですが，この技術が広まり早期に多くの人が歩行し自立に向かうためにつくった用語です．非麻痺側上・下肢歩行ができたら，直ちに洗面，トイレなどの動作を病室内，さらに病棟内で行います．

Ⅰ　プッシャー症状の理解と治療

【非麻痺側の上・下肢歩行】

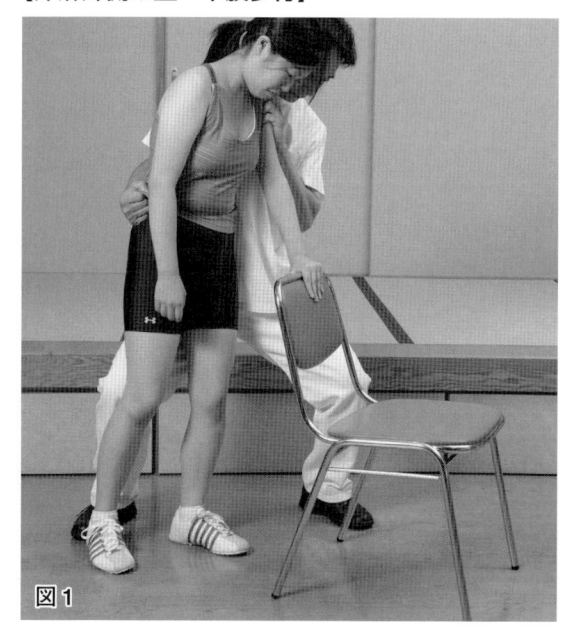

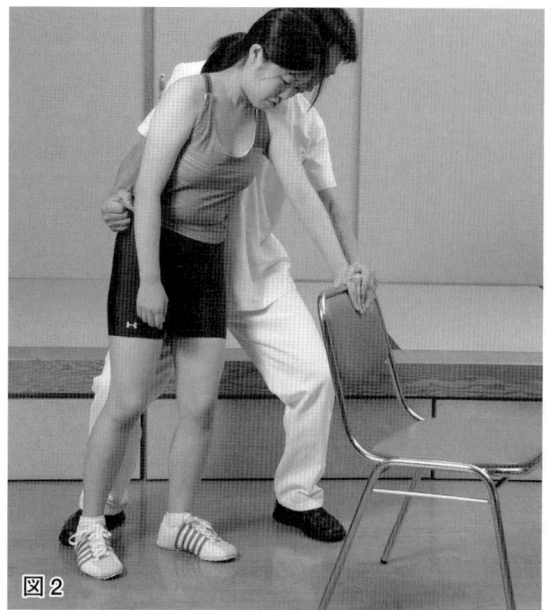

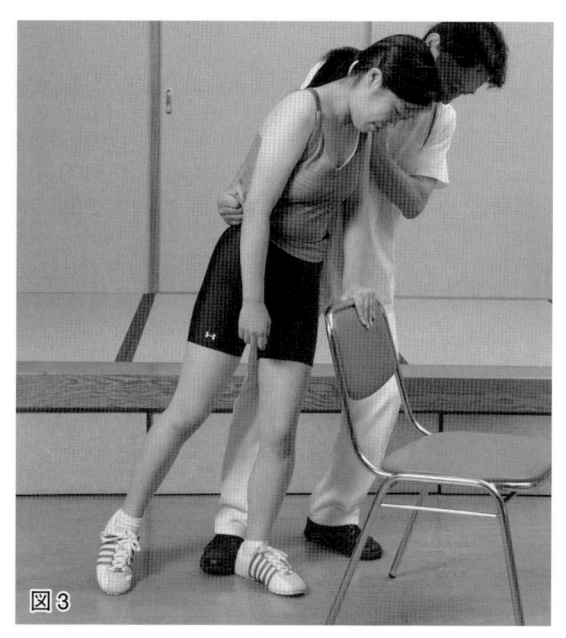

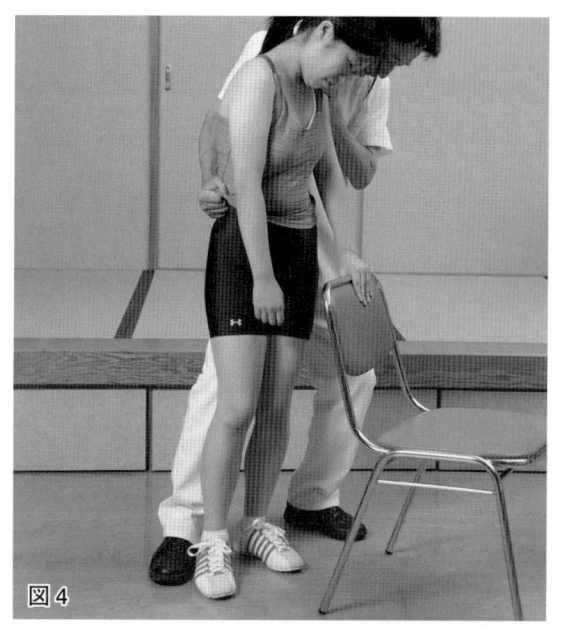

|図1|図2|
|図3|図4|

　麻痺側下肢で体重を支持して非麻痺側の下肢を前に出すことができない患者には，椅子の背に非麻痺側手を置き体重の一部をのせながら，非麻痺側下肢を前方へ出して歩く動作の介助です．これは，p73図7から連続する動作です

　図1：セラピストは，右手で患者の麻痺側骨盤の後外側を保持し，左手で患者の非麻痺側肩を上前外側から下方に押し，患者の手に加重を増すようにして患者の姿勢の安定を図ります

　図2：患者の立位が安定したら，セラピストの左手を患者の非麻痺側右手に触れながら患者とともに椅子の背を持ち，椅子を前に10～20cmずらします．そして，セラピストは左手を患者の非麻痺側肩に戻し，患者の非麻痺側下肢でほぼ全体重を支持した姿勢をとらせます

　図3：次に，椅子の背の非麻痺側手で体重の一部を支持させるように麻痺側骨盤を非麻痺側の前方向に誘導します．手で受ける加重支持が最大になる前に，セラピストの足底内側で患者の非麻痺側踵後方を前方に押しながら「はい，この足を前に出して」といい，患者は床面上の非麻痺側足底を滑らせるように前へ出します

　図4：セラピストの右手で麻痺側骨盤を引き上げながら，セラピストの右足底内側を麻痺側踵に当て「この足を前に出して」といい誘導して出します

2）非麻痺側上・下肢歩行の運動学

　非麻痺側の上肢と下肢による歩行を解析し，非麻痺側上・下肢による新たな形式の歩行の理論として解説します．

a．非麻痺側上・下肢歩行の理論

　非麻痺側下肢で支持していた全身重心を，同側の手で持つ椅子の背で支えるようにすると，全身重心が支持していた足と支持する手との中間（距離的中間ではなく，足と手の間の位置）に移動します．その移動中は，全身重心を構成する身体各部の重心が，一様に全身重心の移動方向へ移動します．全身重心から遠い下肢の重心は最も大きく移動します．そこで，このように移動する下肢重心の真下に足を滑らすように移動させ，その位置で足の上に下肢重量，さらには上体の重量をのせて支持することができるのです．手で全身重心を支えようとする時には，手は全身重心位置より上にある肩で全身重心を支えようとするため，全身重心の落下を防ぐ作用が働きます．全身重心の落下は，このようにして防止されているため，下肢重心は重力に逆らうことなく（実際には，膝関節を屈曲させながら足を前に滑らせるように出すため，膝関節の屈曲で股関節と足の間の距離が短縮し，この短縮した距離分を非麻痺側下肢・足底で支持していた分の重量の重心が落下する時間内で足底を前に出す動作を行うのが最適），足を前に動かす動作が理論的かつ現実的に可能なのです．

　したがって，非麻痺側足底から同側手の椅子の背に全身重心支持点を移動させ（移動というよりは支持点が増えると考えるほうが正しい），そして再び同側足に全身重心支持点を収束させて移動させることができるのです．すなわち，同側の下肢と同側の上肢の間で，（一部体重の）重心移動を繰り返すことで，新たな形式の歩行が可能になることを理論として説明し，提示できたと考えています．

b．対側下肢による受動的体重支持理論

　ここでいう対側とは麻痺側のことですが，理論は一般的であるほどよいと思えますので，麻痺側と書かずに対側下肢と書きました．では，対側は体重を支持していないのでしょうか．

　対側である麻痺側下肢は体重を支持してもよいし，積極的に体重を支持しなくてもよいと考えています．しかし結果として，麻痺側の足底は麻痺側下肢の重量あるいはそれ以上の重量分である体重の一部を支持することになると理解できます．面倒ないい方になりましたが，要は非麻痺側上・下肢歩行を行うと，結果的に非麻痺側の前方移動に連動して，受動的に麻痺側下肢の重量とそれ以上の体重の一部までを，麻痺側足底で支持することになります．そしてその支持は，麻痺側下肢に筋収縮による支持力があるなしにかかわらず，非麻痺側下肢を一歩出す動作に伴って発生する受動的体重支持として行われるであろうことを，理論としてここに提唱し，以下に説明します．

Ⅰ プッシャー症状の理解と治療

【非麻痺側上・下肢歩行】

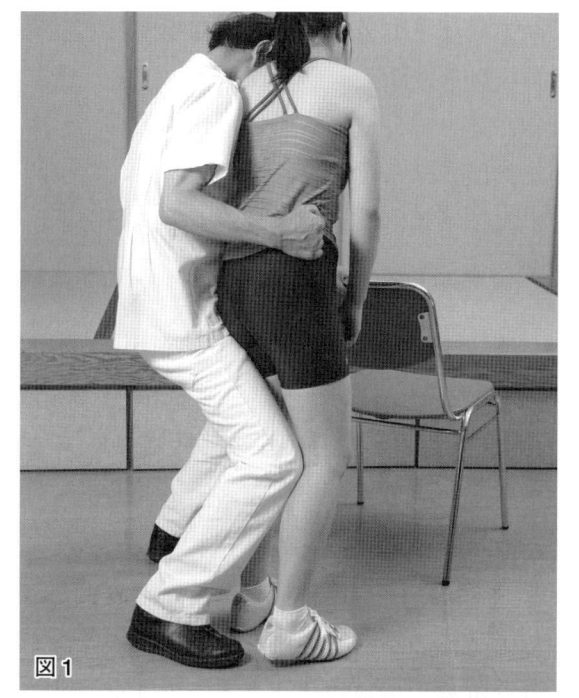

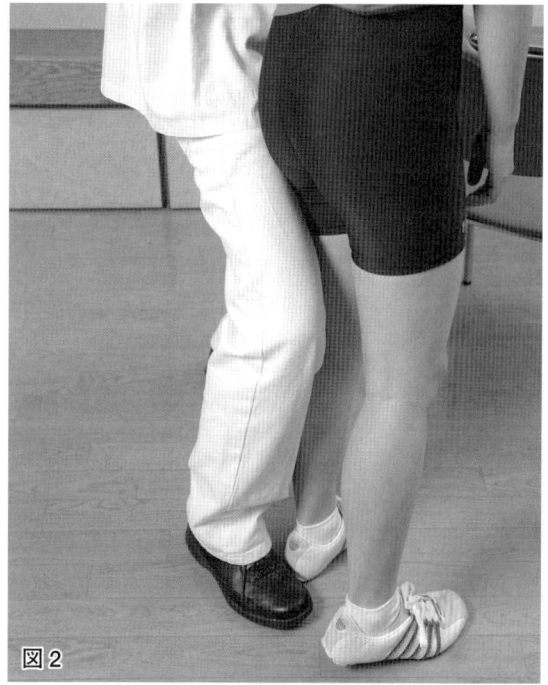

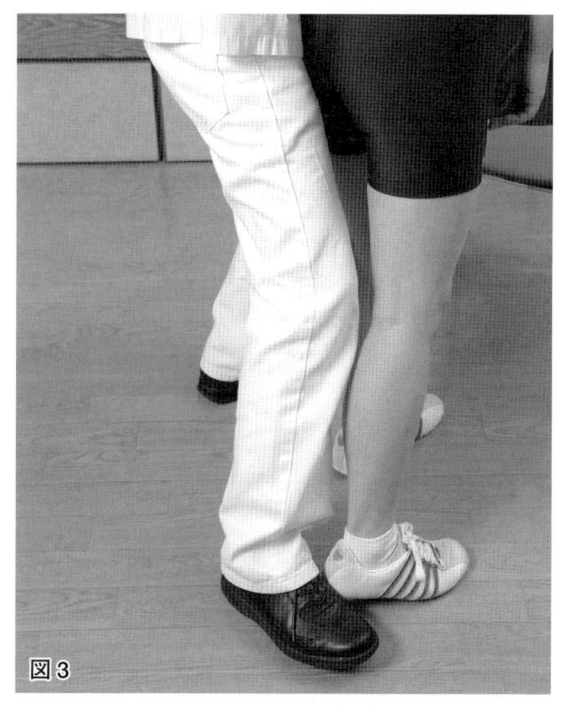

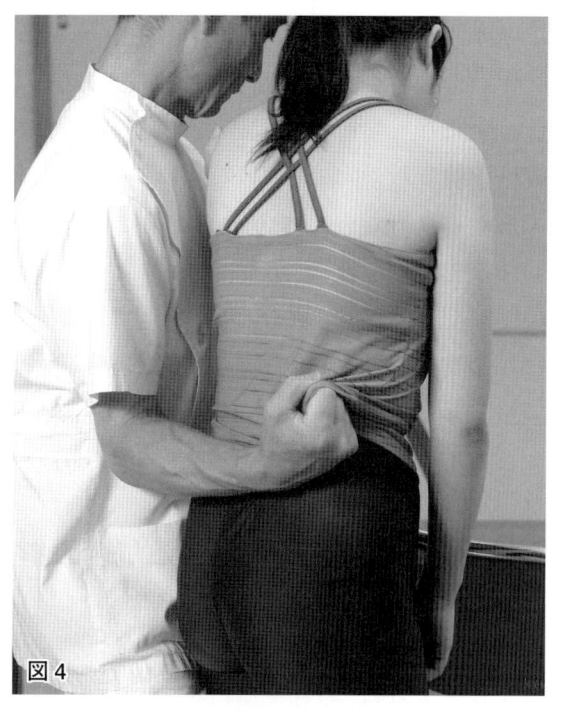

図1
図2
図3
図4

　図1：椅子を前に押す時など，動作が不安定となり倒れないように患者の非麻痺側臀部の下にセラピストの大腿を位置させます．倒れるようなら，非麻痺側に骨盤を引きつけてセラピストの右大腿の上に座らせます
　図2：非麻痺側足底を床面上に滑らせるようにして前方に出す動作を誘導する時のセラピストの右下肢足底の位置
　図3：麻痺側足底を前方に出す動作の誘導
　図4：麻痺側骨盤の保持を行う時の右上肢の使い方は，ズボンのベルト通しの部分を上からつかみ，そのままパンツのベルト部分をひねるように前腕回外し，前腕内側を骨盤の後方に密着させて骨盤を支え動作を誘導します

本書の付録のDVDで実演しましたが，本来は支持する力のないはずの麻痺側下肢は，足底を接地させているため，非麻痺側の一歩の前進に伴って骨盤が前方へ移動すると，骨盤に連なる麻痺側下肢の大腿部は骨盤とともに前に動きます．しかし麻痺側の足底，特に麻痺側足尖は接地されていますが，足底でも大腿に近い部分である踵はずれるようにわずかに大腿の移動方向に動き，この動きは膝関節を伸展させる動きにもなります．この膝関節を伸展させる動きは，大腿骨頭を中心軸として大腿下端が円運動をし，大腿骨頭が下がることで生じます．この動きは同時に軽微な下腿の落下を意味し，結果として下腿より上にある下肢の重量を接地した足底にのせる動作になって現れます．したがって，少なくとも下腿と足の重量は足底で支持することになります．ここで膝関節の伸展がほぼ完全伸展まで動けば，これは大腿部の外旋運動が骨盤の動きで生じたことを意味します．そしてこの場合には，膝頭（膝蓋骨）が垂直より上を向き，重力が膝関節を伸展させるように作用します．そして，膝伸展の他動的力（非麻痺側の移動につれて動く膝関節伸展）と重力によって膝関節は伸展位に保持され，麻痺側下肢の全重量，さらに骨盤より上にある身体重量の一部をも足底で支えることが可能になります．

　結論として，片麻痺患者で麻痺側下肢での体重支持機能を随意的には作動させることができなくても，麻痺側下肢の重量の一部あるいは全重量，さらにそれ以上の重量を受動的に麻痺側下肢で支持することができ，したがって非麻痺側下肢・上肢による歩行に際して，麻痺側下肢も体重の一部を支持することになります．

　以上より，歩行が二足により行われる運動であると定義しても，非麻痺側の非麻痺側上肢・下肢歩行は，非麻痺側上肢が体重を支持すると同時に麻痺側下肢も体重の一部を支持するため歩行が成立するといえることになります．そして本書では，対側下肢による受動的体重支持理論が，その時に動作として現れることを述べました．実際に動作の指導において，麻痺側足をやや外側に接地するように誘導・介助することで，麻痺側下肢が体重の一部を支持するためか，非麻痺側の非麻痺側上・下肢歩行は比較的円滑に理論のとおりに実施できています．ぜひ追試し，患者に喜ばれるための実証をしていただければと願っています．

3） 麻痺側に支持能力がある場合の歩行
a．斜め前方歩き

　麻痺側に支持能力がある程度あれば，受動的麻痺側支持理論を説明した時の肢位で麻痺側を使用すれば，非麻痺側に杖を持っても持たなくても安全確実な歩行が可能になります．この安全確実とは多少の凸凹道でも歩行でき，ある程度の雑踏の中をかき分けるようにして歩いて進める程度の歩行という意味です．この場合は非麻痺側斜め前方に進み，進行方向に非麻痺側肩を突き出し麻痺側肩は逆方向になり，進行方向に非麻痺側足を出します．麻痺側下肢はやや外旋・外転肢位ですが，進行方向ラインからは外れることはないのです．歩き方としては，ぶん回し歩行に近く，美しい歩行の推奨からは外れますが，麻痺が重度

Ⅰ プッシャー症状の理解と治療

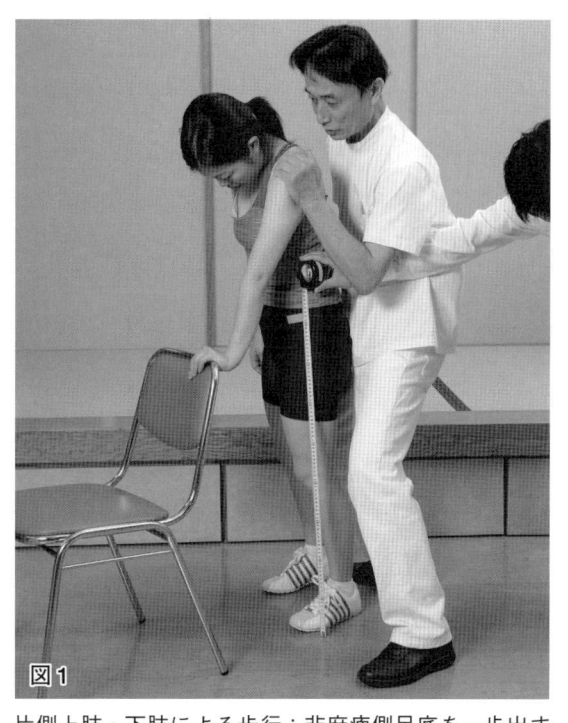

図1
片側上肢・下肢による歩行：非麻痺側足底を一歩出す前

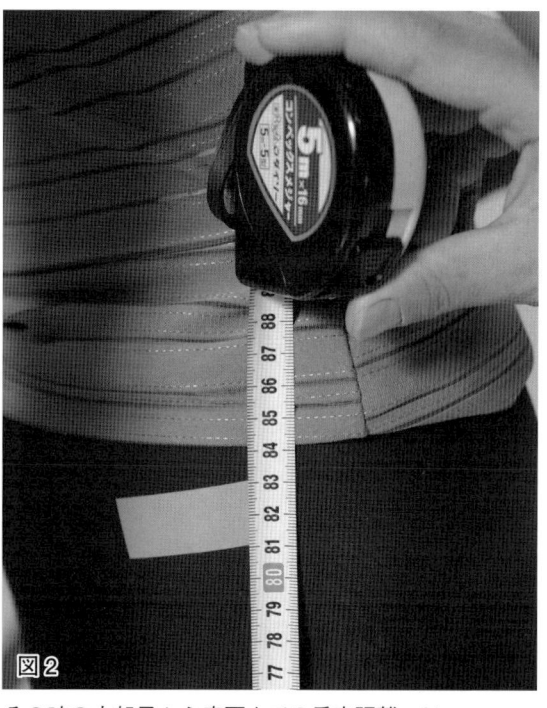

図2
その時の大転子から床面までの垂直距離：81 cm

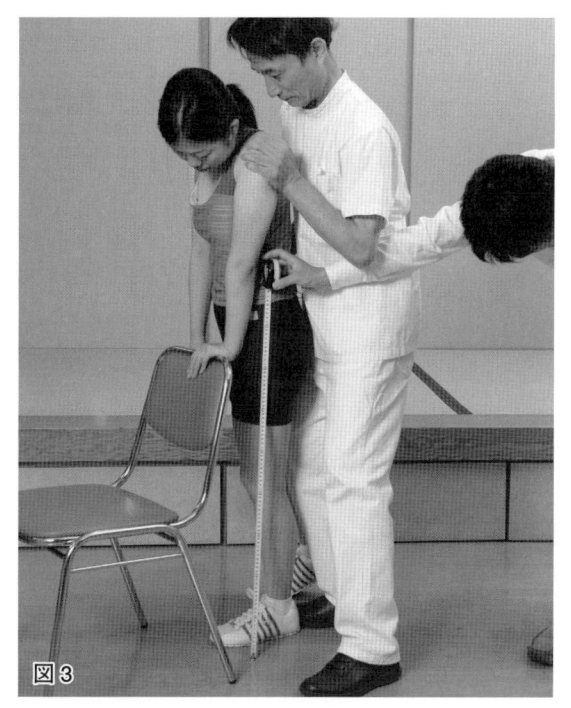

図3
非麻痺側足底を一歩前に出した後

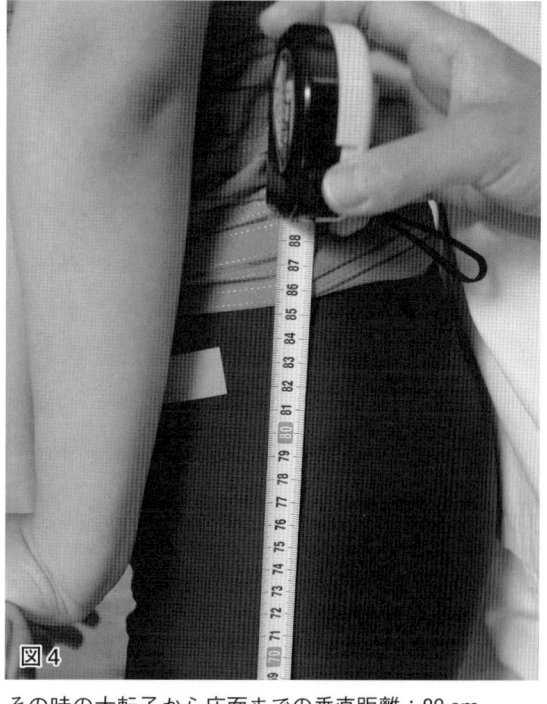

図4
その時の大転子から床面までの垂直距離：82 cm

　大転子から床面までの垂直距離は図2より図4が1 cm長いが，1 cm腰位置を上げるため図1の手で支持した重量が非麻痺側下肢の重量に比較して大きければ，その瞬間に足底が床に接する程度まで下肢を引き上げても重心位置は元の重心位置より落下することはない．また，手で重量を支持したため，重心位置は非麻痺側足底上から非麻痺側足底と非麻痺側手の間の位置に前進します．したがって，肩に向かって重心が上昇する間に，床面上を滑るように足底を前進させれば，前へ移動した重心位置の真下に足底を移すことができます．図4と図2の1 cmの差は，肩を介して重心を持ち上げる力を作用させることができる高さと理解できます

でも体重支持力さえ強く鍛えれば，足底内側で体重を支持する安全・確実な歩行が，斜め前方歩きで可能になります．斜めに掛けたショルダーバッグの財布入れを手前にして麻痺側腰上に横ベルトなどで安定させれば，スーパーではカートを押し一人で買い物ができ，自立生活を広げていけます．もちろん，実際に外出する時には，前から歩いて来る人に注意と警告を与えるものとして杖が必携です．

　歩行において安全・確実を実現するには，足底での体重支持部（重心支持に近い概念）をどの部位に保持するかによります．お勧めの足底での体重支持部は，足底内側で足関節よりやや前で中足骨頭より手前の部位です．

　斜め前方歩きでは，麻痺側下肢は常に上体の後方に位置するため，上記のお勧めの部位で麻痺側下肢は体重を支持します．上体はやや斜め非麻痺側へ前傾となりますから，体重の落下は非麻痺側下肢で支え，麻痺側下肢を強く前に出すための膝伸展・股関節伸展方向への動きで上体は突き上げられます．非麻痺側下肢で突き上げきれなかった残りの重量を麻痺側下肢が支えるような動作，そして全体重を非麻痺側で支持して麻痺側下肢を体の正中に近づけます（麻痺側は足底を引きずっても，空間を移動させてもよい）．この連続で歩行が進みます．

　斜め前方歩きは肩を前に突き出す感じで歩きますから，雑踏でも前から来る人はよけようとしますが，前方によけた人の足が麻痺側に引っ掛かり，すくわれないようにするためには，なるべく麻痺側下肢を踏ん張って，非麻痺側下肢を前に踏み出すようにすることが重要です．前方から来た人が後ろに避ける時にバランスをとるための手の動きで，その手が腰や背面を引っ掛けると後方に転倒する危険があり，これを動作で対応することはきわめて困難ですから，杖を非麻痺側斜め前方につき，前から来る人を後ろに回りこませないようにする必要があります．ですから，杖は反射テープ付きで，きわめて派手（黒黄色など）な物を使用し，石突部は大きく赤発光など，警戒色で目立たせるほうがよいといえます．

b．前歩き
ⅰ）麻痺側足を前に出す歩き方

　前歩きなどという用語を使用するのは，あまりよろしくないのですが，なるべく（その人のでき得る範囲でなるべく，あるいはその人なりに）正常に近く歩くことは，完全にフラットなとても広いスペースで，相互に相手に気をつけ合い，監視も行き届いた環境（訓練室などといわれる所など）の中で練習しますが，実用性では問題がある場合も多くあります．

　前方に歩く場合の両足の間隔は，左右によって規定されます．一歩非麻痺側を出そうとすると骨盤が麻痺側へ移動して，麻痺側足底での体重支持部は外側になり，側方へ転倒の黄色信号が点灯します．ですから，その場合には前に出す足は非麻痺側ではなく麻痺側からになるようです．

I　プッシャー症状の理解と治療

【非麻痺側斜め前方歩き：患者の実例】
　非麻痺側で支持し麻痺側を一歩前に出す．通常勧められている歩行では，下り坂の歩行は困難です．非麻痺側斜め前方歩きは，安定感があり安全性に優れています

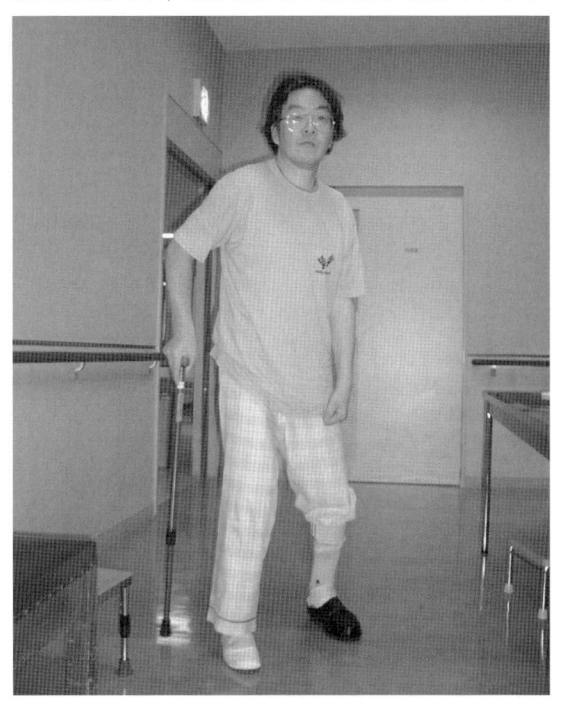

図1　水平な床上での非麻痺側斜め前方歩き

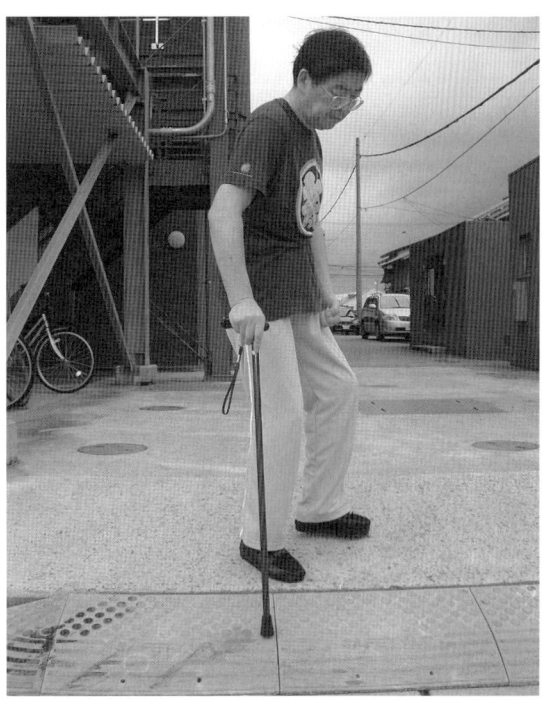

図2　屋外の下り坂でのほぼ横歩きに近い非麻痺側斜め前方歩き

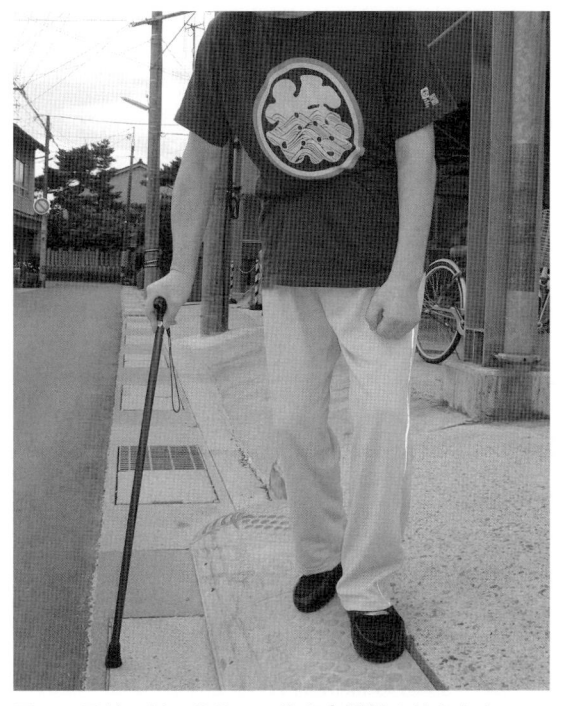

図3　屋外の斜め段差での非麻痺側斜め前方歩き

前方へ歩行するので，麻痺側足は空間を移動して前に出す以外にはありません（空間を移動しないと足尖が床に引っ掛かり前に出せない．内側を前方にして出すと，ぶん回し歩行で斜め前方歩きの不徹底な形となり，これはよい形でないと思われるからです）．そこで，麻痺側足底を空間内で前方へ移動させるため，非麻痺側下肢で全体重を安全に片足支持して姿勢保持しながら，麻痺側を空間に上げてから前に出す動作が必要になります．このような動作を雑踏で行えば転倒する可能性が一歩ごとにあり，一人で出かけることはとても勇気がいります．一見水平にみえる道路は，水はけを考えて傾斜がつけられていますし，端は蒲鉾型で複雑なので道路を渡る時など，斜め下に向かい非麻痺側片足立位保持して車の往来などに注意し，麻痺側の一歩を出すことは勧められることなのでしょうか．

　ですから，歩行能力を維持し体力を維持するためには，生涯にわたり訓練室のある所へ通うことになります．しかし，この形式の歩行は一歩，一歩が重労働ですし，距離を歩くのはたいへんなことです．疲労する割には活動量を上げることが難しく，健康維持には歩行距離の不足気味も心配されます．

b．非麻痺側を前に出す歩き方

　非麻痺側を麻痺側の前に出すことができれば，次の一歩で麻痺側を非麻痺側の前に出すことの可能性が高まり，連続させると通常の歩行に近づきます．非麻痺側を麻痺側の前に出すための必須条件は，麻痺側で全体重を支持することです．そして十分条件は，前に出した非麻痺側の下肢で体重を支持して，後方の麻痺側下肢足尖を地面に引きずらずに前に出せるということです．

　まず必須条件である，左右の下肢の一方で全体重を支持して他方を一歩出す練習をします．横歩き，あるいは段の昇降が最適です．例えば，手すりなどを用いて，麻痺側下肢で体重を支持して，低く張ったゴムなどを越えて非麻痺側を一歩横に出します．そして次に非麻痺側で支持し，ゴムを越えて麻痺側を一歩横に出します．この動作を繰り返しながら，移動する側の前方のポールに輪を入れる動作を行えれば，まずはよいとします．次に，この動作の際に立ち足の膝関節をやや屈曲位で行えるようにします．そして，さらに上体を立てて過度に前傾させずに，かつ上体を左右に傾けずに行えれば完成です．膝関節を屈曲位で行うためには，患者の臀部の下に長椅子あるいはベッドなどを置き，椅子の背を患者側にして正面に置きます．そして，セラピストは患者に向かって座り，セラピストの一方の手で麻痺側膝を後ろから曲げるようにしながら他の手で患者の腰を誘導し練習を進めるとよいです．もちろん一人ひとりに合わせてもアレンジします．上体の前傾と左右への傾きを防止して動作を進めるためには，セラピストは患者の後方に座り，腰や肩に手を当てて動作を誘導します．前方からの誘導も可能ですが，お勧めは後方からです．

　左右の下肢がそれぞれ片足立ちして完全に全体重を支持し，重心を安定して保持するための練習には段差の昇降が優れています．しかし段差とはいえ，何も階段昇降をするのではありません．床から5〜10 cmの高さで，滑らず，がたつかない前後30 cmほどの台を，

I プッシャー症状の理解と治療

【麻痺側下肢での体重支持機能を確実にするための横歩き】

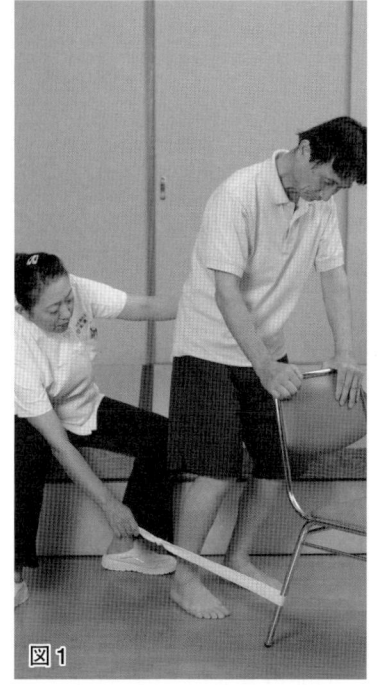

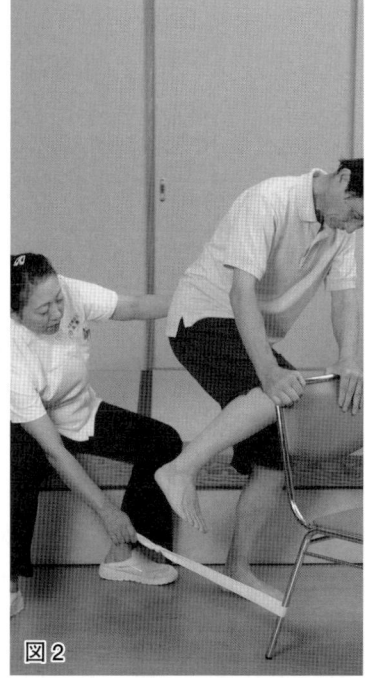

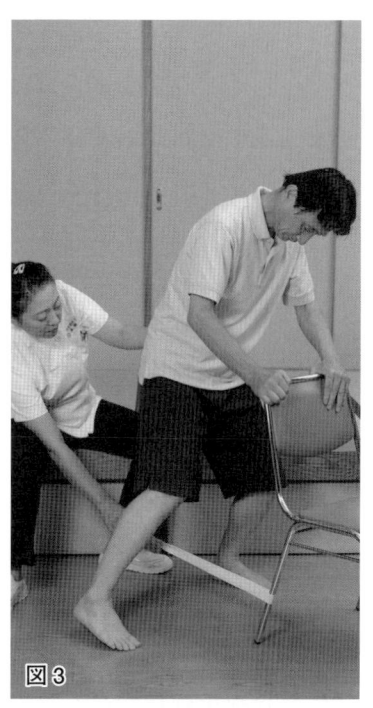

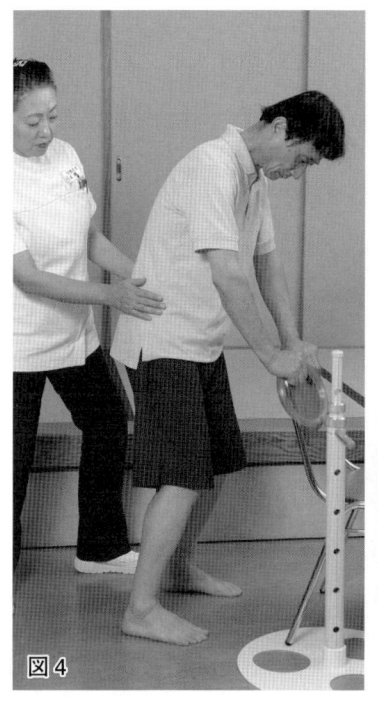

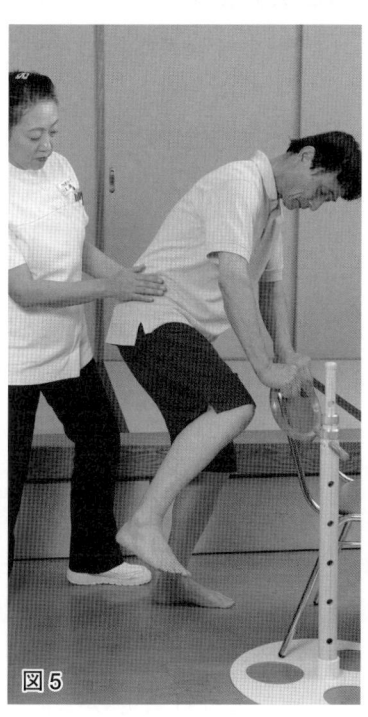

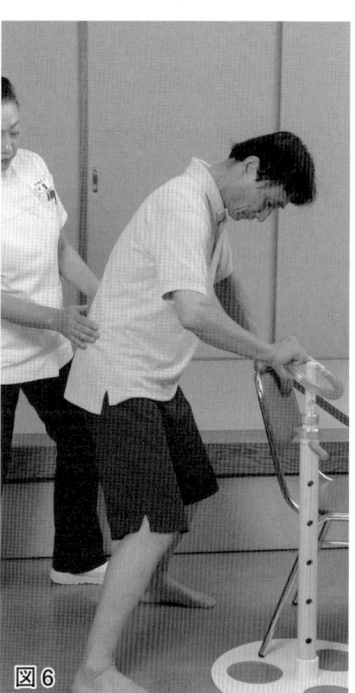

図1：セラピストは麻痺側下腿の外側にゴムを張る
図2：セラピストは非麻痺側の骨盤外側を保持し誘導し，患者は膝を内側に入れ麻痺側足をゴムの上に上げる
図3：患者は麻痺側足部を大きく外側に出して接地し，第一指側で体重を支持します
図4～6：輪の取り入れ作業を行いながら動作します．なお，支持足を逆にすると麻痺側の支持機能は，さらに増します

非麻痺側下肢の前に置き，非麻痺側足を台にのせて麻痺側足を台の横に出し，そこを麻痺側足位置に決めてから練習開始です．麻痺側下肢は膝をやや屈曲位で片足立位保持します．そして非麻痺側足を台の上から後方へ下ろし，非麻痺側下肢に体重を移し，また麻痺側膝関節やや屈曲位で麻痺側下肢に体重を移し，膝関節やや屈曲位で全体重を支持しながらゆっくり非麻痺側足を台にのせます．そして，麻痺側前方のポールに輪を一本入れます．この動作を繰り返します．台にのせた非麻痺側で全体重を支持して麻痺側下肢を上げると，麻痺側下肢の形が崩れるので，確実にできるまでは台上の非麻痺側下肢で全体重を支える必要はありません．

　非麻痺側足を後ろから段差の上にのせ，再び後ろに下ろす動作ができるようになったら，次に段差の上の非麻痺側足を前に下ろし，下ろした非麻痺側足を後ろの段差の上にのせる動作をします．この動作のポイントを正確に動作していただくことが重要です．ポイントは，体重を支持する麻痺側下肢にあります．すなわち，麻痺側足底の前部である中足骨頭から足指で体重を支持し，この間，膝関節をやや屈曲位に保ち続けることです．膝関節やや屈曲とは何度か，と質問をされるかもしれませんが，屈曲5°から屈曲25°ほどまでの範囲が妥当と理解しています．麻痺側足底前部で体重をうまく支持できない場合は，足底後部に三角板を踵側が高くなるように入れます．そして，段差上の非麻痺側足は麻痺側足位置より半歩ほど前に位置させて，骨盤を麻痺側足底前部の真上に位置させます．段差上の非麻痺側足を前に下ろし，再び段差上に戻したら，麻痺側斜め前方の低いポールに輪を一つ入れます．そして，この動作を繰り返します．

　次に十分条件を説明します．それは，前に出した非麻痺側の下肢で体重を支持して，後方の麻痺側下肢足尖を地面に引きずらずに前に出す動作です．すなわち後方に麻痺側足底が，前方に非麻痺側足底が床についた状態からの歩行という動作の流れの中では，麻痺側足底は足指と中足骨頭が接地し，非麻痺側足底は踵部が接地した状態から非麻痺側足底で体重・重心を支えて麻痺側下肢を前に出し，麻痺側足底の踵を接地させるまでの一連の動作です．

　三角板のくさびの頂点を足底中足骨頭の近位にして踵を高くして麻痺側下肢をのせ，前方の非麻痺側足底は床面に接地して，非麻痺側内側踝のやや前にサッカーボールを置き，動作の開始とします．麻痺側膝関節屈曲位で立ち骨盤を左右に回転させず非麻痺側踵より後方に位置させ麻痺側で体重を支持し，骨盤を左右に回転させずに前方に移動させ，非麻痺側踵から足関節前部の真上まで移動させながら，麻痺側足尖でボールを当てます．また，ボールはひも付きネットに入れ，1回ごとにひもで操作して最適位置にボールを置きます．練習は骨盤を左右でセラピストがはじめは誘導して行い，できるようになっても，形が崩れたら必ず適正に直して，確実になってからは誘導をなくし，誘導と誘導なしを繰り返した後，誘導なしで進めます．動作のポイントは，後方に位置した麻痺側下肢で支持した状態から，前方に位置する非麻痺側足底足関節より前に重心を移しながら，骨盤の前方移動に同期させて麻痺側下肢を前に出すことにあります．

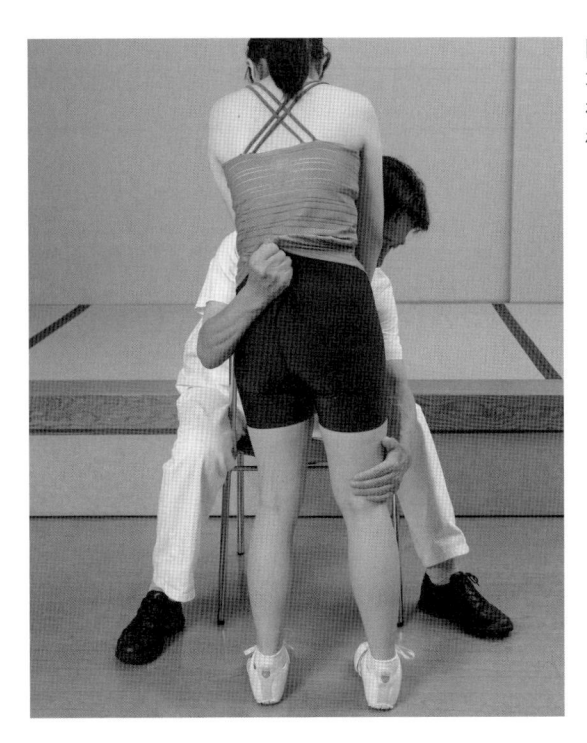

I　プッシャー症状の理解と治療

図1　麻痺側下肢の反張膝を防止して立つ練習の基本．患者は椅子の背に両手でつかまり，セラピストは椅子に逆座りします．麻痺側で立ち，非麻痺側を一歩横に出す練習を，このように反張膝を防止しながら行うと，下肢の支持機能は向上します

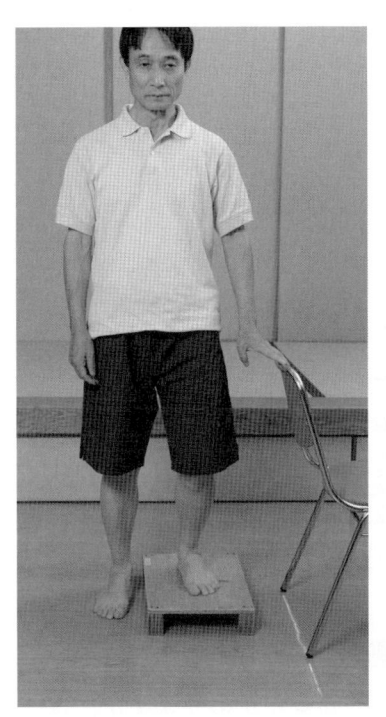

図2　麻痺側足は床面上，段差の上に非麻痺側下肢をのせて立ちます

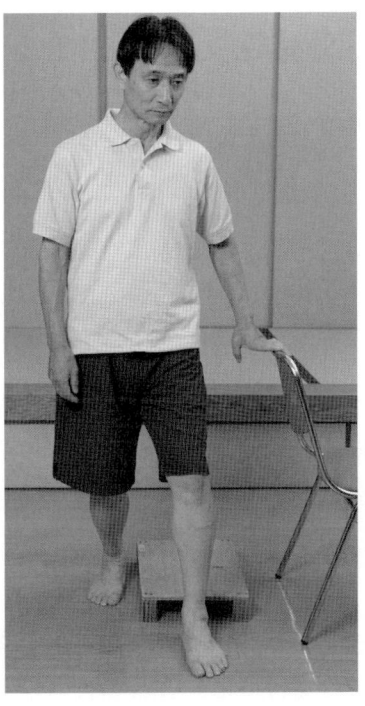

図3　その状態から非麻痺側を前に出し，段差を下ります

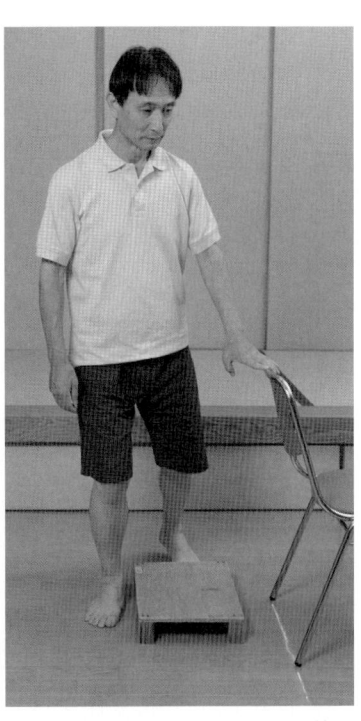

図4　非麻痺側を後ろに戻し段差を下ります．この時にも必要であれば，麻痺側の反張膝を図1のように防止し，機能を強化してもよいです

5．移乗

①麻痺側が痙性で膝関節が屈曲する場合，②麻痺側の痙性は高くはないが支持機能がほぼない場合，③麻痺側の支持機能が不十分である場合，④麻痺側の支持はなんとか可能な場合の4つに分け，以下に移乗の介助・自立を促す方法を説明します．

1）介助・自立を促す方法
a．介助は介護ではない
まず，「介助・自立を促す方法」の言葉の意味について述べます．介助は介護ではありません．介助とはその人の能力の現れていない部分の動作を助けて，動作を進める過程で能力が現れるように動作を導き，わずかに動作が現れたら，その現れた動作が，さらに現れやすくするように動作を助け導く方法です．また，その動作に必要な能力の現れている範囲で，自立し動作が行えるように不足部分を助けることが介助で，現在現れている動作を強化することも意味しています．過度な介助は介助ではなく，動作の現れを妨げるものです．ですから，介助する相手の能力の現れを常に感じながら行うことで，介助の量を適切に変化させ，しかも動作を失敗なく完遂させる，そのように実行する技術が介助です．

b．能力を導き補う技術が介助
動作として現れる能力を引き出し，能力を使う中で不足を補いながら，能力を発揮してもらう技術が介助です．ですから，介助を受けながら実施する動作には自立して行う動作が含まれていて，介助は自立を促す方法なのです．こんな言葉の説明をして，理屈が好きだなと思われるかもしれません．しかし，技術はその技術を実施する人の考え方や哲学が技術の魂としてあって，その人の中に宿り，患者への仕事によって深く広く，新たに育っていくのです．ですから，目の前の患者に対して技術を実施することで，活動の変化・改善が現れ，さらに考え方や哲学を発心することで技術が改良されることにもつながるのです．本書を読んで技術を引き継いでくださるあなたには，技術の魂を読み取って活かし育ててほしいのです．

2）麻痺側がいわゆる痙性のため膝関節が屈曲する場合
痙性が強く下肢全体が伸展する場合には，装具の装着が難しいことがありますが，装具を確実につければ体重の支持は可能です．一方，屈曲痙性が強い場合は麻痺側下肢での体重支持が困難になります．しかし，困難なのは下肢を伸展させて体重を支持する形式の立位です．ですから勧めるべき立位は股・膝関節屈曲位で体重を支持すると非麻痺側，麻痺側ともに接地して体重を支持できる場合が多いのです．

Ⅰ　プッシャー症状の理解と治療

【非麻痺側方向へ 90°回転させる移乗介助】

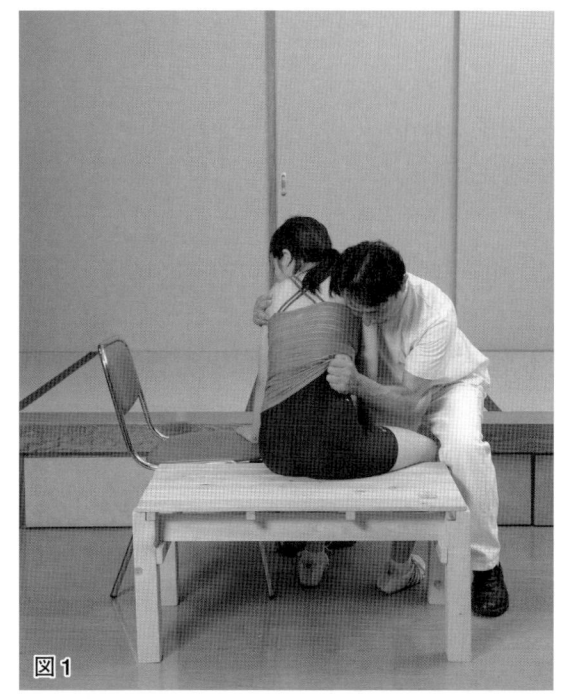

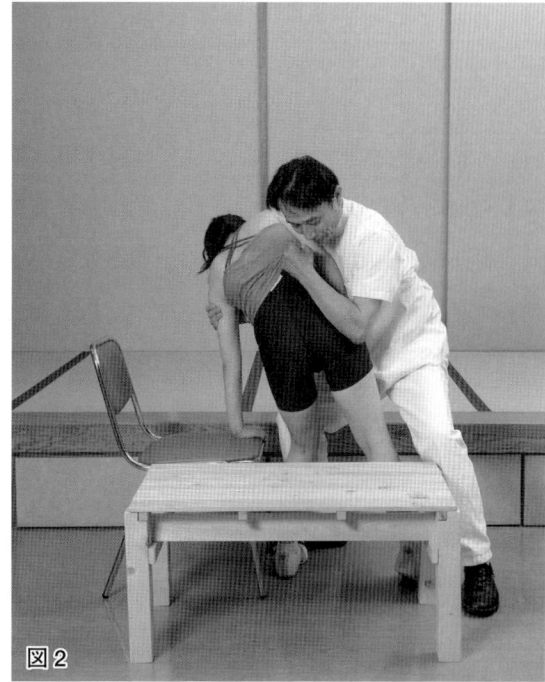

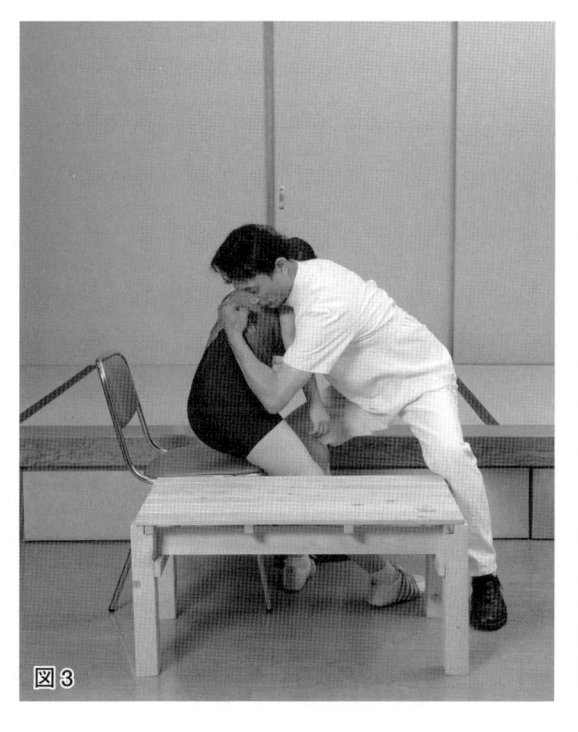

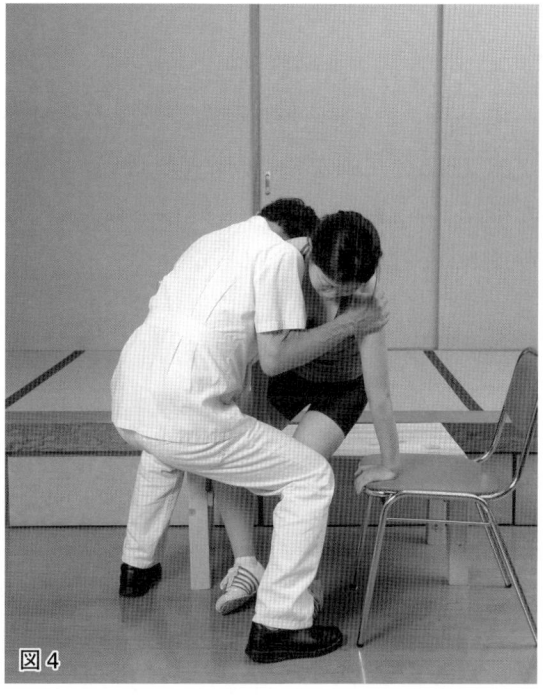

図1：患者は 90°前方の台に手を出しのせます．セラピストは非麻痺側肩と麻痺側骨盤後外側を保持し，顎で麻痺側肩を挟むようにして保持しながら患者に非麻痺側に向かって押すように誘導します

図2：麻痺側骨盤が後方へ落下しないように押し，主に非麻痺側下肢で体重を支持し立ち上がらせます．セラピストは非麻痺側上腕を支持し，非麻痺側手に体重をのせさせながら非麻痺側足底を前に出させます

図3：非麻痺側手に体重をのせながら骨盤を 60°ほど回転させながら座らせます

図4：図1と図2の間の動作中を前方からみた写真です

3）麻痺側の痙性が弱く支持機能がほとんどない場合

　麻痺側の痙性がある程度あれば，例えば大腿四頭筋腱反射を刺激し同時に足底に抵抗を加えながら，「足を蹴って！」と声をかけて強く蹴ってもらう（蹴ろうと努力してもらう）と，下肢伸展の随意運動が誘発されます．これを何度か繰り返した後に立ち上がりながら，「足，踏ん張って！」と強く声かけをし，かつ大腿四頭筋腱を叩打すると，麻痺側下肢が伸展し体重の一部を支持可能にする場合もあります．このようなファシリテーションは，有効に現れたら直ちに随意動作の中に組み込んで作動させて，随意運動の命令・制御の中に入れ込んで随意に起動するようセットする努力をします．この反射として起動した動作の随意運動への組み込み・作動のための基本的方法は後で述べます．

4）麻痺側の支持機能が不十分である場合

　非麻痺側で60％以上の体重を支持（以後，主に非麻痺側支持と略す）して立ちますが，まず臀部を浅く腰かけて確実な座位をとります．確実な座位で重要なのは，麻痺側の下肢の肢位の取り方で，ポイントは足底の全面接地を自力で維持する状態です．自身で足底を全面接地し維持するためには，外旋・外転している股関節をなるべく内転し，やや内旋位にして，その時の大腿上面の方向に合わせて足底を接地させます．そして，その時の足尖の位置を接地させたまま保持し，接地した足尖を中心にして踵のみを外側へ15°ほどずらします．この方法で足底の全面接地が完了です．

　すなわち，股関節から膝関節に向かって伸びる大腿の方向に対して，足底は水平面内（床上）で約15°足尖が内に向かい，踵側は逆に外に向かいます．踵を15°外方向へずらしましたので，大腿長軸に対して踵は外転したことになります．踵の大腿長軸に対する外転は，膝関節が内旋したことにもなります．なお，この時に膝関節は95～100°を目安に屈曲位にします．このように足底位置を設定して全面接地すると，大腿が再び外転しようとしても，足底の外側によって足底が床面上に固定されて大腿の外転が阻止され，外旋も生じなくなります．その理由は，大腿が外転・外旋するためには，内旋位をとっていた下腿が外旋しなければならず，この動きが阻止されるからです．下腿の外旋のためには，踵が床上を内側にずれて移動する必要があり，踵が内側にずれるためには，つま先を中心にして踵が外旋する（下腿の外旋）動きが必要です．しかし，このような人では下腿の外旋を単独で行えません．また，踵が外旋するためには踵を軽く持ち上げる動作を必要とします．しかし，当初の下腿内旋位では膝関節部がわずかに下方へ下がった位置にあることを意味し，股関節が外転しようとする時に，このわずかに下がっていた膝の位置を上げようとする力が働きます．この膝を上げようとする力は足底を床面に押しつける力の反力として生じるので踵は浮き上がることが阻まれ，むしろ床に押されます．結局は，大腿の外転・外旋が阻止されることになります．要するに，単に静的に麻痺側下肢の肢位が維持されるのではなく，足底を床面に押しつけるような力を麻痺側下肢が自ら発揮しながら，動的に麻痺側下肢の肢位が維持されているのです．したがって，なるべく大腿を内転させた肢位が設定で

Ⅰ　プッシャー症状の理解と治療

【麻痺側下肢が外転・外旋する人にお勧めの座位姿勢】

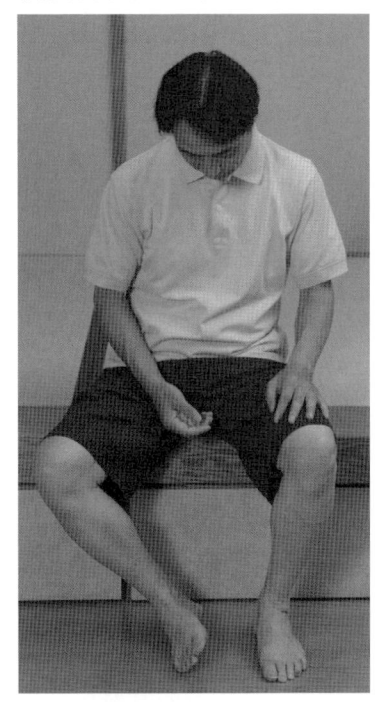

図1　麻痺側下肢が外転・外旋する模擬患者

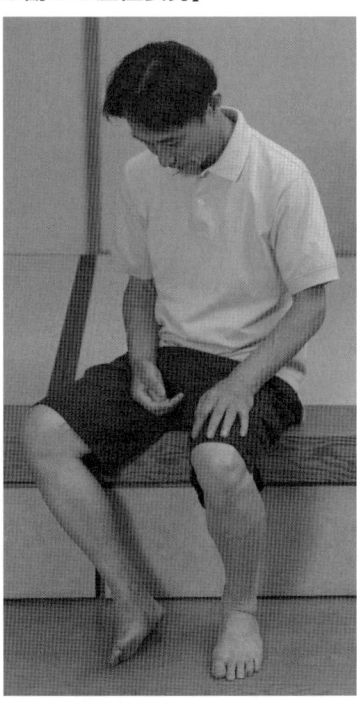

図2　まず麻痺側を深く斜めに座ります

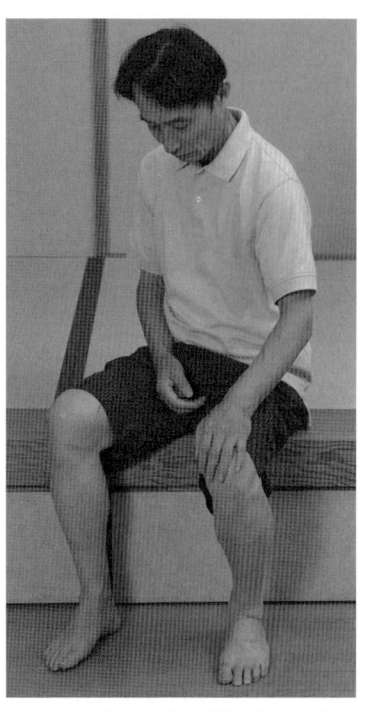

図3　足底長軸を大腿長軸に合わせた位置にさせます

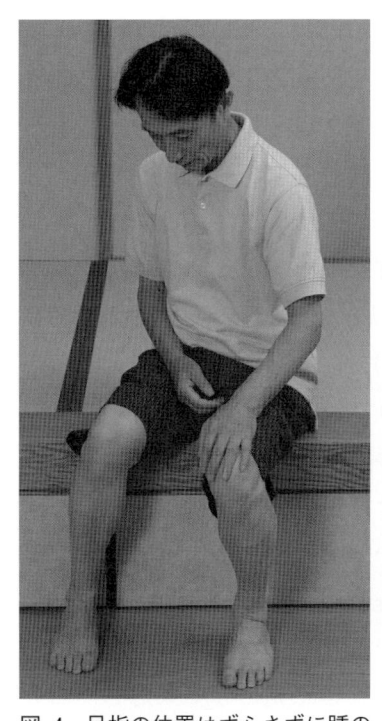

図4　足指の位置はずらさずに踵のみ外側に移します

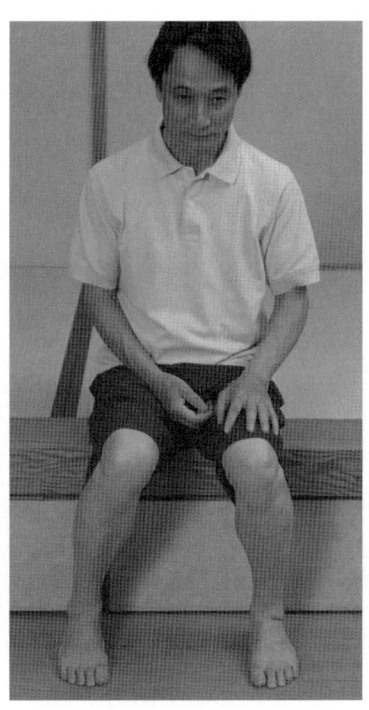

図5　正面からのお勧めの座り方

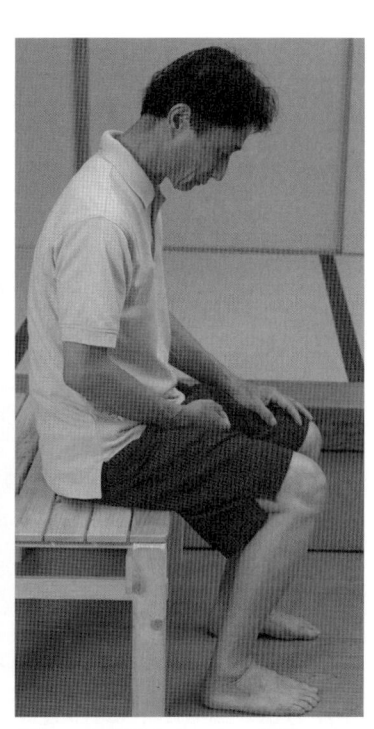

図6　麻痺側方向からの側面

きてこの肢位を保てれば，両足の開脚の幅が減少し，立ち上がる時に麻痺側下肢による体重支持が誘発される可能性が高まります．このような，当たり前の肢位・姿勢の取り方に，麻痺側の機能を活用する方法が内在していて，いわば自然に動作する中で，麻痺側の機能の発揮が誘発されることにもなります．麻痺側の大腿を内旋に保ち，立ち上がる時にも麻痺側の体重支持機能を誘発し活用するためには，非麻痺側を内転に保って座り，内転位（膝を内側へ閉じるようにする）を保持したまま立ち上がる動作を心がけて行うことが有効です．

　主に非麻痺側支持で立ち上がるには，上体を腰から非麻痺側に寄せて下肢は内転やや内旋肢位で立ち上がることがよいのです．しかし，実際には頭と肩だけが非麻痺側に寄り，腰は麻痺側寄りで，大腿は外転で立つ場合も多く，この時に立ち上がった姿勢は腰が引け，麻痺側下肢は外転・外旋・外反となります．そして，一生懸命に努力する人では非麻痺側膝関節過伸展となり，不安定であるため恐ろしいと患者自身も感じながら必死に立つことになります．このような必死の立位には失敗感も内在していて，とても焦らせることになります．

　セラピストは非麻痺側に並んで立ち，セラピストの手で骨盤を麻痺側から非麻痺側に引きつけ，セラピストの体と手で骨盤を挟むように固定します．要するに患者の骨盤をセラピストの手と体で挟んで，上体を含めて非麻痺側へ適度にシフトさせます．非麻痺側に体を引きつける時に，非麻痺側方向へ倒れ込むような感覚を覚えて抵抗することもあります（本章の「1．プッシャー症状の理解」を参照してください）．ですから，セラピストが非麻痺側に立ち，患者の骨盤を麻痺側から非麻痺側方向へ，セラピストの体に押しつけることで不安感を和らげます（体を密着させると不安感は静まるようになります）．一方，立ち上がる時に非麻痺側の肩を寄せてきた時には非麻痺側の肩が過度に非麻痺側方向へ移動しないように，セラピストの体を当てて適度を保ちます．では，どの程度まで骨盤を非麻痺側へ寄せつければよいのでしょうか．それは，非麻痺側の下肢に垂直真上から上体の重量の60〜90％がのる程度です．もう一方の麻痺側下肢には40％以上，何十％の体重をかけるかは，麻痺側の支持能力によりますが，麻痺側の支持能力の70％以上を麻痺側下肢に負荷させますと，突然に膝関節が屈曲し転倒する危険もありますので，麻痺側の支持能力の60％程度を目安に保持するのが適切です．麻痺側への加重を麻痺側下肢の支持能力の70％以上で負荷する時は，その旨を明確に伝え，がんばって下肢を伸展させ負荷に耐えられるように，脳からの運動指令をまず十分にセットします．それから実際の動作を行い，この動作の負荷で強化します．そして，さらに運動指令を脳が出し続けるように励まし続け，70％以上の負荷に耐え続ける運動を持続するようにします．そのようにすると，負荷に耐える動作方法が鮮明に，脳の運動プログラムとして出力され，結果を感覚として入力し，この運動プログラムの保存過程（記憶）が進み，動作の能力を得ることになっていきます．そしてこのことで，脳の運動プログラムが強化され定常化（普通に動作した時に，そのプログラムが自動的にセットされ稼動するようになる過程）へと進むと考えています．

Ⅰ　プッシャー症状の理解と治療

【非麻痺側側方からの立ち上がりの介助】

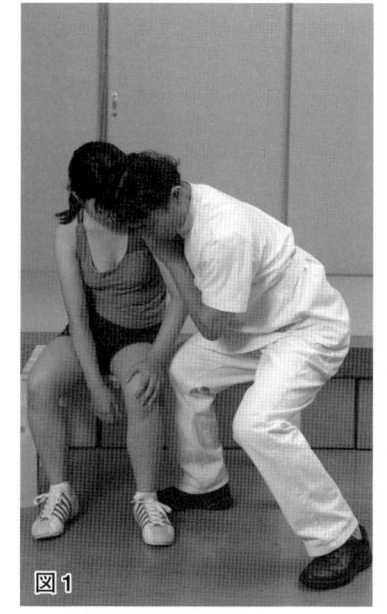

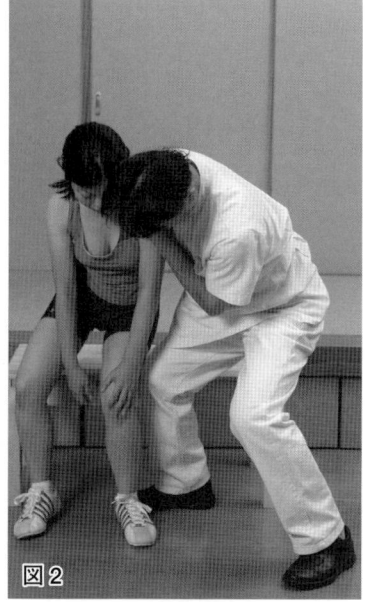

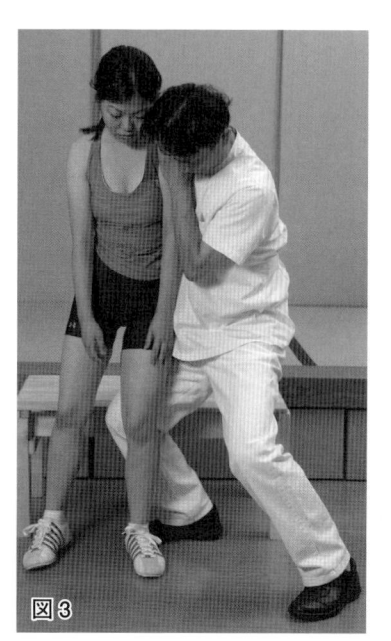

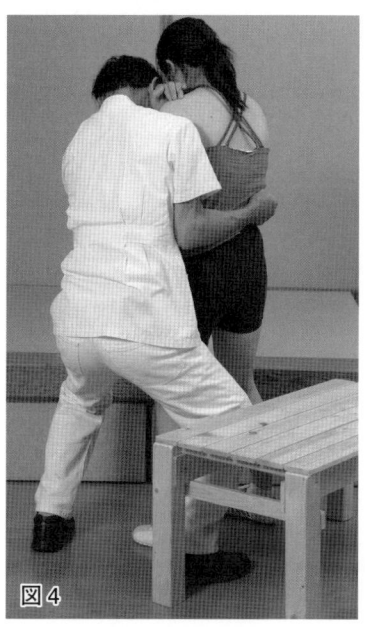

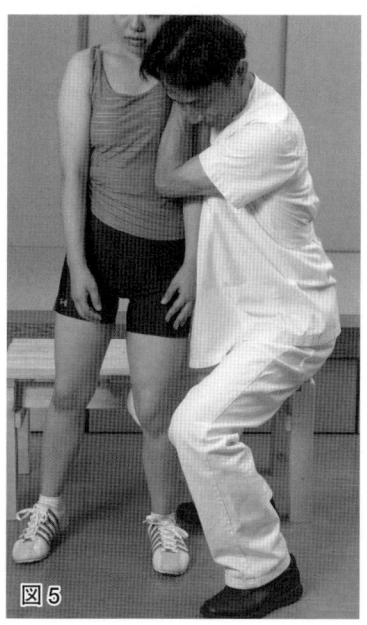

図1：患者は非麻痺側膝上に非麻痺側手を置きます．セラピストは麻痺側骨盤後外側を右手で確保し，左手で患者の非麻痺側肩を押さえます

図2：患者は非麻痺側手を膝に置き上体の重量をのせるように非麻痺側前下方に前傾させます．セラピストは患者の骨盤をやや前方に押し，非麻痺側足底に体重をのせるように動作を誘導します．骨盤をあまり前方に押すと不安感をもつので，非麻痺側肩を押さえて上体があまり前方にいかないようにします

図3：セラピストは腰を落とし，患者の非麻痺側大腿の後ろにセラピストの大腿をつけて後方の安心感を与えます

図4：後方からみた写真

図5：骨盤と肩の押さえを増し，股関節・背を伸ばします．この姿勢が安定したならばセラピストも膝関節軽度屈曲まで立ち上がることもできますが，十分安定しなければ，一度座らせます．そして休憩後，再び行います

60％程度での保持なら，ある程度の時間は持続が可能ですが，最大の60％の出力の発揮は相当にきつい動作であり，休息を早めにとることが大切です．いずれにしろ，60％以下の支持力を発揮させながら練習を積んでいくことで，動作がいつでもできるようになっていきます．

　麻痺側が支持能力の60％以下の力で体重の一部を支持する間，非麻痺側は体重の60％以上の負荷を支持するのに十分な力を発揮し続ける必要があります．今仮に，麻痺側の支持力が体重の30％程度であったら，麻痺側下肢が常時支持できるのはせいぜい体重の20％程度です．すなわち，麻痺側下肢は体重の20％は支持する一方，残り30％は支持できません．支持することのできない体重は，麻痺側で垂れ下がるのです．そして，この垂れ下がった30％分の体重は，非麻痺側で支持しなければならないのです．そのために上体を非麻痺側下肢の上にのせるように，骨盤とその上にのる体幹を非麻痺側の方向に適度に移動させる必要があります．

　ちなみに，私たちが片足で立つ時に支えていない側の体重は，痙性も弱く麻痺が重い人の麻痺側のように垂れ下がったりはしていません．ですから，私たちの片足立ちにおいて，支えていない側の体重は各関節で筋の適度な緊張・収縮があり，支持している側の身体各部分に支えていない側の身体各部分が接続した状態が保たれているのです．私たちにはケンケン飛びができても，麻痺側で垂れ下がった体重がブランブランと揺れる片麻痺の人にとって，ケンケン跳びは不可能に近い困難なことなのです．このことは，あらためて詳細に解説します．

　立ち上がった後で，麻痺側下肢が体重をほとんど支持していない場合には，その場で膝を伸展するようにして踏ん張るように促します．うまくできない場合には，一度座位に戻します．

　座位の取り方からやり直します．外旋しない座位の肢位で，非麻痺側と麻痺側の内転に抵抗を加え，座位の外旋を減らし，なるべく大腿長軸が前方を向くようにします．そしてこの位置で再び外旋しない座位の肢位をとり直します．このなるべく大腿長軸が前方を向いた肢位で，再び内転に抵抗を加え内転を随意的に保つように指示します．そして再び，椅子，杖，自身の大腿上の非麻痺側手に体重をのせて，膝の内側に力を入れて親指のつけ根で体重を支持するようにして立ち上がります．

　麻痺側下肢での体重支持が不十分であれば，次の方法で出力 up をします．座位で麻痺側の足底から股関節に向かって押すセラピストの手を蹴ってもらいます．そしてセラピストはこの蹴りに断続的に抵抗を足底から股関節に向かって加え，麻痺側での体重支持機能を誘発します．蹴ろうとする意思と運動指令，断続的抵抗による腱反射と筋が伸張される感覚入力，これらの一体で筋が収縮したらその収縮に，さらに抵抗を加え続け，もっと強く蹴るように指示します．このようにして，筋収縮と蹴る運動の出力強化と持続を行います．そして，この蹴るような運動で立位を保持するように伝え，再び立ち上がり麻痺側での支持を促し，蹴るように膝関節の伸展をしてもらいます．このようにして麻痺側での体

I　プッシャー症状の理解と治療

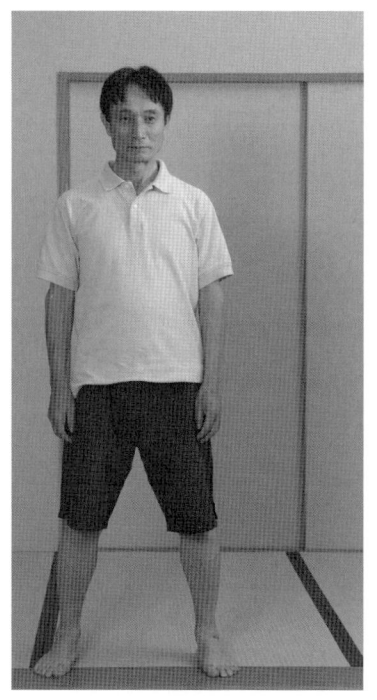

図1　左下肢で体重を50％支持している状態

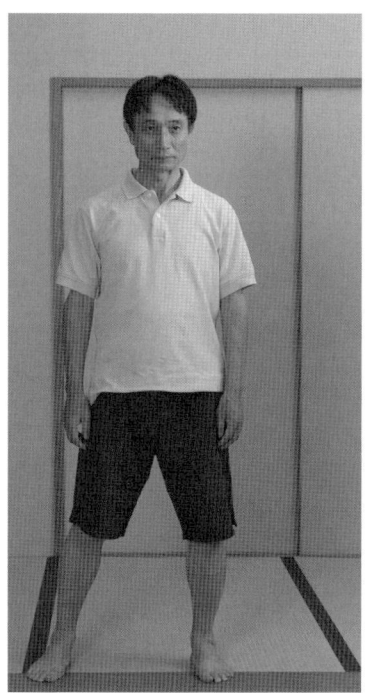

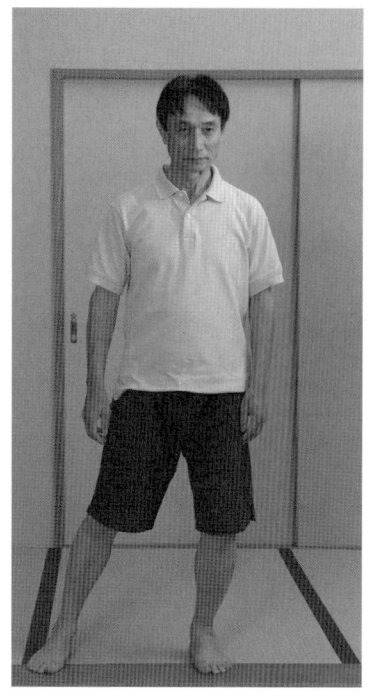

図2　左下肢で体重を60％支持している状態

図3　左下肢で体重を70％支持している状態

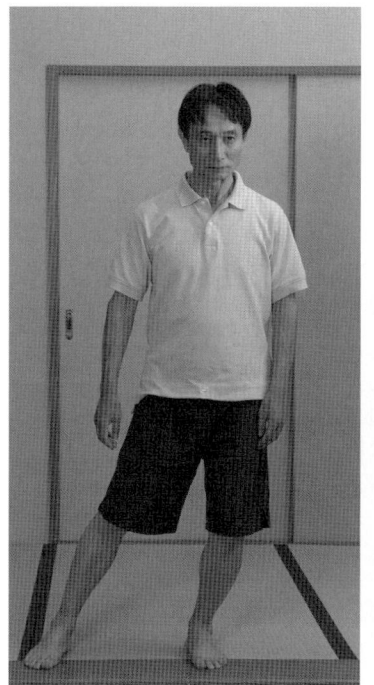

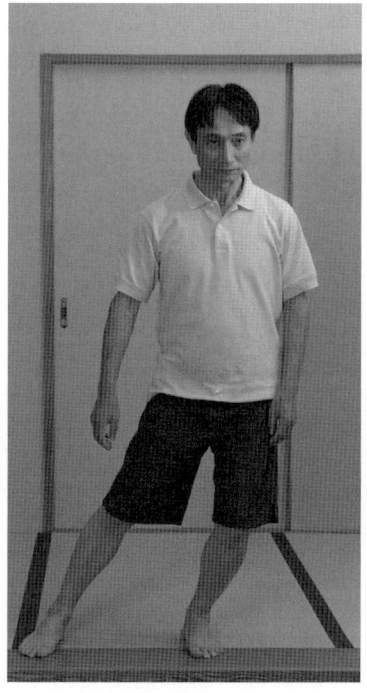

図4　左下肢で体重を80％支持している状態

図5　左下肢で体重を85％支持している状態

図6　左下肢で体重を95％支持している状態

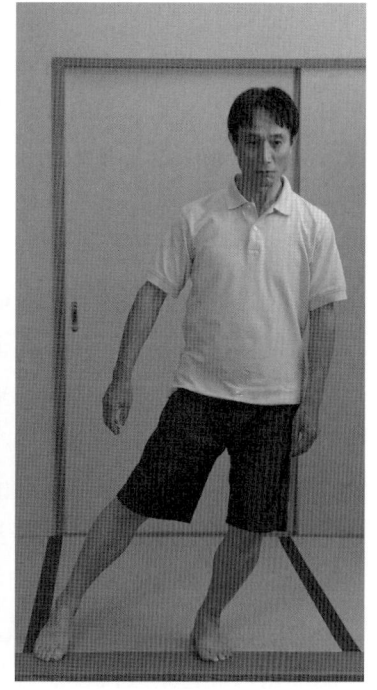

重支持を少しずつ確実にしていきます．

　非麻痺側は全体重の60％以上の体重を常時支持して立ち上がり，立位を保持し，歩くことが求められます．非麻痺側も十分に筋力を強化し持久力を高めなければ，生活自立することは困難です．

　どの程度たいへんか，少しだけ実感してもらいたいと思います．肩幅よりも大きく両足を開いて立ってください．そして，一方の足の上に骨盤と上体を移動させ，ほぼ90％の体重を支持してください．顔を正面に向け90％の体重支持を保ったまま，上体をなるべく垂直位に立てた姿勢から体重を支持した側の足の外側20cmほどの床面に手掌をつけて2秒間保持する動作を行い，これを1回として10回を1セット実施してください．繰り返しますが，顔を正面前方に保ったままで動作してください．いかがですか，かなり疲れませんでしたか．しかし，筋力強化法の原則では3セット行う必要があります．

　さて，今この動作をする時に上体を垂直位に保たず，上体を屈曲させ股関節60°よりは屈曲させることなく，動作しませんでしたか．それではセラピストに必要な体の動かし方，下肢の筋力は習得できません．これから毎日半セットか1セット練習をして，腰部を垂直に保ち胸部と頸部の最小の屈曲で，手を床に届かせるようにしていかなければいけません．焦る必要はありません．毎日少しずつそのように心がけ，3カ月もたったころにできるようにしてください．そして，さらに3カ月で3セットできれば，膝関節も90°ほどまで屈曲し完璧です．そうして，患者を支持するあなたの動作は腰が落ち着き，とても安定したものとなり，患者の信頼も厚くなります．90°以上膝を屈曲させるスクワットのようなことはしなくてもよいのです．90°以上突然に膝屈曲を何度も行うと半月板を痛めます．セラピストのすることではありません．少しずつ練習して，確実に力をつけてください．少しずつ続ける，それがセラピーの基本です．

　この程度の動作を毎日繰り返して行い，翌日に疲労が残らない筋力と持久力がなければ，屋内の動作の自立には至らないでしょう．主に非麻痺側支持を確実に行えるようになるためには，非麻痺側を健常な人より以上に強化しなければならないのです．もちろん，麻痺側の十分支持できない体重が垂れ下がった状態で，患者は実施するのですから，あなたの感じた負荷をはるかに超えてバランスを保ちながら実施しなければならないのです．ですから，あなたの先ほどの実感は，質的にも達しない少しだけのシミュレーションだったのです．それでもたいへんなことだと認識できましたか．

5）麻痺側での支持がなんとか可能な場合

　麻痺側の支持がなんとか可能であれば，麻痺側で支持する形を麻痺側下肢に設定することが大切です．そのため，まず膝関節屈曲95〜100°で座位をとり，麻痺側の足尖を非麻痺側の足尖より1cmほど後方にして，麻痺側の股関節が外旋しない麻痺側下肢の肢位をとります．

　次に，前方に置いた椅子の背や杖，あるいは自身の非麻痺側大腿部に非麻痺側手で体重

Ⅰ　プッシャー症状の理解と治療

【麻痺側下肢の機能の引き出し方：大腿四頭筋を例にして】

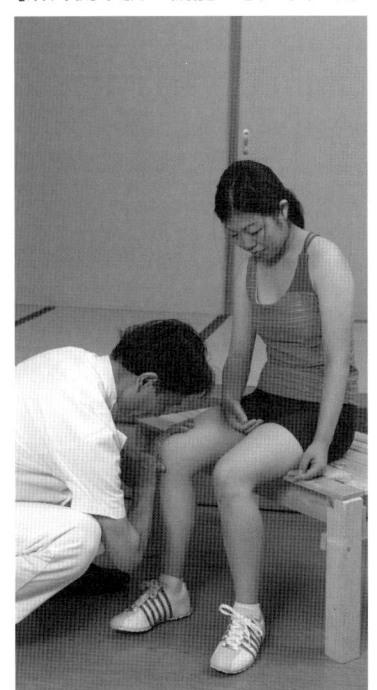

図1　膝蓋腱反射で誘発しながら随意に膝伸展を意識してもらいます

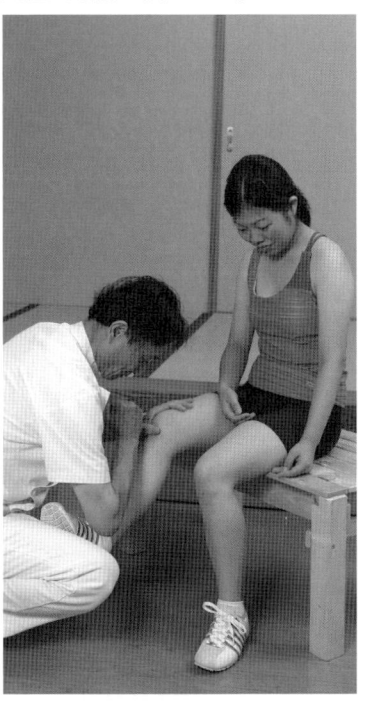

図2　アキレス腱反射を同時に誘発し，足を蹴るように意識してもらいます

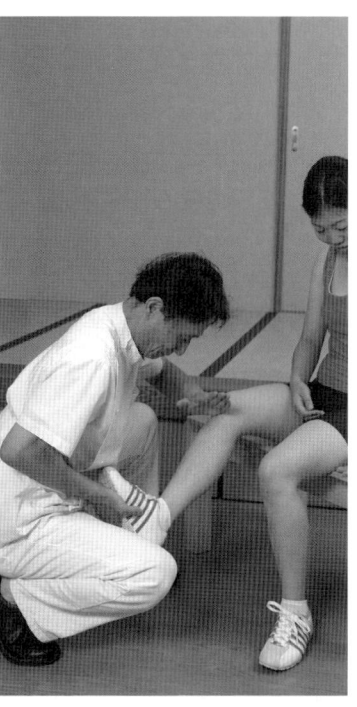

図3　アキレス腱反射も同時誘発し，足を蹴るようにしてもらいます

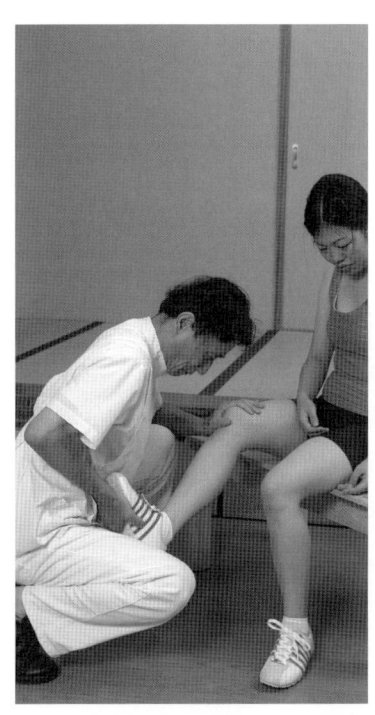

図4　足の蹴りが出現したら足関節背屈・膝伸展に抵抗と伸張を加えます

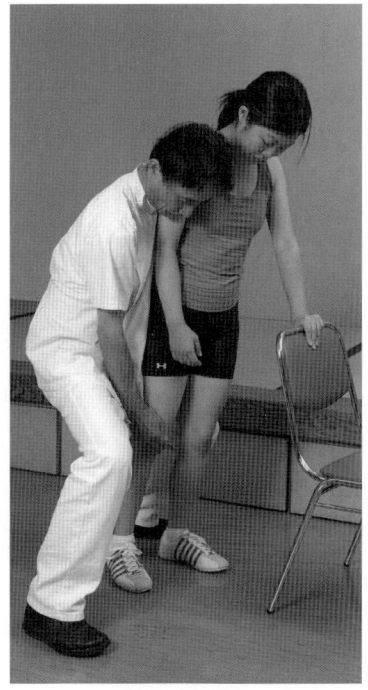

図5　立位で膝蓋腱反射を誘発し，足で地面を蹴るように指示します

をのせながら非麻痺側方向に立ち上がります．この時に，麻痺側下肢で体を押し上げるようにしてもらいます．設定した麻痺側足底の位置は，麻痺側で主に体重を支持して立ち上がる姿勢を誘導するため，立ち上がる前に麻痺側足底を前方に出してから立ち上がろうとする人もいます．このような人は，肢位の動作上の意味を感知していて，自信がない人ですから，あらためて「麻痺側下肢に力を入れることが少しできますから，意識して力を入れながら立ってください」と説明して納得してもらいます．そして，立ち上がり動作を行い，麻痺側を強化していきます．

　この時に，麻痺側の骨盤が前方あるいは後方へ回旋しないように，骨盤を非麻痺側へやや側方移動させるように，ごく軽微に誘導し，「膝の内側に力を入れて，親指のつけ根辺りで体重を支持するように，ハイ，力入れて」と，両足で立ち上がるように誘導します．麻痺側で体重を支持するために骨盤を麻痺側へ移動させる動きをする場合がありますが，これはよろしくありません．

　危険なのは，十分に体重を支持する力がないのに，少しできるので自分で体重をのせ過ぎてしまう場合や，自室で練習に励み過ぎて疲労を超え結果的に体重を過度に支持し過ぎてしまう場合です．

　練習を終えて必ずいわなければならないのは「麻痺側下肢で少し体重を支持できるようになりましたが，決して十分ではないため一人で動作する時には体重をあまり麻痺側にかけないようにしてください．一人で練習をがんばると疲れても，もっとと思う心が強すぎてしまいますから，転倒する危険があります．転倒したら努力が泡になって一気に元に戻ってしまいます．尿意に慌ててトイレに移る時，夜中起きると脳は完全には覚醒しませんので，立ち上る時は麻痺側下肢はほとんど働いてくれません．よろしいですか，厳しいようですが，やり過ぎはダメ！　実際の動作でもダメ！　約束していただけますね．できるようになられましたら必ず申し上げます．それまではダメです．では，約束です．信じています」といい，確実な動作を習得してもらわなければいけません．

　中途半端にできるのは，何によらず危険が隣にいて，ときに危険な動作でもいかにもできている動作にみえます．ですからセラピストは，そのような微妙なモーションを見抜く観察眼を修得する必要があります．本章を終えるにあたり，事故と危険の防止・回避こそが基本技術であることを，あらためて強く申し上げます．しかし，危険防止のために何もしないのではセラピーは成り立ちません．危険防止を確実にしつつ，機能を引き出し強化して，実用に即した自立の能力に鍛えていく技術がセラピーです．技術を習得し練磨し新たな患者に合わせて改良・開発し拡充していくことこそ，セラピー不滅の途です．

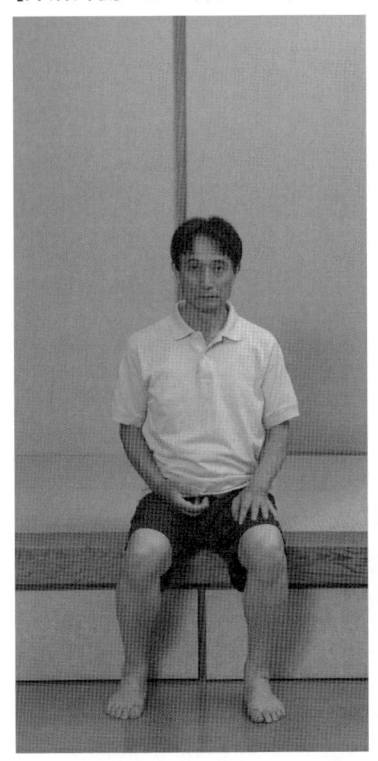

【非麻痺側で主に体重を支持して立ち上がる動作：模擬患者での模範動作】

図1 非麻痺側坐骨結節に上体重量の70％以上をのせ，非麻痺側手を大腿の上に置き，膝関節は100°以上に屈曲します

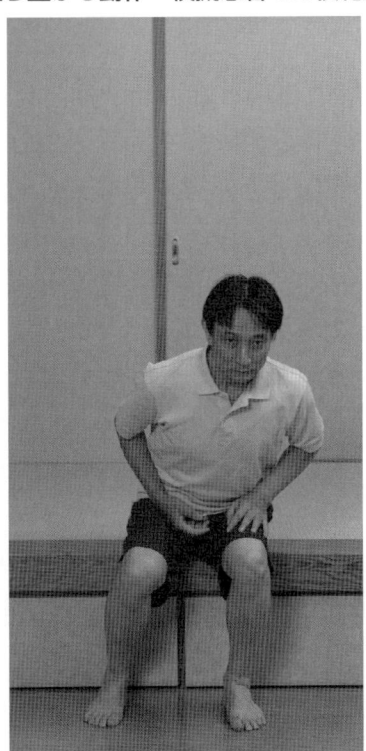

図2 麻痺側の目の位置を非麻痺側膝の真上より前方に出すようにし，上体を非麻痺側方向へ前傾させます

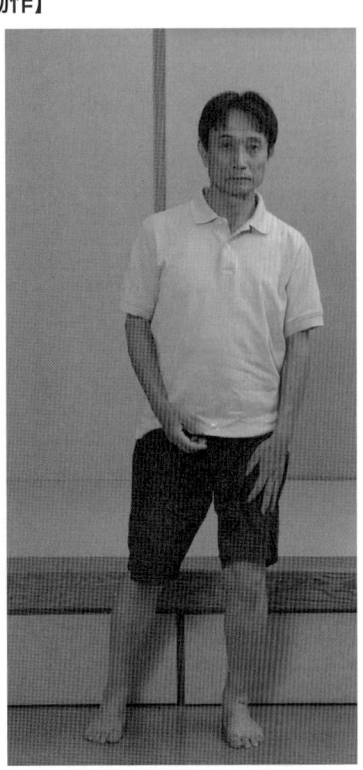

図3 上体を前傾させると同時に腰を浮かせ，大腿の上の手に体重をのせて立ち上がります

II 片麻痺側の運動機能強化と動作能力の鍛え方

　第I章の「プッシャー症状の理解と治療」では，非麻痺側（健側）を健全に機能させ強化し，自立能力を獲得する方法に力点を置きました．本章では麻痺側（患側）の回復促進と機能強化，そしてその機能での動作能力を実用に発揮し，自立を高める方法について述べます．

　麻痺した運動の回復は，どのようにして促進させればよいのでしょうか．これはファシリテーションテクニックとして行われてきた手技です．ファシリテーションの方法の原則は，脳機能において出力と出力につながる入力の活性化，残存出力の強化，主出力系と副出力系を含めた利用と強化，下位出力系の上位出力系による制御などにあると，筆者は理解しています．しかし，どのような場合にも常に有効という方法はありませんし，有効な程度もまた一様ではありません．当然，方法には適応と限界があります．有効か有効でないかは，方法と限界の中で判定されるべきもので，そのような観点からは有効性の検証がよくなされていないとも考えられます．

　非麻痺側を含む能力全体の新たな活用の動作方法として，常にその人その人に合わせて指導し，実用できる動作能力に強化することが必要であり重要であると，筆者は考えています．なぜなら，このことこそが医療としてのリハビリテーションの原則と考えているからです．ですから，ファシリテーションについて，本書では論述しません．麻痺側機能を引き出して強化し，動作を鍛えて実用することについて述べることが本書の課題であり，このことがリハビリテーションで示す能力回復の姿の基本であると理解し，以下に技術としての方法を述べ，解説します．

　脳の入力や制御と出力がどのように機能して働いたかは，すべて動作に現れると考えています．言語を含めて動作によって現されていない事柄はつかめません．ですから，動作に現れる事柄だけが，経験の中で筆者が考え積んできたセラピーの対象であり，方法であり，適応の範囲と限界と理解して以下に説明をします．

1. 麻痺側の回復促進法

　随意運動がまったく行えない状態というのは，Brunnstrom ステージIのことです．この状態は，out-put が始動しない状態です．原因はいろいろあると推察されますが，端的には運動野の細胞が活動状態にいたらない，あるいはその活動が脊髄まで他のルートを介したとしても，運動を起こす意思に応じて形成される運動指令あるいはその具体的内容が

II 片麻痺側の運動機能強化と動作能力の鍛え方

```
麻痺側の回復した機能の強化 ⟷ 回復していない機能の芽を引き出す
                    ↓
              動作能力の実用発揮
                    ↓
              自立法のための動作
```

図 1　動作能力回復の原則

```
各種ファシリテーションテクニックが今後,有効な技術として活用されるには,
各技術の適応と限界を明示する必要があります
                    ↓
適応する患者を選び,その技術の有効,限界内で有効であることの実証試験が
必要です.しかし,本書はファシリテーションテクニックそのものは扱いません
```

図 2　ファシリテーションテクニックに今後必要なこと

```
1. 適した out-put を引き出します
           ↓
2. out-put を強化して,常に働く out-put に設定し記憶させます
           ↓
3. 強化した out-put を実用動作の中でさらに強化します
           ↓
4. 実用動作として実際に用いていきます
```

図 3　本書で示す動作を実用していく技術

運動神経を介して筋にまで伝わらないためです．どうしたらよいのでしょうか．

　患者には運動を行おうと，ただひたすら思ってもらいます．そして，セラピストは各種の反射などを介して刺激を加え，なんとか運動野・感覚野あるいは運動出力を行う細胞の活動を起こそうとします．その方法を以下に列挙します．

1）腱反射による随意運動の誘発

　腱反射を誘発し，腱反射を高めて腱反射による筋収縮状態を感覚入力し，最終的に運動野の細胞活動の刺激として活かします．具体的には，まず上腕二頭筋などの腱を叩打して腱反射を起こします．腱反射で収縮した筋をさらに伸張して強力な腱反射を誘発し，筋が収縮状態にあるという筋紡錘からの感覚を脳に in-put します．そしてこの時，患者に筋収縮の最大努力を促します．患者の努力で，腱反射が強まり（γ系の活性化）あるいは筋の伸張に対する筋収縮力が増加したら（γ系の活性化，α系の活性化の可能性），患者にさらに努力するよう促します．何度かこのような手技を繰り返す間に，随意的に筋収縮が生じることが，瞬間程度の短時間で生じることがあります．この時にセラピストの筋伸張の手技と一致すると，患者にも筋を収縮させることができたと感じられる確率が高いのです．このようにして随意運動が引き起こされたならば，随意運動に対しての抵抗（その随意運動をしている筋の強烈な伸張，あるいはもっと筋収縮が必要だという感覚を誘発する力）を加えていくことで，随意運動の始動を確実にしていきます．少し，休憩をいれ，そして再び手技を繰り返し，随意運動を始動させます．何度か繰り返した後に，患者の努力で随意運動を実施してもらいますが，随意運動が明確でなければ，筋腹・腱の軽いタッピングで援助し，やがてタッピングなしで筋収縮の始動ができるようにしていきます．例えば麻痺側下肢の筋緊張が低い場合，足底を持ち麻痺側下肢を足底から臀部に向かってすばやく間欠的に押すことにより，筋緊張を上げることができます．足関節クローヌスが出現する場合には，足関節をセラピストの手と前腕でしっかり固定してから押します．足関節クローヌスは不随意な脊髄反射の自動連発であり，随意に筋収縮させているわけではなく，抑制してから筋を伸張させて脳に信号を送るようにします．ただ，足関節クローヌスが出ていることは筋が収縮することの証なので，随意運動に変換できる可能性が大きいとも理解しています．足関節クローヌスは抑えつつ足底をすばやく強く押す刺激に対して，強い筋収縮で応じるように誘導します．

　少し別の方法としては，足底で床を押す方法がわからないため非麻痺側下肢で体重を支持できない例では，下肢の筋を働かせる方法を再学習する必要があります．「手を押すように蹴って」と指示し，股・膝関節を伸展させセラピストの手を蹴り押すように動作してもらいます．セラピストは足底を間欠的にすばやく押し返し，力を抜くことを繰り返すことで，力を入れた時の強化した運動プログラムと強化した感覚入力を合わせることで動作を強化し，運動の痕跡を動作の学習に置換するように促します．

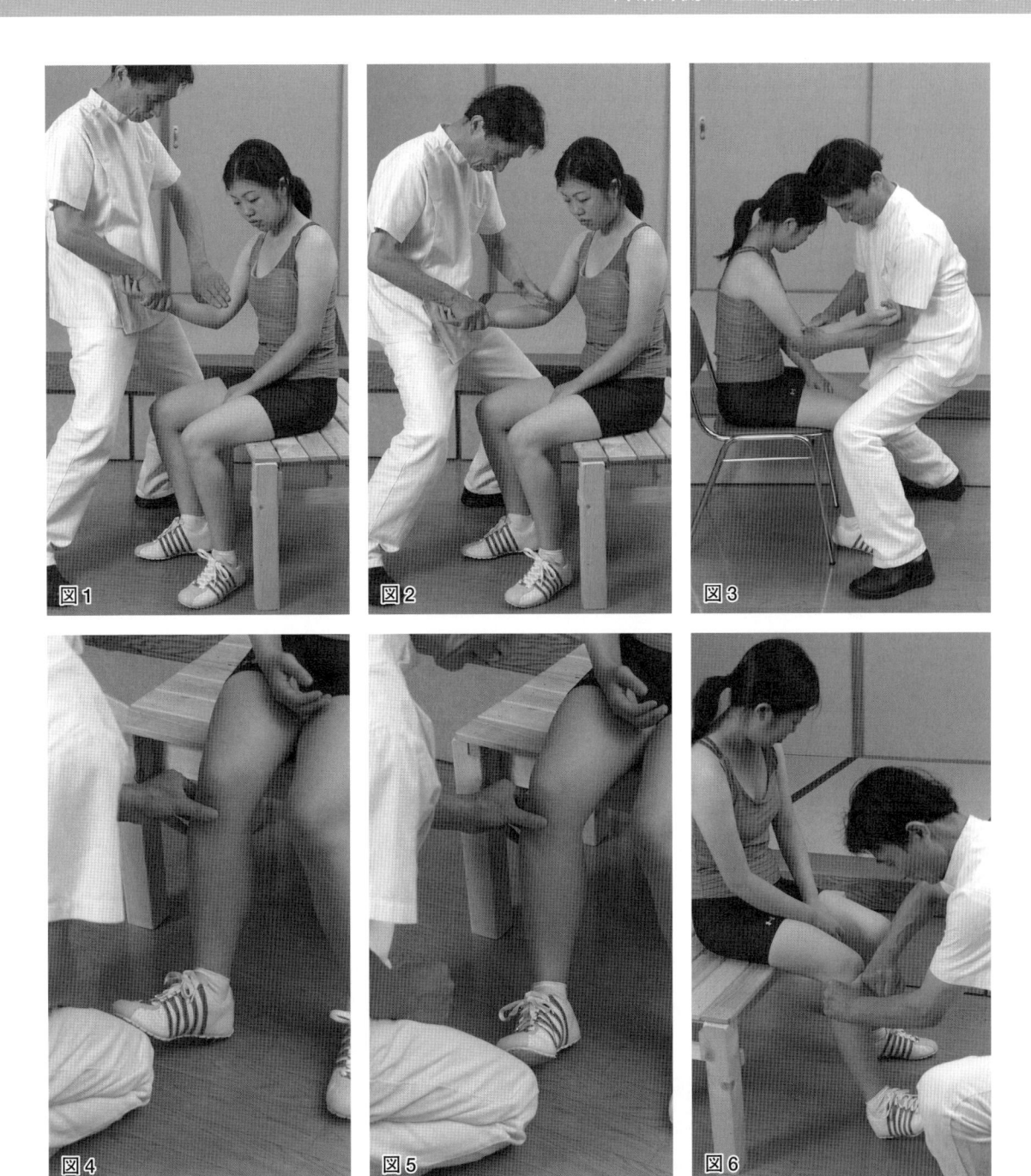

Ⅱ　片麻痺側の運動機能強化と動作能力の鍛え方

　図1：上腕二頭筋の腱を指で触知します
　図2：腱は，このように直接的にたたいてはいけません
　図3：セラピストの前腕に患者の前腕をのせ，上腕二頭筋腱の上に当てたセラピストの指の爪部分をたたくことで反射を誘発します
　図4：膝蓋腱をセラピストの指で確認し，指腹を腱に当てて保持します．腱反射が誘発されにくい場合あるいは強く腱反射を出したい場合は，足関節を背屈しアキレス腱・腓腹筋・ヒラメ筋を伸張位にして行います
　図5：足関節の背屈位を保持する時には図のように足内反位とならないように注意し図4のように行います
　図6：膝蓋腱に当てたセラピストの指をたたくことで，確実に大腿四頭筋反射を誘発し，たたくことによる痛みを抑えることができます

2）連合運動による随意運動の誘発

　連合運動を利用して随意運動を始動させる方法について述べます．非麻痺側の下肢・上肢で動作を強く行うと，この時に麻痺側も同様の動作が脳内で自動的に設定されます．すなわち，麻痺側に同様の動作がout-putされて非麻痺側と対称的な動作が実行され，麻痺側に筋収縮・関節運動が発生します．このようにして発生した運動が連合運動です．連合運動で筋収縮・関節運動が生じたら，その筋収縮による関節運動を随意に行うように指示しながら，筋腹・腱のタッピングあるいは関節運動への抵抗を加えます．このようにして随意運動を始動させ，連合運動を利用しなくても随意運動が始発するように進めていきます．

　下肢での具体的な例としては，麻痺側下肢の随意運動がまったく認められない人の非麻痺側股関節を外転位にしてから，非麻痺側股関節を内転し閉じるよう動作をしてもらうと，麻痺側の内転筋にも収縮が生じ，麻痺側股関節に少し内転運動がみられます．これが連合運動です．この非麻痺側の内転に強い抵抗を，セラピストが徒手的に加え（もしもあなたが非力でも，外転位をとった患者の大腿内側に触れるようにしてあなたの手をベッドの上につき，その手にあなたの体重をのせて），患者に強く内転するようにしてもらいます．すると，連合運動が誘発されます．このようにして連合運動が誘発されたら，もう一度，連合運動を誘発させるための初期姿勢をつくり，次には誘発された連合運動にセラピストの手で徒手的に抵抗を加えながら，麻痺側も含めてさらに強く両股関節の内転運動を実行してもらいます．この時に抵抗に対して収縮を強めて発現した運動は，随意運動の始発として行われたと理解できます．このようにして随意運動が始発したら，抵抗に対して発生する運動に腱反射を加えるように筋腹を叩打し，この運動をさらに強くします．そして，腱反射の追加がなくても，あるいは抵抗をなくし腱反射の追加のみで，運動が確実に発生し行われるようにして発動を得ます．そして，抵抗を弱め腱反射の追加も弱め抵抗をなくし，腱反射の追加もなく麻痺側のみで運動を行えるように進めていき，麻痺側の随意運動の始発と実行を確実にします．

　連合運動の利用なく随意運動を始発させ，随意運動を継続させることは，実際にはとても難しいことです．麻痺側の分離が進みBrunnstromステージⅣ，Ⅴになっても，麻痺側の上肢を用いる時には非麻痺側を同じように動かしておかなくてはならない場合が多いのです．ですからこのような場合には，後ほど説明します分離を進めていきます．

3）共同運動による随意運動の誘発

　共同運動により随意運動を始発させます．共同運動は麻痺側で動作をすると，決まって同じ形式の運動，すなわち屈曲共同運動パターンあるいは伸展共同運動パターンの動作が引き起こされます．ただし，その決まった動作パターン以外の形で動作を行うことが困難である点に問題があります．よって，共同運動パターンは随意運動の基本形式であると同時に，その基本があまりに強固でその運動から分離し，他の運動へ発展できにくいことが

【連合反応の誘発】

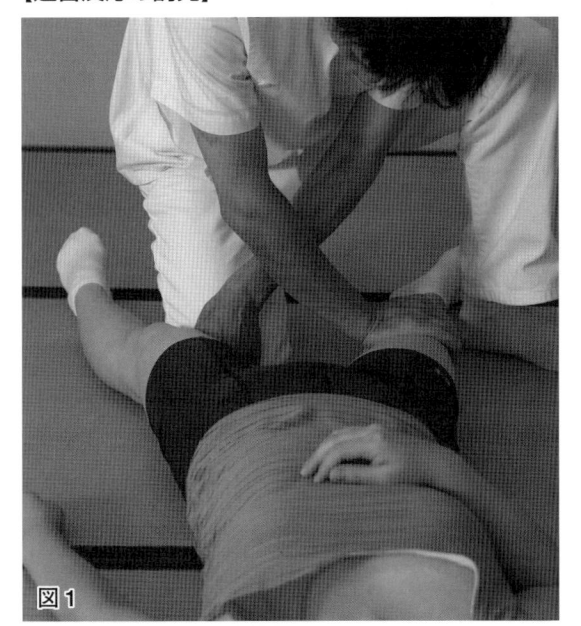

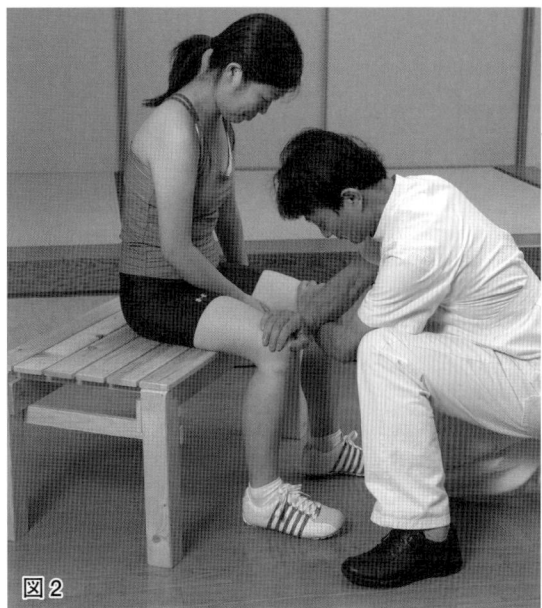

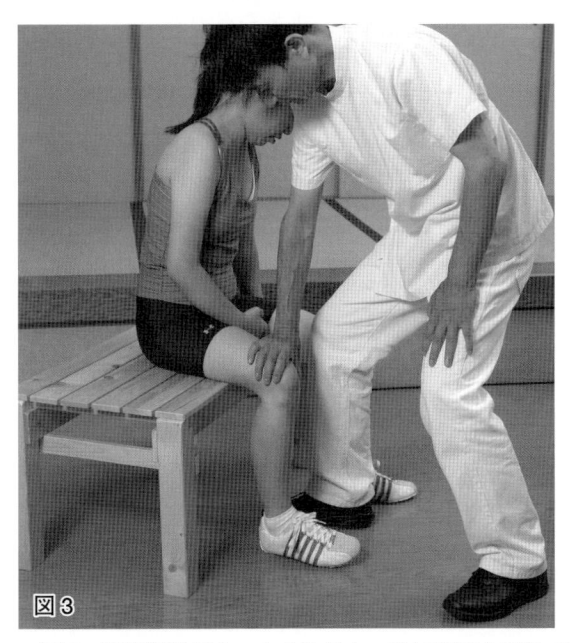

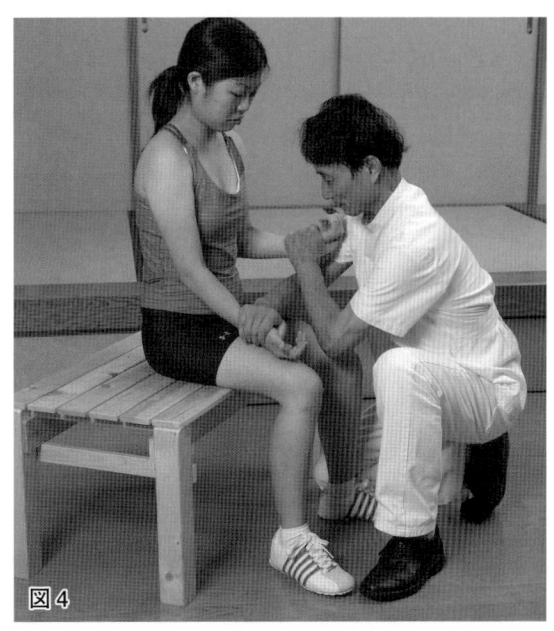

図1
図2
図3
図4

　図1：随意運動がまったく生じない時には連合運動で運動を誘発し，同時に患者にはその動きをする努力をしてもらいます．背臥位での開脚で内転筋群を誘発します．セラピストは非麻痺側の大腿内側（膝の位置）にセラピストの膝を当て，かつ両腕を交差させ麻痺側の手を大腿内側に当てます．交差させたもう一方の手を非麻痺側の大腿内側に当てます．患者に両大腿を強く閉じるようにいい，非麻痺側の大腿内側に当てた手で強く外側に押します．麻痺側に内転の動きが生じたら，その動作を数度繰り返し，最後に麻痺側の大腿内側から抵抗を断続的に加え，反射誘発へと移行していきます
　図2：座位での内転筋の連合運動誘発
　図3：座位で強く連合運動を誘発し，腱反射の誘発を加重する方法
　図4：三角筋前部と肘関節屈筋の連合運動での誘発を行います．セラピストは腕を交差させ，患者の非麻痺側にはセラピストの屈筋群の力で，麻痺側にはセラピストの伸筋群の力で応じるようにします

問題なのです．運動がさまざまな形式で行われることを阻害しているのですから，異常な意味が濃い動作パターンとも解釈されます．そして，異常なのだからその定型な共同運動パターンを出現させないようにして，他の型の動作を誘導することで可能な動作の型を増やし，より正常な方向に動作能力を広げるという意味で回復させるのがよいといわれます．つまり，共同運動で随意運動を始発させるのはよくないともいわれます．しかし，共同運動以外で随意運動ができない人も，現実にはかなりいます．例えば，下肢においては共同運動である程度の体重を支持できて，装具や杖で独歩可能になります．一方，上肢の動作においては空間内のあらゆる方向へリーチでき，ソフトにまた確実に物を把持し，その把持方向を適切に変化させることができないと，精神的ストレスがない満足のいく上肢・手の機能になりません．その意味では共同運動では低レベルで満足されず，実用にもならないといわれます．しかし，分離の範囲が狭くても実用する人もいますので，上肢機能の実用への強化法を，しばらく後に説明します．

　下肢であれば共同運動を行ってでも随意運動を確実に高め，実用に早期に進めることが重要です．上肢では，共同運動の型から一部を外した上肢全体の型（共同運動以外の型）の中で，目的とする筋・関節の動きを始発させ，その筋・関節の動きを強化する．また一方で，他の関節の動きを極力抑え（リラックスし）て，その筋の収縮あるいはその関節の動きだけを単独に始発させ，動きを維持し強化することが大切です．

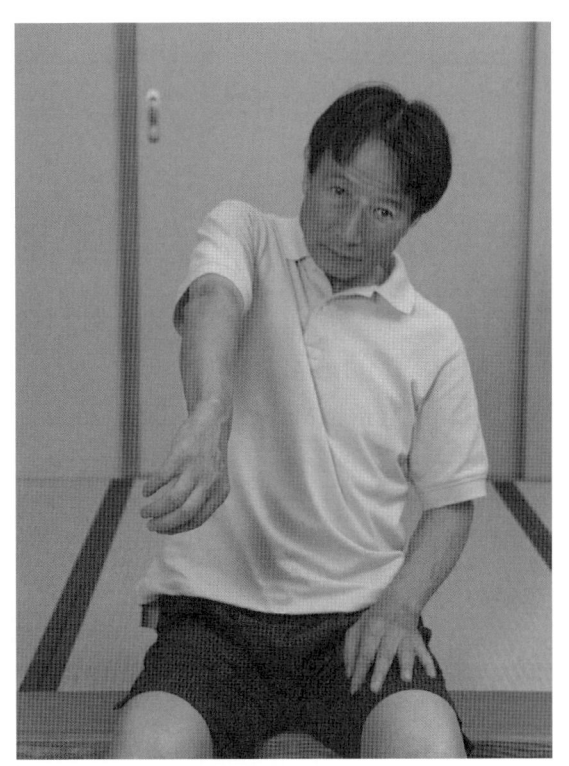

図1　上肢伸展共同運動のパターン例

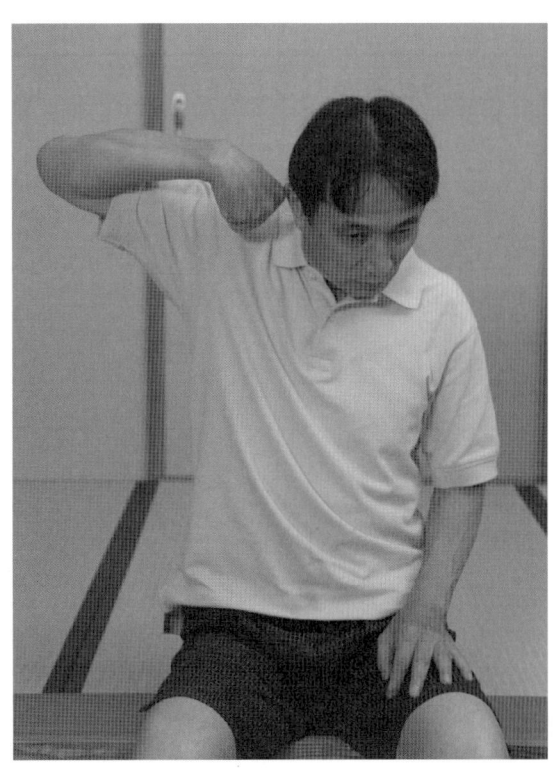

図2　上肢屈曲共同運動のパターン例

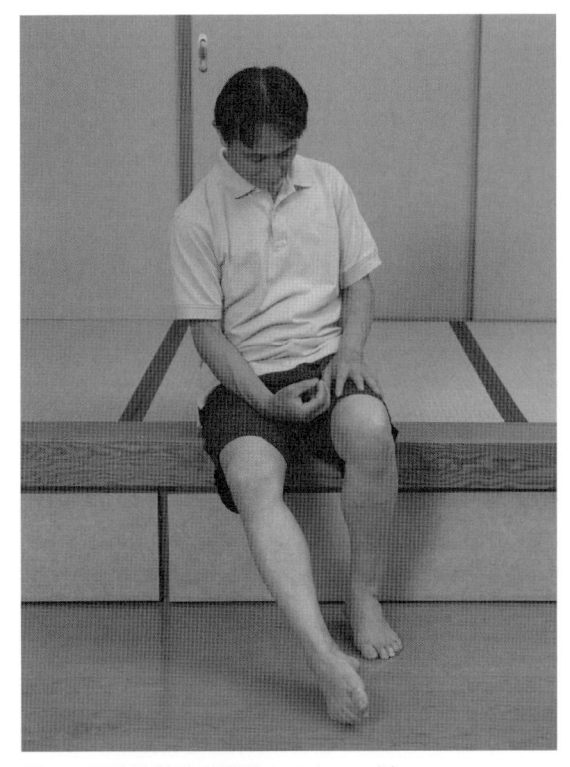

図3　下肢伸展共同運動のパターン例

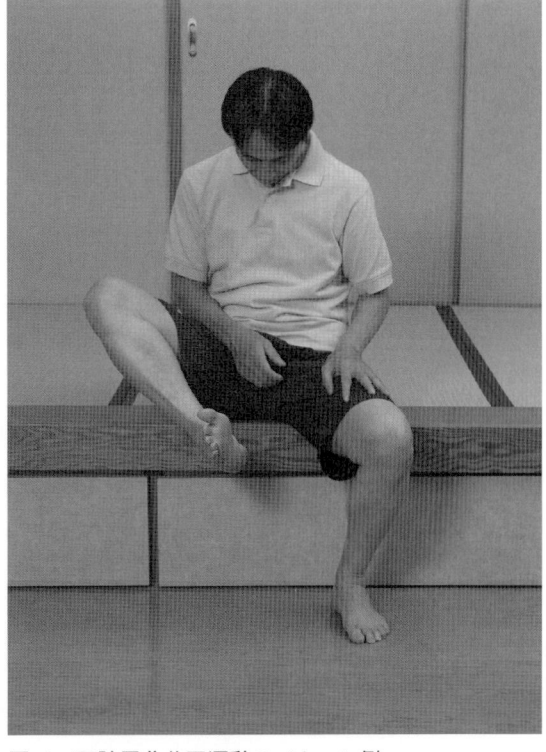

図4　下肢屈曲共同運動のパターン例

2．麻痺側の機能強化法

1）筋力強化で麻痺側は悪化するか

　麻痺側の筋力・持久力を強化すると，麻痺の回復を阻害すると指摘されていて，痙性麻痺を増強することで麻痺を強化・固定するともいわれます．

　読者のみなさんは何かに夢中になって真剣に努力をすると，緊張し疲れますか．例えば，一枚の折り紙で4連あるいはさらに16連の鶴を折りすべての羽を広げる時，ゴルフのパットを決めようとした時，思わず肩に力が入りすぎて失敗した経験はありませんか．実はゴルフをしたことがないのですが，そんな筆者がゴルフをしようと，通常の能力外の未知に遭遇すると，やたら姿勢を構えて動作し，緊張のあまり体の基部に力が入りすぎることになるでしょう．過度の緊張をしないためには，練習して地力をつけていくのが本当のやり方です．地力を根底につけないで，緊張せずに動作・行動をすることはできません．また実力を養わないで，技術の指導はできません．

　綱引きの経験はありますか．綱引きはとてもおもしろいです．みんなが単純明快な目標に向かって最大の力を合わせて出し，相手に勝つ．負けると心底くやしく，勝つと爽快感を味わえます．綱引きは，相手側と相互に正面を向き合い競技します．綱引きの動作の形は2通りです．

2）綱引きに現れる強化された立位

a．股・膝関節屈曲の立位

　綱引きで，綱を思い切り強く引くためには，手で綱を握り締め，両肘を曲げて体に密着させるようにして後ろに引き，体を曲げ，膝を曲げて腰を落とし，足のつま先で踏ん張ります．腰を落として踏ん張るためには，地面につま先で立って下腿をさらに地面に突き刺すような力を，ハムストリングスを介して足より後方にある臀部・体幹の力と体重でつくろうとします．そのため，臀部は地面を這うほどまでに落とすのがよいようです．この形は，第Ⅰ章で説明をしました股・膝関節屈曲の立位を強調させて，後方へ極大化させた形の立位だと理解できます．これは，地面が軟らかく滑る危険がある場合や，参加者の体力もそろわず力の弱い場合の綱引きの形です．極大化という表現は，綱がなければ後方へ転倒して成立できないことなのですが，綱に抗して立位を後方へ傾倒させた形で示しているからです．

b．股・膝関節伸展の立位

　綱引き競技で優勝を狙うなら，歯をかみ締めて顎を引き脊柱を真っ直ぐ伸ばして保ち，両肘をほぼ完全伸展させ，腰の高さで綱を握り締め，足関節背屈0°で両股関節と膝関節もほぼ0°に保ち，その直立での肢位を保持したまま踵を支点に体全体を思いきり60°ほど後

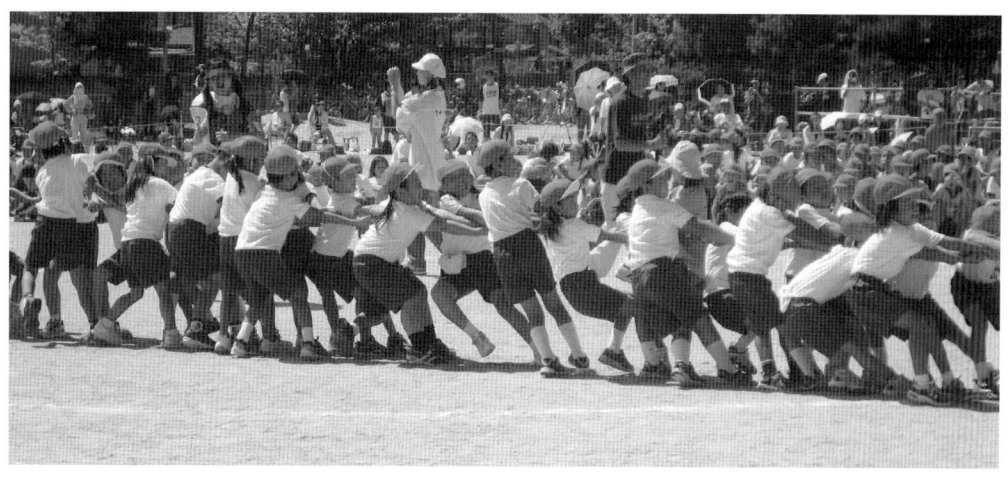

Ⅱ　片麻痺側の運動機能強化と動作能力の鍛え方

図 1　小学生の綱引き
　股・膝関節を屈曲させ腰を落としています．見かけ上は，腰も，股関節も，膝関節も屈曲していますが，力はいずれも伸ばして後方へ綱を引こうとしており，そのすべての力をつま先で支えています．重心は足底の後方にあるが綱に引かれていて，敵方と味方で釣り合っているので，いわば一人ひとりの重心も，またつま先の上にあると同様の作用で倒れずに立っているともいえます．股・膝関節屈曲の立位の極大化された動作による綱引きと理解できます

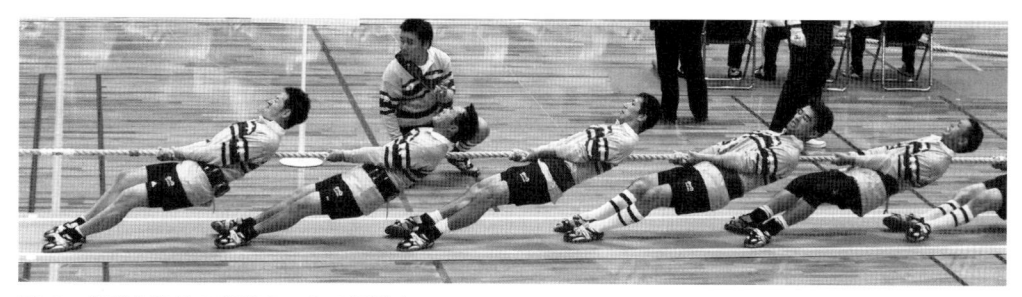

図 2　綱引き競技の専門家による綱引き
　上体，股関節，膝関節，いずれも伸展となっています．足関節も背屈位にしたい（右端の足だけの人）ようですが，床と靴との関係で底屈位になっています．綱を引くすべての力を踵で受け，一部は踵の延長線上の足底で受けています（足関節が最大底屈しているため）．結局は股・膝関節伸展の立位を極大化した動作といえます

傾させ，全体重と全身を伸展させて地面に踵をめり込ませる力を両踵後面で床に加えます．私たちが緊張して「気をつけ」で股関節と膝関節を伸展させた姿勢としてとる立位を，さらに強調させて後方へ極大化させた立位と考えられます．床面・靴底が硬く，かつきわめて滑りにくい状態で参加者の筋力が十分に強化されていて，メンバー相互の信頼があり，一糸乱れずに動ける場合の綱引きに有効です．

c．股・膝関節屈曲の立位と股・膝関節伸展の立位

　股・膝関節屈曲の立位と股・膝関節伸展の立位は，相互に対極しているのではなく，通常の立位動作には同時に成立している場合が多いです．股・膝関節屈曲の立位のみで立位をとっている場合，あるいは股・膝関節伸展の立位のみで立位をとっている場合はむしろ少ないのではないでしょうか．ですから相互に補い合い，状況によって立位動作を成立させて，両方の動作形式の比率を変化させます．そのほうが有利になるからと理解できます．

　綱引きでは，股・膝関節屈曲の立位あるいは股・膝関節伸展の立位が極大化して行われると述べました．すでに説明しました「立ち棒」では，棒を引きつけることによって，立位を極大化させて立ち上がり始め，立ち上がりが進むほど通常の立位に近づき，立ち上がり始めに立位を強化して練習できる利点があると考えています．

3）なぜ，麻痺側を強化するのか

　片麻痺患者の麻痺側を強化すると，痙性が増悪・固定化するのではないのか，という心配・疑問を防止して，機能を強化する必要があります．と解答するために，綱引きについてもう少し考えてみたいと思います．

　綱引きは綱を手で最大に握る力と，綱を体に引きつける最大の上肢の力，綱を後方へ引く最大の体幹の力，足を地面に踏ん張る最大の下肢の力を，すべて同時に出して行う競技運動です．その最大の力を出す時に，下肢は屈曲位あるいは伸展位で，その最大の力を出しながら緊張するのです．最大の力を出すのではなく，余裕の範囲で力を出せば，緊張することなく比較的自由にあらゆる方向の運動が可能です．ですから，余裕の範囲で力を出せるように力を最大に強化する必要があります．力が強く出せれば余裕の範囲で動作が可能になります．

　歩く，ご飯を食べるなど，通常の活動で，痙性が出現しないようにするには，通常の動作をある程度の余裕をもってできるようにしておくことが大切です．結論として，余力をもって動作を行えるようにするためには，強い出力・筋力を発揮する機能に強化することが必要です．

4）出力を鍛える

　麻痺側の筋への出力を強化することは，単に筋力を強化することではありません．筋が強く収縮して強い力を出すためには，中枢神経の出力が空間的・時間的に収束し，その状

Ⅱ 片麻痺側の運動機能強化と動作能力の鍛え方

運動は身体の動きの変化として捉えることができます．しかし，感覚はどのように入力されて，どのように処理されたのかはわからないのです．しかし，自身の運動を含めて感覚で捉えた環境・状況が，その人には環境・状況でありますが，実際の環境・状況そのものではありません．感覚として入力し処理した情報としての環境・状況に対して，その人はなんらかの運動で応じ，その環境・状況を自身の利あるいは目的などによって操作します．感覚は入力情報そのものではなく，入力情報を処理して得る外的あるいは内的な状況とその変化なのです．運動は対応なので，対応の仕方としての運動プログラムとそのプログラムの実際の伝達結果を含めてすべて運動となります．したがって，感覚は結局のところ次の運動によって知ることになります．運動・動作・行為など人間の行う反応・行動は，今行った運動と次に行う運動の変化によって，その間の運動・感覚を含めた情報をどう処理したのかを知り，どう処理してほしいのかを誘導することになるのです．目的の動作を指導するための動作法は，今の運動をみて次の運動にどのような変化を起こすのかを考えて，動作を誘導し，目的の動作を次の動作として実行させ，その繰り返しで，新たな動作を習得させる手技といえます

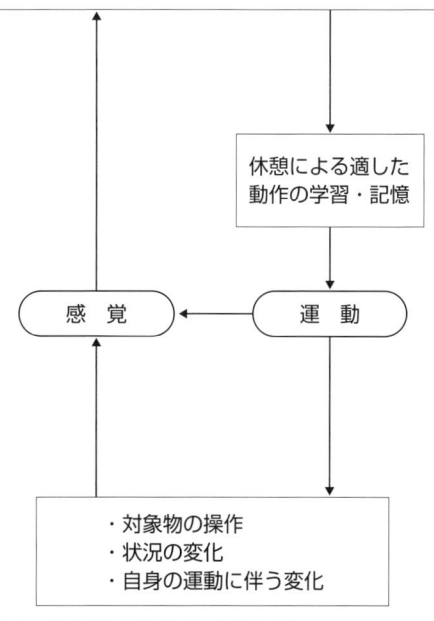

図 1　動作法の捉え方（考え方）

【最適な動作をつくる要素】

最適な姿勢：床と足底などの接触面を基部とし，重力・抵抗に抗して発揮する力を基部から支える形

最適な構え：床で支えられた力を，対象物，身体各関節に伝えて行う運動の姿．空間・目的に対応して変化する

抵　　　抗：これから起こす動作の当面の目的

加　　　速：すでに，今生じさせている運動（筋・関節運動に等速はほぼない）

関節の連動：目的動作をつくる関節相互の動き

筋　活　動：筋張力は抵抗に依存して増減．筋活動の広がりは姿勢・構えに依存する．筋収縮は加速に依存して変化し，関節を連動させるために調整する

図 2　動作をつくる要素

動作を目的に合って習得させるためには，動作をつくる要素を理解し，その要素を操作して，目的の動作に現在の動作を変換していくことになります

態を持続する必要があります．

　筋力とせずに，出力と書くのは理由があります．中枢神経系の損傷では，中枢の運動出力の空間的・時間的な量の変化が，筋力として現れているからです．筋力は，物理的抵抗に対して骨格筋・循環器系が生理的に対応し，変化した結果として強化されると理解されています．そして，この強化の過程は増強という量的増加だけではなく，神経活動の調整という質的改善を含んでいて，動作として鍛えるという用語があてはまると考えています．この出力は，動作法と抵抗の加え方，休息によって鍛えます．

a．動作法

　動作法とは，理にかなった動作の仕方を表す言葉として本書では記します．ある目的を成すための動作の方法はさまざまにあって，その中から状況・個人にとって最適の方法を選び，それが理にかなった動作法としてできていくのです．本書では，損傷を含む機能の中から最適な動作を抽出し高めることが目的ですから，動作方法を定めて，その動作本来の形になるべく近づけて実行していく過程で，目的を達成する方法としての動作を提示します．したがって，セラピストには本書が例示した動作方法などを，最適の動作法に近づけるよう患者にコーチして遂行する職務が求められています．

　動作法の指導は，最適な動作の遂行を出力の空間的広がり（活動に参加する筋・筋線維の選択と広がり，その筋の活動・抑制をつくる運動神経の活動の広がり，運動神経への出力プログラムをつくる制御に関する中枢神経の活動の選択と広がり，制御系に送る記憶・感覚の信号の選択と強化の広がり過程など）を時間的変化として表すことです．ですから，セラピストは動作をみて，どのような内容が現れた動作なのかを問いながら考え判断し，イメージを運動の形に表してコーチし，結果現れているその人の動作と自身のイメージの双方に，改良を重ねていきます．そして，その人の最適な動作において最良を成していくのがセラピストの仕事です．円環のように，思考と試行を繰り返し少しずつ成果（より優れた技術による結果として適した動作）を遠心的に表しながら，求心的に技術の改良を蓄積して作り上げていき，成長させていく過程そのものが仕事なのです．そして，その人のその時期に，あなたの最適（現在の限界）な対応が，その人の最良な動作に現れ，さらなる最適な対応が求められ続けていくと考えています．いわば，有効な技術を得ていくための極意のようなものでしょうか．

b．抵抗の加え方

　抵抗によって出力は誘導し強化できます．動作は，動作自体が抵抗となりますが，その動作に抵抗を加えることによって動作の出力を際立たせて記憶を強めます．抵抗は，動作と動作の再生を助けます．抵抗により動作を再生させ，再生した動作にさらに抵抗を加えることで，動作は強化されて確実に機能し，鍛えることで実用の動作へと進みます．徒手的に抵抗を加える場合は，正しくよい動作の方向に正反させて抵抗を加え，出力の強さを

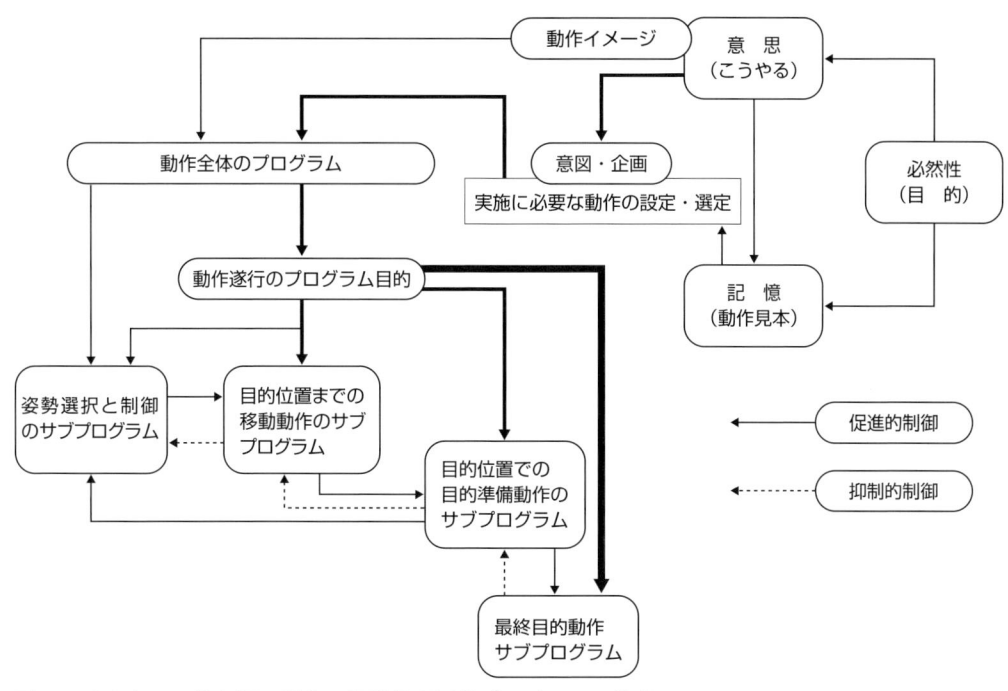

図1 手を出して物を握る動作の経験的理解①プログラムの構成

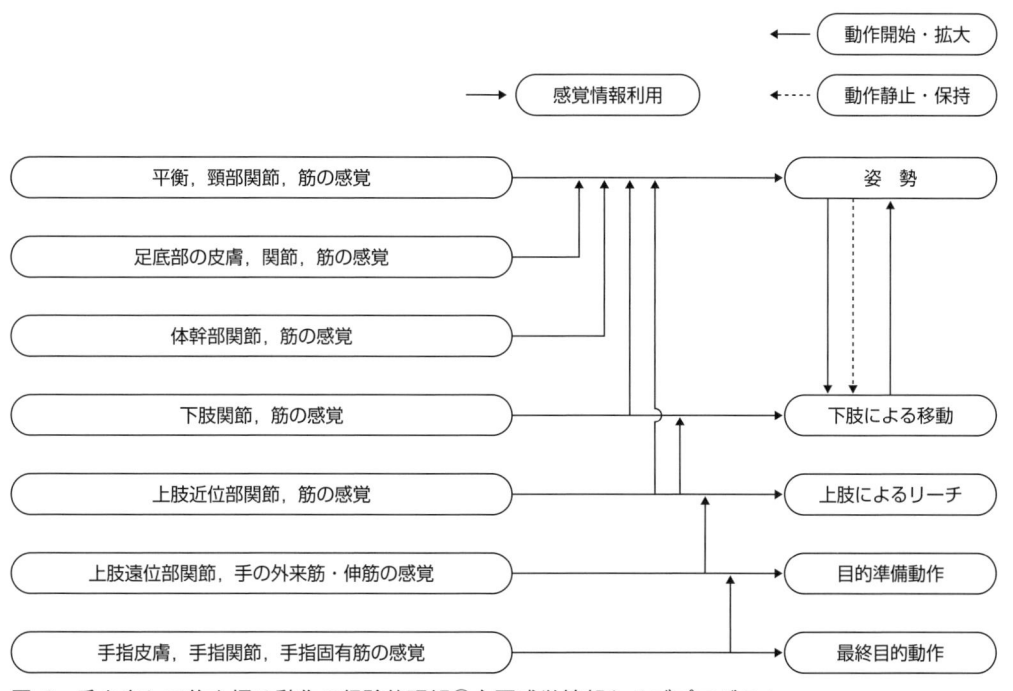

図2 手を出して物を握る動作の経験的理解②主要感覚情報とサブプログラム

臨床経験をとおしてp112に説明しましたように理解すると，患者の動作が理解でき，そのようにセラピーを行ったことでよい成績が得られたと考えられた．その時の動作分析を，手を出して物を握る動作を例にして，図1，図2とp115の図1に示しました

時間とともに作り上げていきます．最初，抵抗は間欠的・断続的に加え，繰り返して動作を確実にしていきます．

　動作が確実になったら円滑な動作に成すため，抵抗を一定持続あるいは瞬時，そして抵抗なしへと変化させていきます．

　加える抵抗の方向と量が一定でも，動作に伴って受ける抵抗の方向と量は，その人の筋・関節・皮膚において変化します．よって，変化する動作を予測的あるいは追随的に処理し，常に動作に正反する抵抗となるようにセラピーを実行していくことで，円滑な動作を誘導します．瞬時の抵抗に全身を同時に反応させ，姿勢を整え，応じた動作で抵抗に耐えることで，全身の円滑な動作の基本が強まります．瞬時の抵抗には，休眠・潜在している出力を覚まし現わす効用も含まれます．抵抗が特に設定されずに動作を円滑に行うということは，脳の予測的設定による連続的調整が適切に機能するように現すといった，たいへんに難しいことを考えなくてはなりません．しかし要は美しく，常に確実に動作を遂行するためには，抵抗のない状態で動作を確実に行えるようになる必要が最終的にはあるということです．ですから目的に合わせて，間欠的あるいは断続的な抵抗，一定の抵抗，瞬時の抵抗，抵抗なしと抵抗の状態を分け，あるいは組み合わせて用い，最終的に抵抗なく思いのままに動作できるようにします．

c．リスクになる抵抗の回避

　間欠的・断続的に抵抗を加えることが，リスクとなる場合があります．骨粗鬆症が進行している場合には持続的抵抗で，抵抗も低く設定し，骨折事故を予防しなければなりません．また，抵抗を加える場合もテコの腕を短くし，例えば肘関節の屈曲運動に抵抗を加えるのであれば，前腕の末端の手関節部に抵抗を加えるのではなく，肘関節の近くで抵抗を加えるようにします．肘関節の近くで抵抗を加えますと，加える抵抗の強さ・量の調整幅を大きくすることができると同時に，抵抗として作用する力は手関節部で加えた場合より小さくすることができ抑えられます．よって，肘関節の近くで抵抗を安全な範囲に抑えて加えますと，肘関節の屈曲運動に対する抵抗は十分に低くすることができます．また，抵抗を加える場合にゼロから目標値の抵抗に上げるまでの時間を長く，要するに変化時間を長くし変化量を下げ，また段階的に少しずつ上げ，加える抵抗は予測許容値の60％に止めるなどにして安全を確保します．

　抵抗を加える時には，関節が動揺しないように関節を保護します．関節の動揺を防止しますと，動揺していた部分でのショック・アブゾーブがなくなる分，力がダイレクトに強く，その関節と周辺の部位に伝わりますから，力をさらに抑える必要があります．このようにして抵抗の量を抑え，抵抗を加える方法を安全にします．このことは，十分に注意しなければいけません．

　50歳前後以上の女性では骨粗鬆症を考える必要があります．75歳以上の後期高齢者では部分的筋力よりも，まず耐久力を維持して上げ，全体としての体力を維持して向上を図

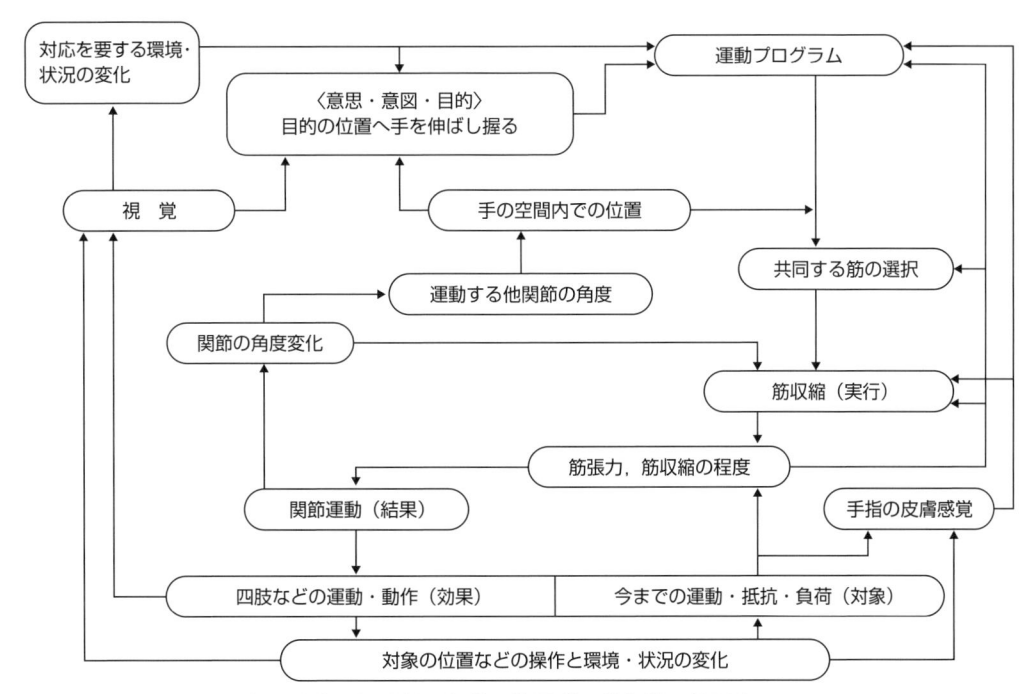

Ⅱ　片麻痺側の運動機能強化と動作能力の鍛え方

図 1　手を出して物を握る動作の経験的理解③関節運動と筋収縮・筋張力

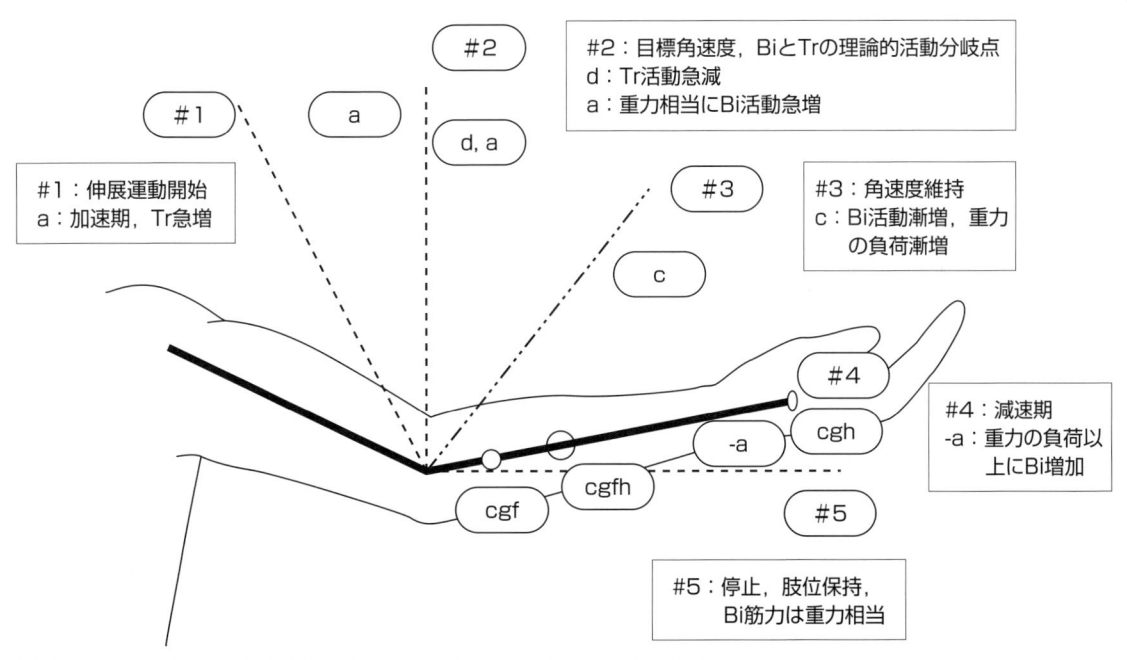

#1：伸展運動開始
a：加速期，Tr急増

#2：目標角速度，BiとTrの理論的活動分岐点
d：Tr活動急減
a：重力相当にBi活動急増

#3：角速度維持
c：Bi活動漸増，重力の負荷漸増

#4：減速期
-a：重力の負荷以上にBi増加

#5：停止，肢位保持，
　　Bi筋力は重力相当

図 2　肘関節伸展運動をする時の肘関節屈筋（Bi）と伸筋（Tr）の作用

　#1 から #5 の状態へと肘関節を比較的ゆっくり伸展していく動作です．#1 から #2 では，上腕三頭筋の筋力（筋収縮力・張力）で肘関節は伸展するが，#2 以後は上腕三頭筋の筋力と重力で伸展する肘関節を上腕二頭筋の筋力で制御することになります．#2 から #5 へ進むほど前腕のテコの長さが増すので，この伸展を制御する上腕二頭筋の筋力も増加しなければなりません．しかし，その角度を保持することのできる筋力よりも少ない筋力でなければ，動作が停止し伸展しなくなるため，弱い筋力に抑えながら，しかし筋力を増していく，とても複雑な制御が必要な動作です．しかし，そのような制御が不十分な麻痺側では，動作が停止し伸展させるつもりが屈曲で止まることにもなります．

ることから始めます．ですから，第Ⅰ章で述べましたように，非麻痺側の使用量を維持し高め，強化していくことを常に先行させる必要があります．体力の維持あるいは持久性とは，脈拍・血圧の変化が安全な範囲で，途中に休憩をとりながら動作し続けて，翌日に疲れを残さず，少なくとも3～4回/週の頻度でその動作ができるかで評価し，適正量が同時に動作実施の許容と考えています．体力の上に，持久力をある程度超える負荷を加えることで，力を強化する過程を設定するため，強化を実施する時には常にリスク管理が必要です．

あらためて加える抵抗は，骨折・事故の危険のない範囲で心肺機能を考慮したリスク管理を実施しながら抗抵抗運動は行います．肺の換気機能の低下した人では，筋収縮が局所的な無酸素運動になりやすく，その負債を戻すことが換気の負担超過にならない量にコントロールする必要があります．末梢循環障害の人は，過度な筋収縮は局所的過労と痛みの原因になり，末梢循環に過度の負債を残すので抵抗と収縮時間，休憩を調整します．

d．休憩・休息によって鍛える

動作は，休息によって記憶が成され，研かれます．休息をとらないと疲労が動作に現れます．疲労は動作プログラムのノイズの増加として現れ，動作の失敗に現れます．疲労して動作がしづらくなってから休んでも，ノイズの多いプログラムの記憶が残ります．

成功したら（完全な成功を指すのではありません．今できなかった人が少しでもできたら成功です．その人のその時に応じた成功です），そこで休憩をとり休みます．「できましたよ，できましたね」と安心して休憩してもらいます．焦って，休んでいる間も盛んに動かす人がいますが，深呼吸などをして休んでもらいます．しばらく休むと，再び行いたいと仕草や態度で示しますが，適切な時間休んだか否かは疲労がとれたということで判断します．したがって，疲れた様子を表情のわずかな変化で読み取ります．疲労がないようであれば再開し，前の動作よりわずかでも，できる範囲を増やしてよい形の動作を誘導し，あるいは力強さを増して，「できる」を少しずつ増やしながら動作を誘導・介助します．このようにして少し，そしてまた少しの成功を積んで build up していきます．ある程度まで動作を続けて行っていると，明らかな失敗を動作の一部に表すようになります．この時は，この回の目いっぱいで成功の許容の限界，以後は疲労が一気に現れ改善せずに悪化の過程に入ります．動作の改善は，中枢の機能の活動をよい方向に広げ，活動の記憶を高めるというよい面の，その新たなよい動作の実行に必要な脳細胞の活動を高める一方で，疲労させる負担の面があると理解できます．動作を続けると脳の耐用能の範囲ならよい面が出て，同時に負担が積まれて耐用能を超えると失敗が出て，これが疲労として現れると理解できます．ですから疲労を超えて実施すれば，過労となり失敗だけが記憶されることになります．疲労が出たらその動作は中止して休む，これが鉄則です．したがって明らかな疲労が現れる前に，兆候を捉えて休憩することで，脳をよりよく高い活動を発揮する方向に鍛え，機能の改変（脳プログラムの設定・変更）へと進めることができます．

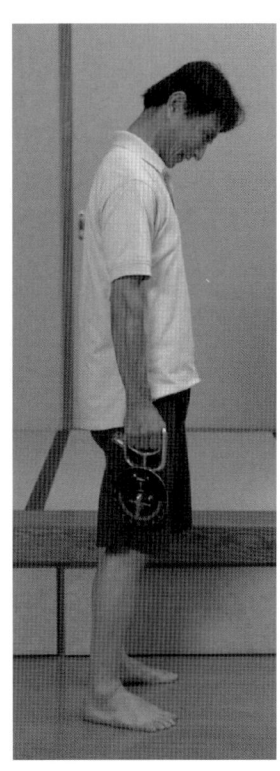

II 片麻痺側の運動機能強化と動作能力の鍛え方

図 1 握力計測

表 1 59 歳男性の握力計測値の例 (kg)

	1日目				2日目	
	連続して実施			5分休憩後	連続して実施	
	1回	2回	3回	4回	1回	2回
Rt	53.0	51.0	51.0	52.0	50.0	56.5
Lt	46.0	44.0	45.0	45.5	55.5	56.0

　第1日目は1回目が最高値ですが，5分休憩後にはほぼ1回目の値に戻りました．練習することで，瞬発力を発揮するための神経活動の同期がとられるようになりますが，筋収縮力は疲労で低下します．休憩後，筋力は回復します．翌日は，普段使い慣れていない左側で，神経活動の同期とりの学習効果が顕著となり，いわばウォーミングアップの1回目の後，2回目で効果が現れたと考えられます．

　短期の学習効果は休憩によって残り，休んでいる間に学習の選択が行われて中期の学習が残るようです．その後さらに動作することにより選択された学習の効果が現れ，動作の変化になると理解しています．したがって，動作法の指導では動作をよりよく行って休み，休んでいる間に動作の変化した部分を，よかったと伝えて評価し励まします．このことを繰り返し，その日の練習効果があった形で終えます．翌日は前日のおさらいをして，動作の変化した部分がよくなったと評価して始めます．おさらいは前日の効果を出すように行い，前日の効果が出たらおさらいは終えます．そして，本日の新たな課題へと進みます．このようにして，動作を改善させ，改善した動作を記憶に残し，記憶のよい部分を選択して翌日に現すようにしていきます．

　練習が過多で疲労が出ると，動作の中にノイズが増え，よい動作の記憶を傷つけると考えられます．疲労は，実行の意欲を削ぎ事故のリスクを増やすのでよくありません．練習は疲れないように繰り返し，疲れが出始めたという徴候を見逃さず，すぐに休止あるいは中止します．その場合もがんばったこと，よくできるようになったこと，よくなったポイントの確認を簡明に行い，成功の記憶の整理に役立てるようにします

e．出力を鍛える動作による筋力の強化

　出力を鍛えるための動作を続けることによって，筋力が強化され，身体能力が向上します．筋力強化の原則は，10回繰り返すことができる最大筋力の一定割合以上（2割以上，確実は6割）を必要とする運動で行います．一日に10回の繰り返し運動を，休息を交えて3回以上行い，これを週2日以上行っていくと，強化は示せるようです．しかし，易疲労や循環障害や肺換気障害などの場合は1～3回程度の繰り返しを単位とするなど，量のコントロールをその人に適合させ行います．心肺機能の状態や疲労感などを勘案して，筋力強化の原則をある程度の割合（過労にならない程度に最大8割まで）に満足させていくことで，筋力が増し耐久力も向上することが期待できます．量の勘案には年齢，体力，心肺・循環機能，脳が示す疲労感などがあります．

f．動作を有用に機能させる指導

　動作の適切な指導によって出力も増し，動作が改善するという回復理論は，同時に誤った動作によって動作が増悪するという意味を内蔵しています．共同運動以外の動作が十分に出ない場合は，その人が各種の動作，生活のための活動を行う時に，麻痺側もその全身運動に参加して機能しようとします．そしてその時に必ず，全身運動における麻痺側の本来の動作機能を共同運動によって果たそうとしてしまうのです．ですから，ここに非麻痺側を縛り機能を抑えて麻痺側上肢のみでその目的動作を実施することで，わずかに可能な共同運動にはよらない随意運動の機能が強化され，実用への途を辿ることが可能だという理論と方法の実践の試みもあります．しかし，このような方法の試みが許される状況はむしろ稀で，そのような状況が可能な人で，その人の了解のもとに実施していけば，それぞれに応じた効果が期待できます．

　いずれにしろ共同運動から多くの動作の元になるような分離運動が少しでも現れたら，十分に強化しなければ実用には至らない可能性が強いといえます．それは生活の中で行われる動作の基部に共同運動が基本プログラムとしてあるためか，動作に際して共同運動が起動します．分離運動は共同運動から枝分かれして細分化と精度を増したと考えれば，共同運動の中に含まれる分離運動の芽を引き出して強化し，脳内の運動の記憶に残すことで実用化に進めることができます．ですから単に運動を強化するのではなく，動作を鍛え実用していくことが，意味のある結果を得るただ一つの途と考えています．以上，動作の中で出力を強化する時の要点を述べました．

　それでは以下に，上肢機能，手指機能，下肢機能で，基本動作の実用における具体的な鍛え方を述べます．

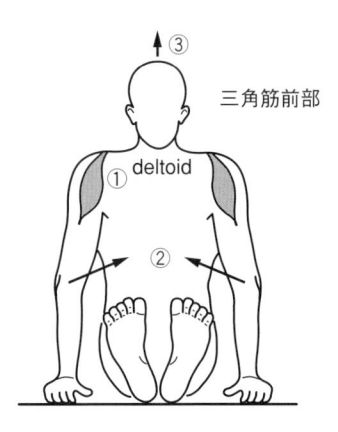

Ⅱ 片麻痺側の運動機能強化と動作能力の鍛え方

三角筋前部線維による push up 動作
　三角筋の上腕屈曲内転力①によって肘の伸展力②が発生し，したがって手の床からの反力相当分の力で上体が上方に押し上げられる力③が得られて，床より腰を浮かせる push up 動作が成立します．大胸筋と同様の作用です

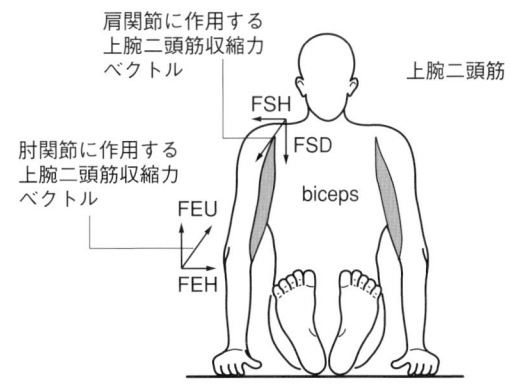

上腕二頭筋の抗重力伸筋としての作用
　上腕二頭筋は通常は肘を屈曲させますが，上図の場合は手に体重がのっているため肘関節において FEU は実効されませんが FEH は作用します．FEH は肘を内側に引く力であり，したがって肘が内側に動く運動，すなわち肘関節伸展運動が発生します．肩における作用 FSD は左図の三角筋の作用で吸収されます．したがって，上腕二頭筋収縮力は肘の伸展運動にのみ実効があります

図1　push up 動作における上腕二頭筋の肘関節に対する抗動力伸展運動の作用

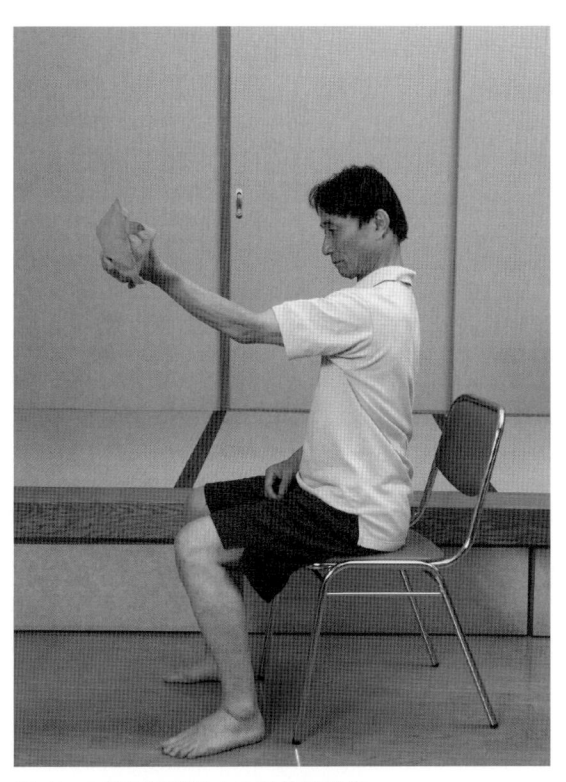

図2　上腕二頭筋による肘伸展動作

3．実用での動作能力の鍛え方

上肢・手指の機能は下記の式のようにほぼ表せると考えています．

自由上肢の機能＝体幹・下肢の体重移動と支持力，そして重心保持バランス機能
　　　　　　　＋体幹への肩甲骨固定力＋肩甲骨と肩関節の向きと位置決め
　　　　　　　＋上肢のリーチと力＋手指の把握力・運搬力・操作力
　　　　　　　＋手指の感覚と精緻な運動

以上の内容を，機能強化と実用動作を鍛える方法として，以下に説明します．

1）上肢機能の鍛え方
a．挙上機能

　肩関節位置を基点に水平より下の範囲での挙上と，水平より上の範囲での挙上とは意味・内容が異なります．水平より下の挙上は，単純化させれば主に肩甲上腕関節の屈曲あるいは外転，さらに伸展運動で持ち上げる動作なのです．しかし，水平より上の挙上は肩甲骨の上方回旋と体幹の伸展・側屈・回旋などが共同した突き出す動作なのです．ですからここでは，まず持ち上げるという意味での挙上動作を鍛えます．肩関節外転・屈曲・伸展30°〜60°できる人を主な対象とします．肩関節外転・屈曲・伸展が60°以上できにくい人に対して，以下に示すようにセラピストが抵抗を加えることで，60°以上動かすことができるようになっていきます．では，なぜ自身で動作した時には，肩関節30°程度までは動かせても，それ以上には動かせない人が，抵抗を加えられることでより広い角度で動かすことができるようになるのでしょうか．

　実際に読者のあなたに動作をしていただいてから，説明を加えたいと思います．誰か一人協力的な方を連れてきてください．それでは課題1です．まず模擬患者となり，自分一人で麻痺側手を上げ下ろす動作を繰り返してください．次に，協力者にあなたの麻痺側の指を持ってもらい，まったく同じように麻痺側手を上げ下ろす動作を誘導してもらいながら行ってください．課題2では，今度は前から後ろの方向へあなたの麻痺側手を思いきり強く押し続けてもらい，あなたは押されないようにしてください．では，あなたの麻痺側手を押す力を間欠的に思いきり強く協力者に押してもらってください．

　課題1では，どちらの動作が楽でしたか．課題2では，どちらの動作の時により強く力が出ましたか．

　模範解答．課題1では指先を持ってもらった時．課題2では間欠的抵抗の時．ではなぜか．患者の麻痺側手の動作に置き換えてお考えください．「手を上げて」と指示されると，これまでと同じように動かそうとして，これまでと同じ力を発揮するように脳プログラム

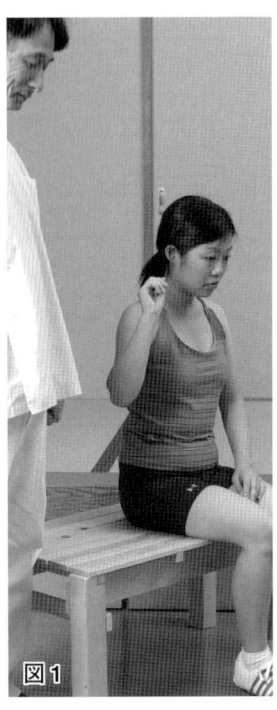

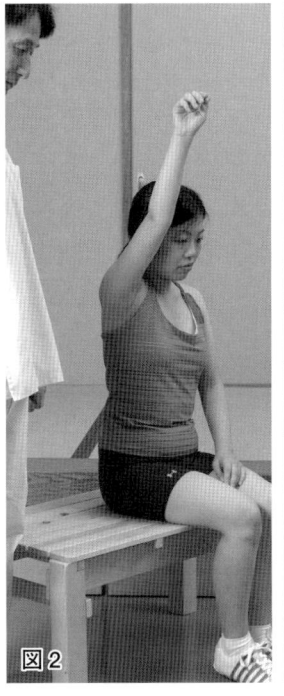

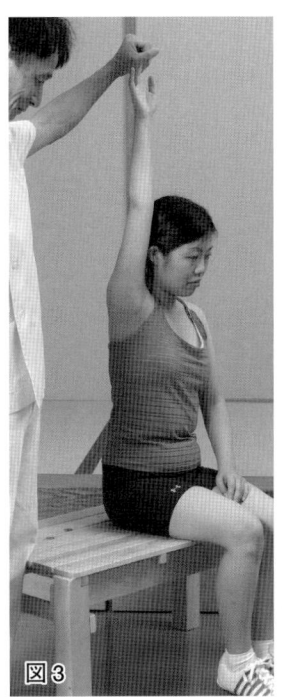

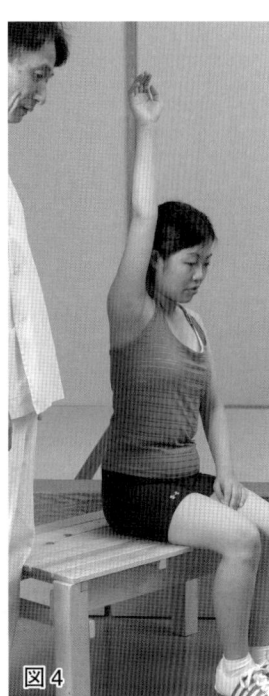

Ⅱ 片麻痺側の運動機能強化と動作能力の鍛え方

図1，2：自身で肩の挙上を行う
図3：自動介助で運動を行い，挙上範囲を拡大します
図4：その後，自動運動を行うと運動範囲の設定値が変化して拡大するため，実際の動作範囲が拡大します

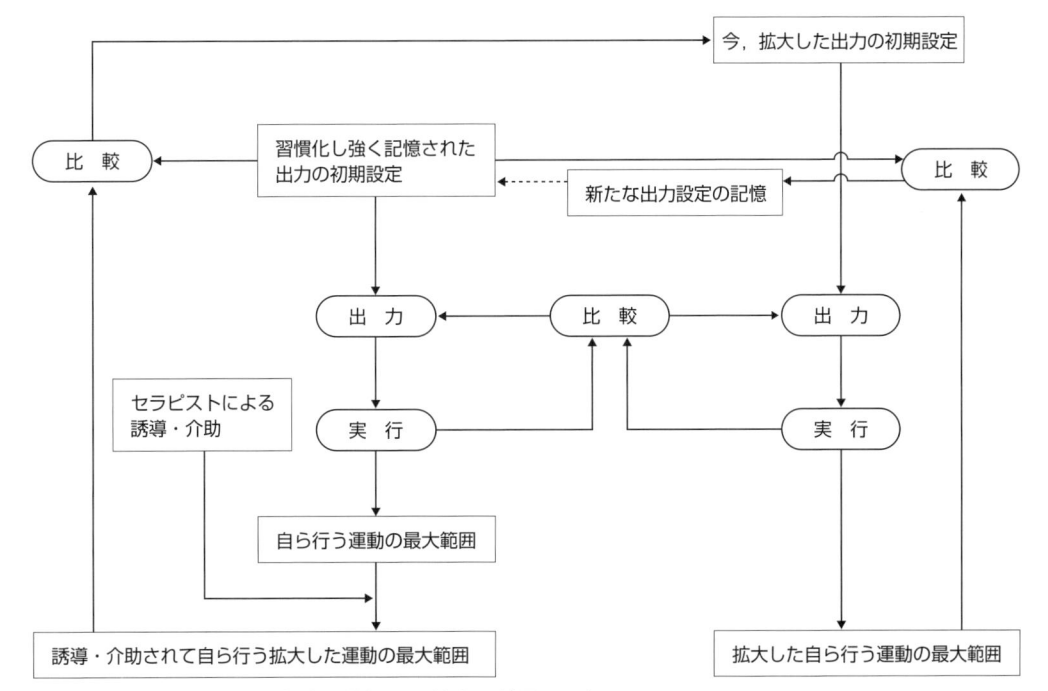

図 5　誘導・介助による自動運動範囲の拡大と効果の理解

拡大した設定値は短期的に記憶されているので，ある時間の経過後には元に戻ります．この設定値を中期的な記憶にするには，一定以上の回数の繰り返しが必要となります．患者では運動範囲の設定は痛みの生じない範囲となっているので，少し痛いがしばらくすると痛くなくなる範囲に自動介助で動かし，その角度でしばらく止めるようにします．すると設定値が少しずつ広がります．この広がった範囲を自動運動で繰り返すと，中期的な設定範囲の拡大につながると，筆者は経験上で理解しています

は稼動するとします．しかし，出力の量と筋力が低下しているために，これまでと同じ力を発揮するつもりで病前と同量の出力をセットしても，実際の出力量が不足し，あるいは収縮する筋線維の数不足と強縮に至らない筋線維や強縮の持続時間が短すぎるなどの理由で，関節を目標角度まで動かすことができない結果に終わります．ここで，抵抗が加えられると，抵抗に抗するように力を発揮しようと出力の設定と実際の出力が上がります．つまり，これまでよりも大きな力を発揮しようとするため，上肢を動かすことができる程度に，筋活動が上がり運動も行われるのです．

実際，患者に間欠的に抵抗を加えます．しかし，出力は不十分ですから，抵抗を加える手と反対側の手で，肩関節を下後方から包むようにして上に向かって支持し，関節を痛めないようにしてください．必ずこの支持する手の使い方と，抵抗を間欠的に加えるための手の動かし方は付録のDVDで学習してください．DVDで学習しましたら，必ず友人・家族に協力をお願いして，練習してください．

なぜ，間欠的抵抗を加えるのか説明します．出力の量が不足しているだけではなく，出力の持続時間も低下しています．時間的な問題としては，出力の最初の集中も不足しています．出力を最初に集中させないと，力が出せず動きを出現させることができません．これは加速させなければ動作を始めることも維持していくことも難しいからです．ですから，抵抗を一気に短時間加え，反応としての筋収縮を起こす筋を増やして筋収縮を強めるのです．この断続的・間欠的な抵抗を加えることで，まず出力を集中させ，断続的に出力を持続させます．最初の抵抗で筋が動くと関節も少し動き，関節角度が動作方向に変わります．次の抵抗で筋がさらに収縮し，関節角度もまた少し進みます．このように間欠的抵抗を1サイクル繰り返し，関節角度の可動範囲内の，すべての角度で筋収縮していきます．その角度ごとの，筋収縮量の実行値と筋紡錘を介して脳にフィードバックされた感覚値が，その関節角度の動きを可能にする脳の出力値，すなわち必要設定値（必要設定値は，感覚と前の実行の差を今行った実行値に加えて，次の実行の目標として設定する値）として，短期記憶されると考えられます．間欠的抵抗を加えてその抵抗に抗して行う運動を，サイクルの間に休憩を入れて数サイクル行い，これを1セットとして数セット行います．すると，間欠的抵抗で出力が集中し始発出力量が満足な値になり，間欠的に1サイクル行うことで運動が持続して維持されます．サイクルを繰り返し行うことで，抵抗に抗して出力が増す状態になってきます．次に，強く動かすように短く強い声かけを連発して，抵抗を持続に切り替えていきます．そうして声かけだけで，新たな適正で必要な出力を始発し，かつ持続させて終えるまでの必要な時間の間は，筋が必要強度の収縮を持続し，運動が稼動できるようにしていきます．

このように意識して間欠的抵抗の強さと，間欠的抵抗の頻度，休憩時間を考えます．反応に応じてサイクル間でこれらの要素を変化させるかを勘案し，セットの内容をその時のその人に最も適した，有効な内容にしていきます．少なくとも，有効と思われた方法を1セット繰り返すことです．

Ⅱ 片麻痺側の運動機能強化と動作能力の鍛え方

【セラピストの声かけの仕方のよくない例（図1）とよい例（図2）を示します】

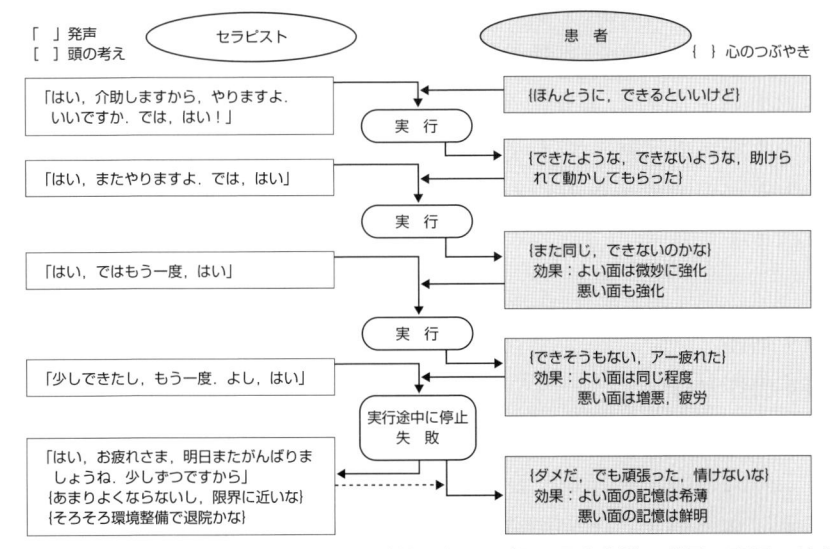

「 」発声
[ ] 頭の考え　セラピスト　患者　{ } 心のつぶやき

「はい，介助しますから，やりますよ．いいですか．では，はい！」 → 実行 ← {ほんとうに，できるといいけど}

「はい，またやりますよ．では，はい」 → 実行 ← {できたような，できないような，助けられて動かしてもらった}

「はい，ではもう一度，はい」 → 実行 ← {また同じ，できないのかな}
　効果：よい面は微妙に強化
　　　　悪い面も強化

「少しできたし，もう一度．よし，はい」 → 実行途中に停止 失敗 ← {できそうもない，アー疲れた}
　効果：よい面は同じ程度
　　　　悪い面は増悪，疲労

「はい，お疲れさま，明日またがんばりましょうね．少しずつですから」
[あまりよくならないし，限界に近いな]
[そろそろ環境整備で退院かな]
　　　　　　　　　　　　　　← {ダメだ，でも頑張った，情けないな}
　効果：よい面の記憶は希薄
　　　　悪い面の記憶は鮮明

図1　よくできないのに，とにかく介助して連続で何回も繰り返す方法の効果の限界に対する理解

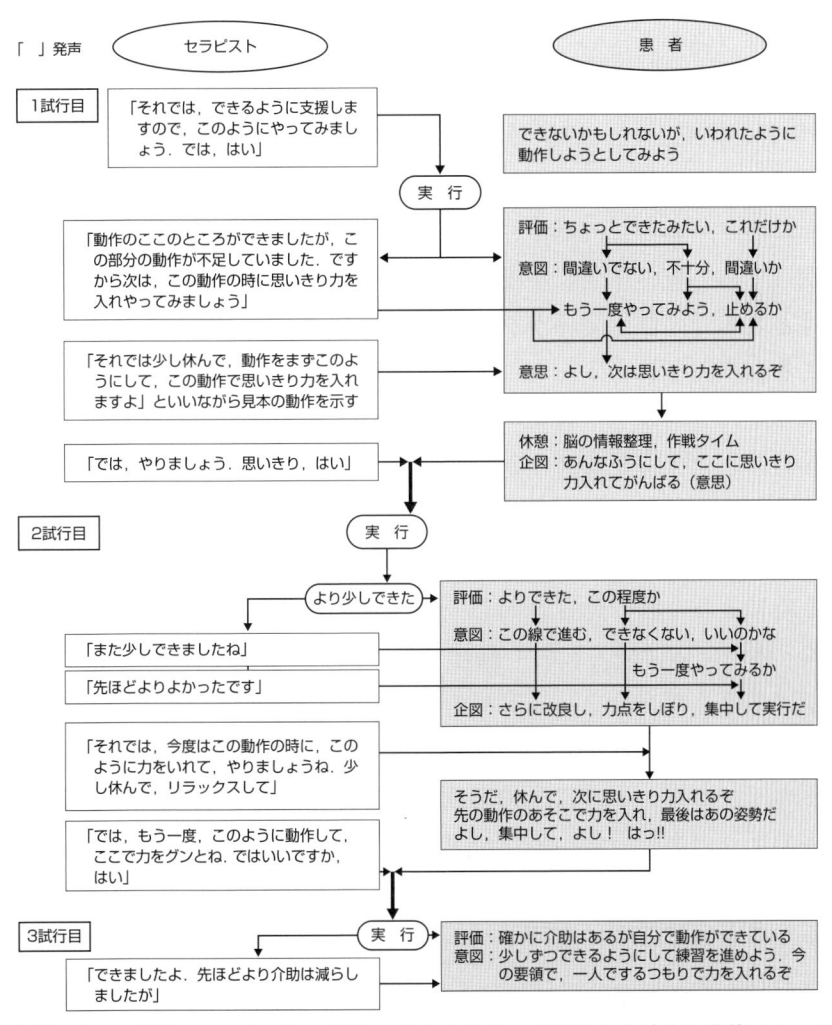

「 」発声　セラピスト　患者

1試行目　「それでは，できるように支援しますので，このようにやってみましょう．では，はい」 → 実行 ← できないかもしれないが，いわれたように動作しようとしてみよう

「動作のここのところができましたが，この部分の動作が不足していました．ですから次は，この動作の時に思いきり力を入れやってみましょう」 ← 評価：ちょっとできたみたい，これだけか
　意図：間違いでない，不十分，間違いか
　　→ もう一度やってみよう，止めるか

「それでは少し休んで，動作をまずこのようにして，この動作で思いきり力を入れますよ」といいながら見本の動作を示す
　　　　　　　　　　　　意思：よし，次は思いきり力を入れるぞ

「では，やりましょう．思いきり，はい」
　　　　　　　　　　　　休憩：脳の情報整理，作戦タイム
　　　　　　　　　　　　企図：あんなふうにして，ここに思いきり力入れてがんばる（意思）

2試行目　→ 実行
　　　より少しできた → 評価：よりできた，この程度か
「また少しできましたね」　意図：この線で進む，できなくない，いいのかな
「先ほどよりよかったです」　→ もう一度やってみるか
　　　　　　　　　　　　企図：さらに改良し，力点をしぼり，集中して実行だ

「それでは，今度はこの動作の時に，このように力をいれて，やりましょうね．少し休んで，リラックスして」
　　　　　　　　　　　　そうだ，休んで，次に思いきり力入れるぞ
　　　　　　　　　　　　先の動作のあそこで力を入れ，最後はあの姿勢だ
　　　　　　　　　　　　よし，集中して，よし！はっ!!

「では，もう一度，このように動作して，ここで力をグンとね．ではいいですか，はい」

3試行目　→ 実行 ← 評価：確かに介助はあるが自分で動作ができている
「できましたよ．先ほどより介助は減らしましたが」
　　　　　　　　　　　　意図：少しずつできるようにして練習を進めよう．今の要領で，一人でするつもりで力を入れるぞ

図2　一試行ごとに休憩をとりながら，機能・能力を伸ばす方法による効果の累積についての理解

骨粗鬆症などで強い外力に抗すること，あるいは瞬間的な変動に対応して急激に動作することが禁忌の場合には，自動運動の範囲以下の強度の抵抗で，抵抗の変化を急激ではなく行い，筋への出力を高めるように進める必要があります．このことは，すでにp114の「c．リスクになる抵抗の回避」でもまとめて記述しましたが，抵抗を加えることにおいても，力の加え方を考えて事故にならないように実施しなければならないことに再度注意を促したいと思います．

b．突き出す動作
ⅰ）突き出す動作とは

　突き出す動作とは，上腕骨の長軸方向体幹に向かって加わる力に抗して，出力を発揮する動作です．この突き出す動作ができないと，肩を90°以上（水平よりも上に）に挙上することが困難です．突き出すことができない場合には，肩を90°以上に上げようとすると，上肢を後方へ引きつけるようにして動作します．本当の引きつける動作では，上腕を体に密着させるようなあるいは肘を腋下に付けるように行う動作なのです．しかし，この引きつけるような動作（偽の引きつけ動作）は，肩の根元だけが後方へ体の中心に向かうように動き，肘は体から離れます．結局，肩甲骨上部の内転で行われます（肩甲骨の中・下部は外転）．肩甲骨の内転とは，肩甲骨が後方に移動しながら脊柱に向かって肩甲骨の内側縁を近づける運動です．しかし，肩甲骨の内面あるいは前方で肩甲骨を動かす筋の活動は抑制される形にあり，いわば内面が浮いた状態で，肩甲骨の体幹への固定が不十分となります．したがって，上肢の挙上に不安定さがあり，重量を持ち上げる場合には肩関節内における肩甲骨と上腕骨の位置関係がタイトになりやすく，肩関節を痛めることにつながる可能性が高まると推測されます．なにも重量を持ち上げないのであればよいのでは，と考えるかもしれません．しかし，麻痺のある人には，肩を90°以上挙上すること自体が大きな負荷ですから，この大きな負荷に対して挙上する時には肩関節をタイトに，いわばロックして上肢を後方に引きつけた肩甲骨上部内転により挙上しようとすることになります．この動作の形は，頭を他人に前からたたかれそうになった時に，「やめて」と身を引きながら避け逃げる時にとる上肢の動きと同じです．すなわち，肩甲骨の内転で上肢を挙上する時には，上体・体が全体に後方に引く動作（避け逃げる形）を伴う場合が，（動作を十分にできないで避けるほうが安全な）片麻痺の人では比較的多くに観察されます．避けるほうが安全なのですから，本来は正しい動作が選択されているとも考えられます．正しい動作が選択できるのですから，十分に運動を強化して動作の形を適切に変えるセラピーを行うことで，本来のより自由で力強い動作が実用になると理解できます．

　突き出す動作は従来，上肢のパラシュート反応が有用で発達的に分離運動を促すという理論で，座位で手を外側の床に広げてつき，肘を伸展し肩に体重をのせる方法などが，強化法として行われてきているようです．この方法では，長軸方向の力が肩から上に抜けて，体幹で肩関節に加わる体重の一部が側方下に向かい上肢の肩・肘・手を結ぶ直線と一致せ

Ⅱ　片麻痺側の運動機能強化と動作能力の鍛え方

【肩関節可動域を拡大する他動あるいは自動介助の誘導方法】

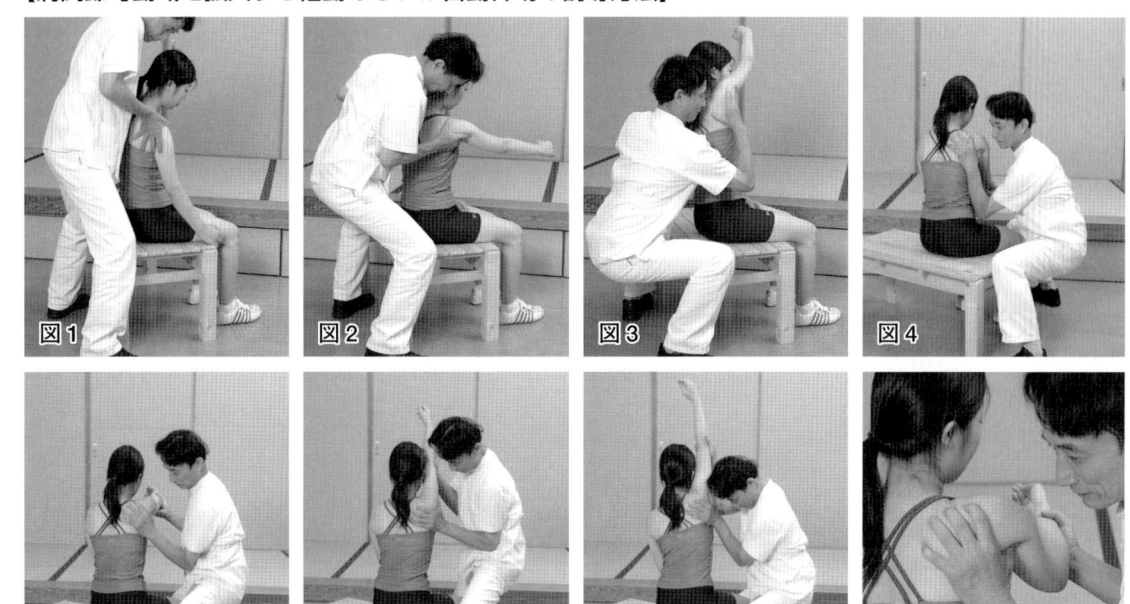

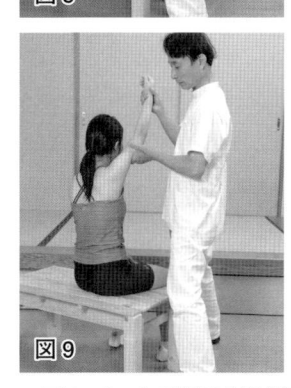

図1　図2　図3　図4

図5　図6　図7　図8

図9

　図1〜3：ある程度自動運動できる場合，セラピストの片手で患者の上腕骨頭を指先腹部分で下から上に支えるようにして動かすことができます．下から支えるため，患者の手が上がるほどセラピストは下から支えるように腰を落とした肢位となる必要があります．図のセラピストの手の動きだけを似せて実施しても腰を落とさないで実施すると，患者の肩を痛めることになります

　図4〜7：患者の上腕骨頭を支える指をセラピストの母指で行い，他の四指で肩甲骨の動きを誘導する場合です．セラピストの右手は，患者の上肢の重量を支えるため上肢全体の重心位置である肘関節部分を下から軽く持ち支えます．図1〜3と同様に肩関節の動きは肩甲骨と上腕骨頭部分を動かすことによって行います．肩甲骨と上腕骨頭を持っているセラピストの左手で肩関節の動きを誘導し，その動きに合わせて肘を支える右手で患者の上肢を動かします

　図8：肩甲骨と上腕骨頭の支持の仕方

　図9：よく行われている肩関節可動域の誘導方法です．肩関節亜脱臼のある場合など上腕骨頭位置が適正でなくなる危険があり，このようにはしないことをお勧めします

ず，相反する力が相互にいわばすれ違って正しく対向しにくいと理解されます．また本来，体幹が傾倒するのを防ぐために上肢で支持する動作ですが，体幹の重量がのった場合には肘関節は屈曲位で手を床につき，その後に肘関節の伸展によって手で床を押しついて，体幹を戻す動作が正しい動作です．したがって，肘関節伸展位で体幹の重量をのせて支持するのは，本来の動作ではありません．これは，本書で述べる突き出す動作とは異なる動作なのではないかとも考え，この動作を突き出す動作としては論考しません．

　本書でいう突き出す動作とは，胸郭の前後にあって肩甲骨を動かす筋である僧帽筋や前鋸筋や大胸筋などを働かせて，手を出す方向へ肩甲骨を突き出すように動かしながら，同時に前後から肩甲骨を体幹に固定します．そして，その動作と同時に手を出す方向へ，まず体幹を回旋させ，そして手を出す方向へ肩関節の位置を決めながら肘関節を伸展させて手を伸ばします．結局，これら動作の収束として体に肩甲骨を固定しつつ，体幹回旋させて体位をつくり，その全身位置を両足で支持するとともに肩と手を抵抗に対して突き，押し出すことによって移動してくる体幹を押し戻す動作になります．きっとこれは，武術書などで書かれる動作の形と基本的に似ているのかもしれません．

　動作の説明が長くなってしまいましたが，この突き出す動作に手根部から前腕長軸・中枢方向に抵抗を加え，突き出す動作に関与するすべての筋・出力を同時に強化します．抵抗を加える部分が中手骨基部では，ときに手関節を痛めることもあるため，抵抗は手根部から加えます．しかし，すでに手関節に痛みのある場合には，セラピストと患者の手根部を相互に合わせ，橈骨と尺骨の遠位端を腹側からセラピストの母指と環指，小指を背側に回して患者の手根部と密着させ確実に把握し，示指と中指を橈骨と尺骨の腹側に当てて前腕を保持します．そして，セラピストは把握力を強めながら患者の手関節の背屈・掌屈・橈屈・尺屈0°の手関節位を保持したままで抵抗を加えます．セラピストの手が小さければ，両手で手関節肢位を保持して抵抗を加えます．このようにして抵抗を加えますと，手根部を中心に手関節部近位端周囲からの力を加えることになり，手関節の痛みは減弱します．この時，肩関節の角度を90°以上に保ちたい時には，arm sling などを用いてもよいのです．

　抵抗には，体ごと上肢を伸展させ突き押すように，または跳ね返すように力を入れてもらいます．そして，セラピストも腰を落とし股・膝関節屈曲の立位で構えて「はい，はい」と声をかけ，自らも思い切り力を入れる意思を示します．そこには，真剣に力を入れ合う相互に一致した気持ちが表れます．

ⅱ）Get の形

　小学生のころ，答えがわかった「はい！」と，先生に向け思いきり手を天に突き伸ばした経験はありませんか．その時の，天に届けと手を突き上げた形が突き出す動作の晴れ姿です．晴れがましい心は手を上げた対側の胸を張る動作に，先生をつかむ心は，上げた側のわずかに曲げた上部上体の背の上にのせた肩甲骨の関節面から真っ直ぐ上，正面の先生

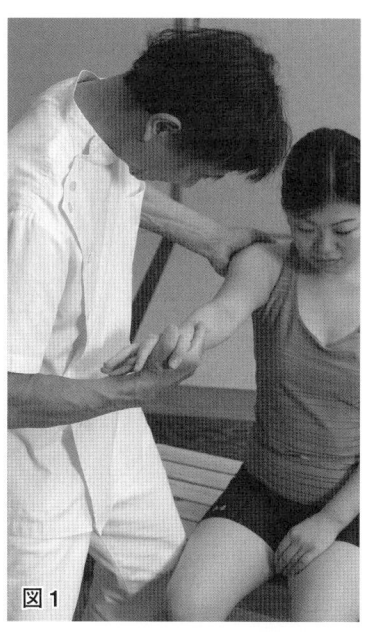

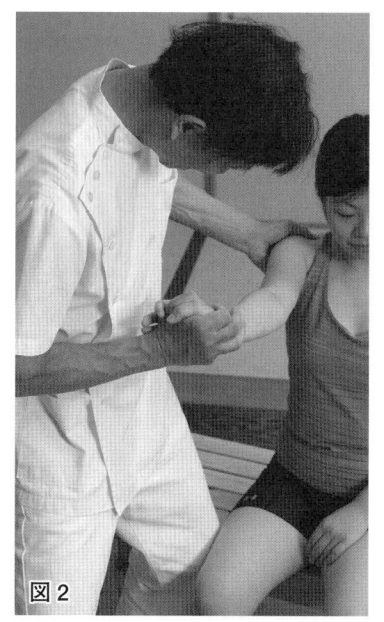

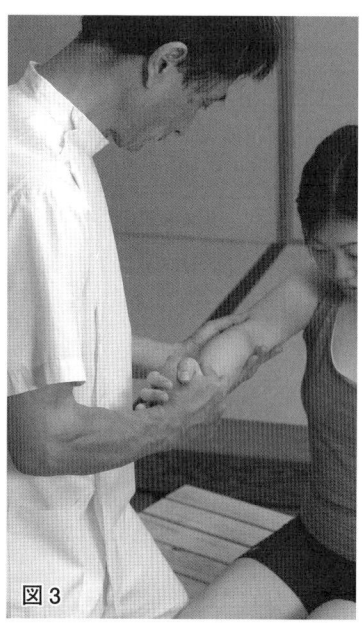

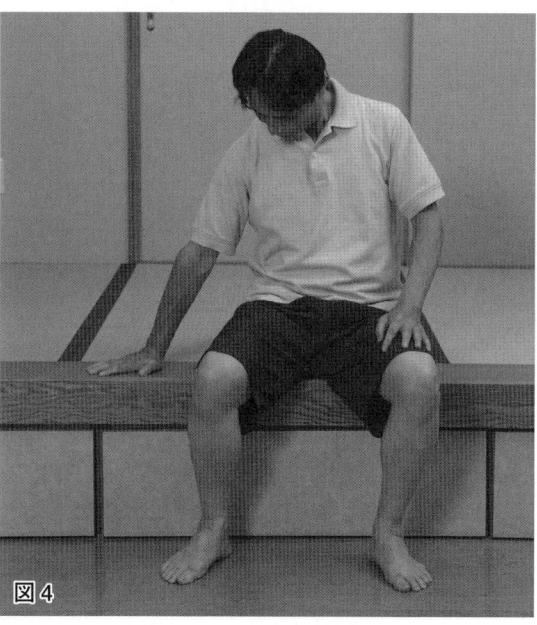

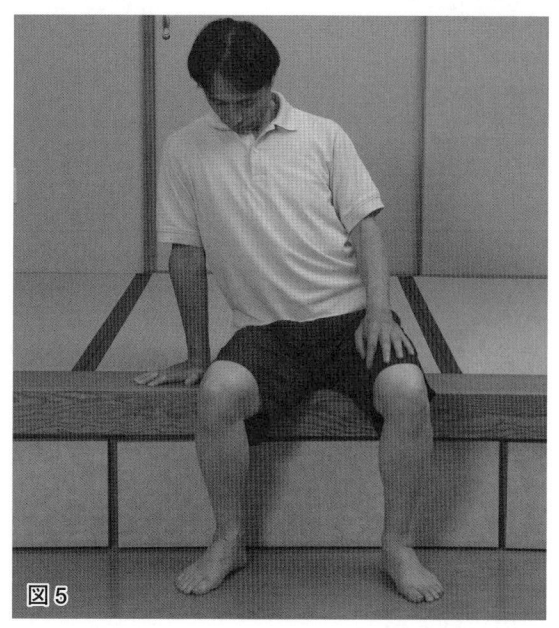

Ⅱ　片麻痺側の運動機能強化と動作能力の鍛え方

図1：手を押してもらう時の動作です．セラピストは患者の手関節を保持する時に過度に手関節の背屈を強制しないため，背屈20°程度にして患者の母指と示指の間の水かき部分にセラピストの母指を入れ，示指で手関節の橈側を，中指で前腕中心を，環指で手関節尺側をおのおの支え，小指で小指球部を把握して手掌を含む手全体で患者の前腕長軸中枢に向かう力を加えます．セラピストの左手は，その加えた力に対向するように患者の肩後方を支持して患者の上腕長軸を近位に向かって押します．そして，肘関節が過伸展しないように力の方向を整えます

図2：手関節を背屈させる力を入れるため肘関節も過伸展してしまいます．このようにしてはいけません．手関節，肘関節ともに痛める危険があります

図3：患者の肘関節を保護する方法です．この場合は，肩関節が抵抗に抗して動かせる場合です

図4：座位で側方の床を押す動作です．手を下に突き出すように押している動作はお勧めです

図5：座位で側方の床に手をつき，体を偏位させて体重をのせます．肩関節が十分に機能していない時にこのような動作を行うと，上腕骨頭が強く肩峰に当てられ，肘関節も過伸展し手関節も過度に背屈を強いられ，勧められない動作です

に向け手を伸ばす動作に表したはずです．このGetしたいという意思は，目標に向かって挑みかかる戦闘を本質に置くので，手を上げた側の上体は目標に向かい曲がります．肩甲骨の向きをつくる同側の上体上部の屈曲と，体重を最終的に支持する対側の上体の伸展が動作のポイントです．立位では，両側の下肢が各側の体幹の左右の動きに連動し，獲物に跳びかかる前の体重シフトを支える形をとります．その突き上げた手を下に押す抵抗で，突き上げ動作を誘導して確実にしていくのです．この動作によってあらゆる方向へ突き出す動作の根底をつくります．この突き出す動作は，獲物をGetする前の動作として行われます．ですから，先生は優しく，厳しく学生の興味を惹き，学生は貪欲でないと手は上がらないのでしょう．

　患者に対して行う動作では，力を誘導することで，十分に持ち上げることができる程度の重りを手に持って，その重りを持った手を前方や側方から突き出すように持ち上げ，あるいはその持ち上げた位置に手を突き出す肢位を保持する動作を鍛えます．

　形がよくとれない場合には，肘の下や手にセラピストの手や指を添えて，確実な形の動作を誘導し，かつ肩を前に突き出して90°以上に上げるように声をかけ，必要ならば肩の動作を誘導します．肩の動作の誘導には，肩関節の下にセラピストの指を入れるのがよいのですが，肘を支える手で誘導しても可能です．ただし，肘下のセラピストの指で肩の動きを誘導すると，肩を突き出す動きにならず，肩を後ろに引く動きを誘導することになる場合も多くあるので，肩の動きに十分注意して誘導方法を適切に選択します．

　手を120°以上まで挙上できるようになったら，上に向けて挙上した手掌の上に砂嚢などをのせ，肘を伸ばし，さらに手を上げるようにします．手の位置が変動するようならば，肩下あるいは肘下を片手で支えながら，他の手で手掌にのせた重りの上から徒手的に軽く間欠的抵抗を加え，肩甲骨・肩の筋出力を上げるように誘導します．やっと手を上げている状態でも，支持しながら抵抗の強さを調整して，間欠的抵抗を加えて出力を上げることが重要で，そうするうちに抵抗に自力で抗する出力が得られるようになってきます．ただし，腱反射の出現しない，随意運動がない状態では適応になりません．

iii）戦う形

　突き出す動作の他の形は勝利に向かって，相手を押しやり戦闘終了を強いる動作，あるいは相手を押し潰し，殴り倒し相手を負かす動作として行われます．相手を押しやり，比較的平和に勝ちを決める動作は，手掌を上に向けた回外・外旋で，力を解放して動作を終えます．しかし，押し潰して相手の動きを封じる動作，あるいは殴り倒して相手を撃滅させて勝ちを決める動作では，手掌を下に向けた回内・内旋で力を集中させ相手の動作を終わらせようとします．

　しかし，押しやる動作も，押し潰す動作も，殴り倒す動作も，上肢の挙上は90°以下で行うほうが強い力が出しやすいので，90°以下の挙上における動作の強化のために用いるのが妥当といえます．相手に勝つための動作ですから，前提として自身が安定していること

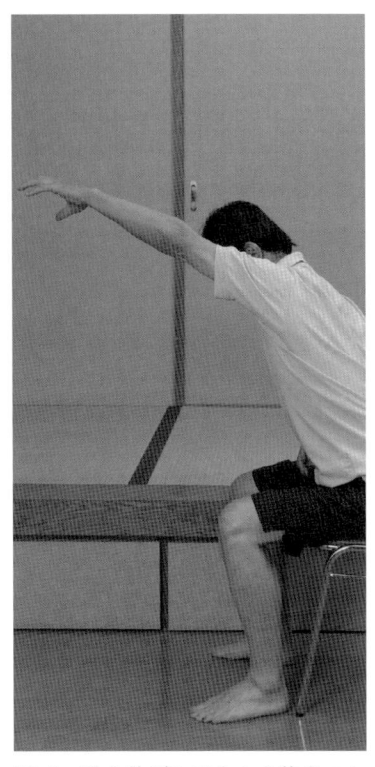

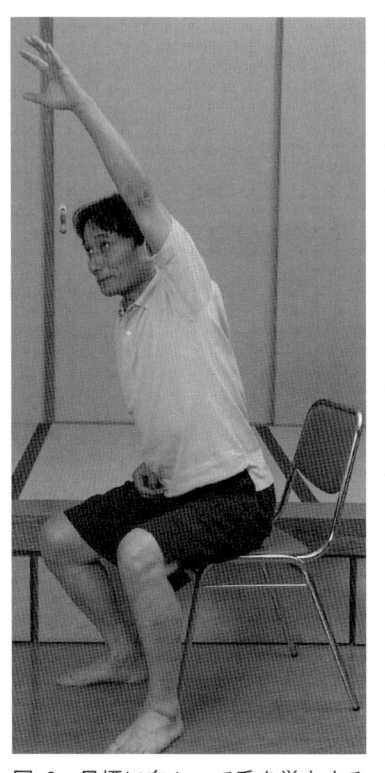

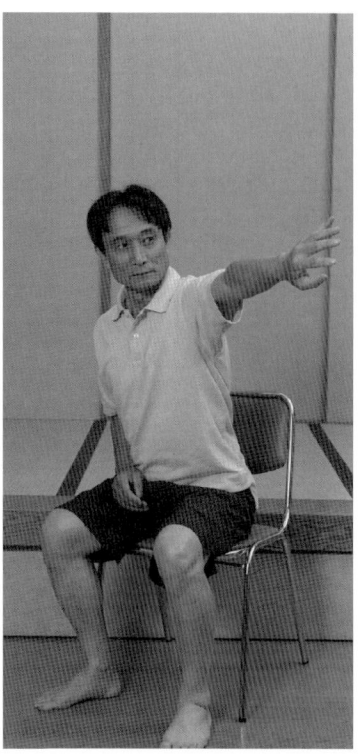

図1 手を伸ばして上から物をつかむ動作

図2 目標に向かって手を挙上する動作

図3 外側の物を手で排除しようとする，掻き分ける動作

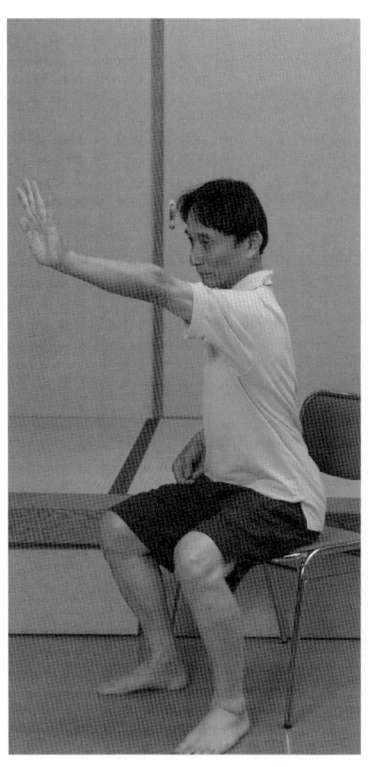

図4 手で待てと静止する動作

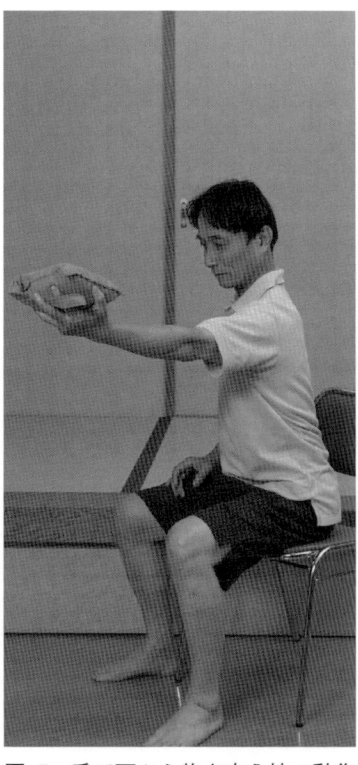

図5 手で下から物を支え持つ動作

が必要になり，この動作法で鍛えることで，全身を安定させたうえで動作の確実性が向上する形ができてきます．そして，実用性の高い動作能力を養うことができます．これらの動作のポイントは，肘を腋下から離さず，腋下に沿わせるように動かしながら肘伸展を行うことです．そして，座位を安定させ，立位で腰を安定させる中で動作していくことで可能になります．

c．押し・引きの機能
i）抵抗の加え方

セラピストの手を押したり，引いたりしてもらいながら，抵抗を加えます．押す場合は，肘関節を90～100°に屈曲させ，「手を前のほうに（突き出すように）押して」と指示します．セラピストは押す方向と逆（押し返す方向）の後方，やや内側に向かって力を加えます．

引く場合は，肘関節を100～120°に屈曲させ，「手を後ろに引いて」と指示します．セラピストは，手を後ろに引く方向と逆方向，つまり手を前方に引っ張るように力を加えます．

握手しながら押し引きの動作を鍛えます．握手し，セラピストは指を外転させ手を相手の手の中で広げるようにしながら，相手の母指と示指の間から強く引き抜くような動作で手指屈筋を伸張させるようにします．そして，握手した手の中からセラピストの手が脱げ出る感覚を手掌に加え，セラピストの手を引き抜かせないように，さらに強く握り締めてもらいます．このようにすると，筋への出力，筋感覚，皮膚感覚を，強く握る動作に収束させることになり，握力を強めることができます．このように握力を強めるようにしながら，麻痺側上肢を腋下に引きつける動作を誘導します．すなわち，相手の手の中からセラピストの手を引き出そうとして引っ張る方向を，肘を腋下に付ける動作とは逆の向きになるようするのです．

いくつもの動作を組み合わせ，微妙に調整して，セラピストは感覚を入力し，抵抗を加え，動作を誘導して，全身の姿勢・位置・運動の調整をしてよい結果を強化していけるように，訓練を積んでプロの腕を磨いてください．

ii）肘関節屈曲筋による肘関節伸展運動

これはいわば上肢における股・膝関節屈曲の立位です．肘関節屈曲筋による肘関節伸展運動はすでに「ADL—作業療法の戦略・戦術・技術 第2版（三輪書店発行）」で解説しており，股・膝関節屈曲立位については，ここでは簡単に図示（p 119の図1）するにとどめますが，要するに上腕二頭筋の収縮で肘関節を伸展させること，例えばpush upや腕立て伏せができるということです．

他の動作としては，例えば机上をタオルで力を込めて拭く作業をいろいろな方向にしますと，肩・肘関節のすべての屈曲筋と伸展筋が机上面を「押す」動作で拭くため，動かすことで各主動作筋の活動が少しずつ変化しながら実行されて，動作にバリエーションを持

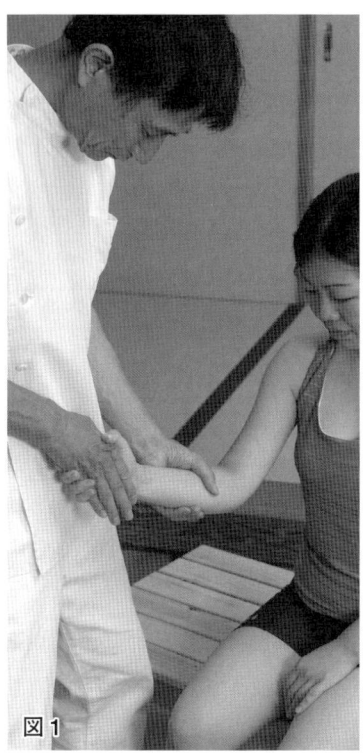

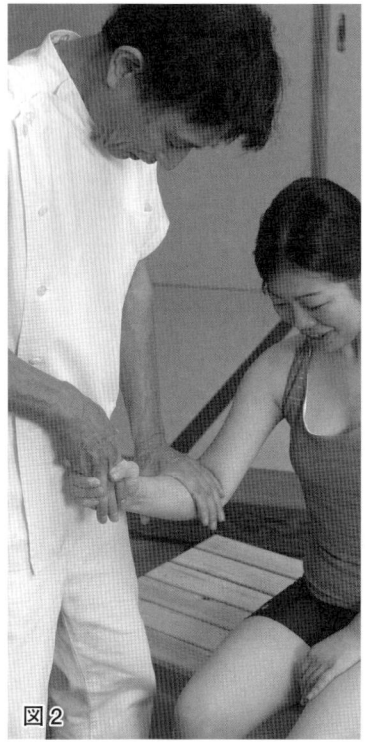

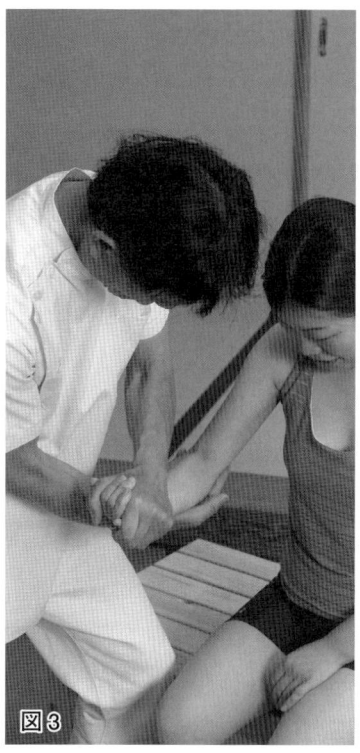

Ⅱ 片麻痺側の運動機能強化と動作能力の鍛え方

図1

図2

図3

　図1, 2, 3：握力強化の方法です．図1は，セラピストは患者の麻痺側前腕の上から2/3あたりを持ち，前腕，肘，肩を緩やかに支持します．患者にセラピストの手をなるべく強く握ってもらい，セラピストは患者の橈側方向から手を抜き取るようにします．この時にセラピストは指を外転し，患者の握っている指を開かせるような力を入れ，手・前腕を軽く回内・回外を繰り返すようにします．すると，患者の手掌・指の中のセラピストの手が逃げ出す感覚を与えることができ，反射的により強く握ろうとし，結果的に随意の努力以上に強く握ることができます．図2では図1に加え，患者の前腕の中枢端を肘関節伸展方向に押すことで肘関節の屈曲，肩関節の屈曲と連動し，さらに強く握る力を発揮することができます．図3では肩関節と肘関節の屈曲に抵抗を与える際に，セラピストの手で抵抗を加え，そのセラピストの手を握る動作を行う中で，握力を強く発揮させる方法です．セラピストは交差させた右手で肘関節・肘頭を保持し，前腕を患者の回外位にした前腕背側から手関節背側中枢にかけて下から当て，手関節背側を保護します．左手を患者の手掌に当て，セラピストの手を握るため屈曲した指を，やや遠位方向に押し開くようにしながら下方に断続的に押しつけます．患者には手を握り手関節，肘関節，肩関節を屈曲するよう努力してもらいます．図1, 2, 3と進むほど患者の頭部の屈曲が強まり，より力が入っていることが読み取れるでしょう

たせながら習得されます．ただし，なぞるように軽く拭くようにして机の上のタオルを動かす動作では，あまり期待できません．強く押しつけて拭くことが肝要です．

d．固定あるいは支持する機能

固定し支持する上肢の機能は，重量物を運搬する時に一定以上の力を出し続けて物を持ち落とさないという課題，また例えば包丁で物を切る時に切られる物をまな板の上で固定する課題，あるいは包丁の刃を垂直下方に向けた状態を維持する課題などに対して発揮する機能です．

ⅰ）物を落とさず保持する課題
（イ）抱えて保持

子どもを抱きかかえて歩き続けることができれば完全に合格で，求めるべき動作です．砂を布袋に入れた物（砂嚢）などから始め，2 kg，3 kg，5 kg，8 kg，10 kg，15 kg，さらに 20 kg へと重量を増やしていくことで，子どもを抱く能力はつきますが，腰椎など骨粗鬆症の進行した人では 5 kg は重すぎです．麻痺側の手から前腕にかけて抵抗を断続的に下方に加えて肩・肘の筋収縮を増してから，課題の重量の袋を負荷して保持し，歩く動作をします．この動作をするには，麻痺側の下肢を前に出し膝を軽度屈曲して歩き，かつ体重は主に非麻痺側で支持して歩くため，歩行能力も鍛えられます．いわゆる反張膝で歩くと麻痺側の臀部が後方に出た形になり，荷を腹部に押しつけながら下から支える運動として行われる抱える動作が困難になります．よって，我が子のようにいとおしんで荷を抱え，確実に歩くことによって安全な歩行能力も高まります．

上肢における動作のポイントは，手関節の掌屈です．手指を握っている人では，手指を開いた中に砂嚢を入れることで，手指を握る動きから砂嚢を支え持つ動作に変換し，実用の機能に高めていきます．このように進めると，ある程度まで手指が開いた状態で屈曲筋群が荷を保持するために働くので，手の固有筋の活動の誘発が期待できる動作になります．手の上に荷をのせて保持するためには，中手指節関節の屈曲運動と，母指と小指の対立運動が，本来は必要になります．この肢位の設定と，荷重という抵抗が筋を伸張する設定となり，固有筋群の活動の誘発を期待できます．

抱える動作は単に荷を上にのせるのではなく，胸腹部に向けて手・前腕・肘を押しつける動作を必要とします．前腕部中枢の肘の近くを，側腹部から斜め下方に向かって離すような抵抗を加え，この抵抗に抗するように動作することで，肩甲骨を挙上して体幹に密着させる動きと，肩関節の内転・内旋の動きの複合動作を鍛えます．

歩行する間に，この上肢の動作肢位を保持することで，全身の動作と連動し，全身の動作を行う間も出力を維持しなければならないという意味での分離動作を，鍛えて実用できる動作にします．30 kg の米袋を両手で抱えて運べば，文句のつけようはありません．

Ⅱ 片麻痺側の運動機能強化と動作能力の鍛え方

【実際の患者での手指，手関節，肘関節，肩関節の屈筋力強化による屈曲と伸展動作の強化】

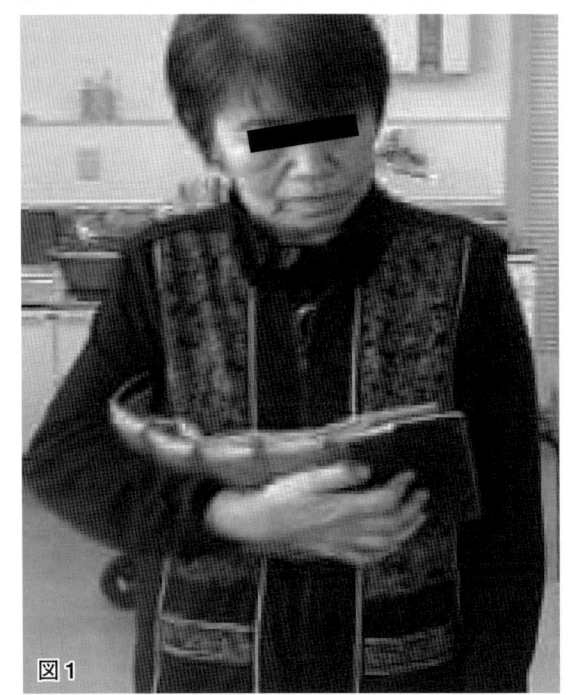

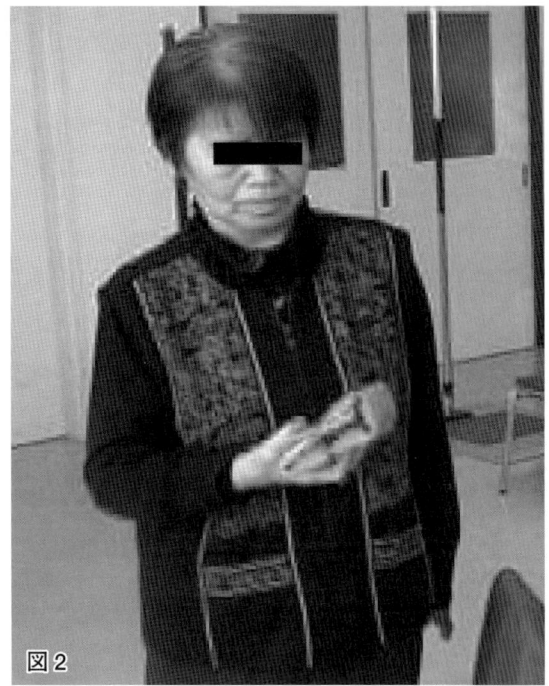

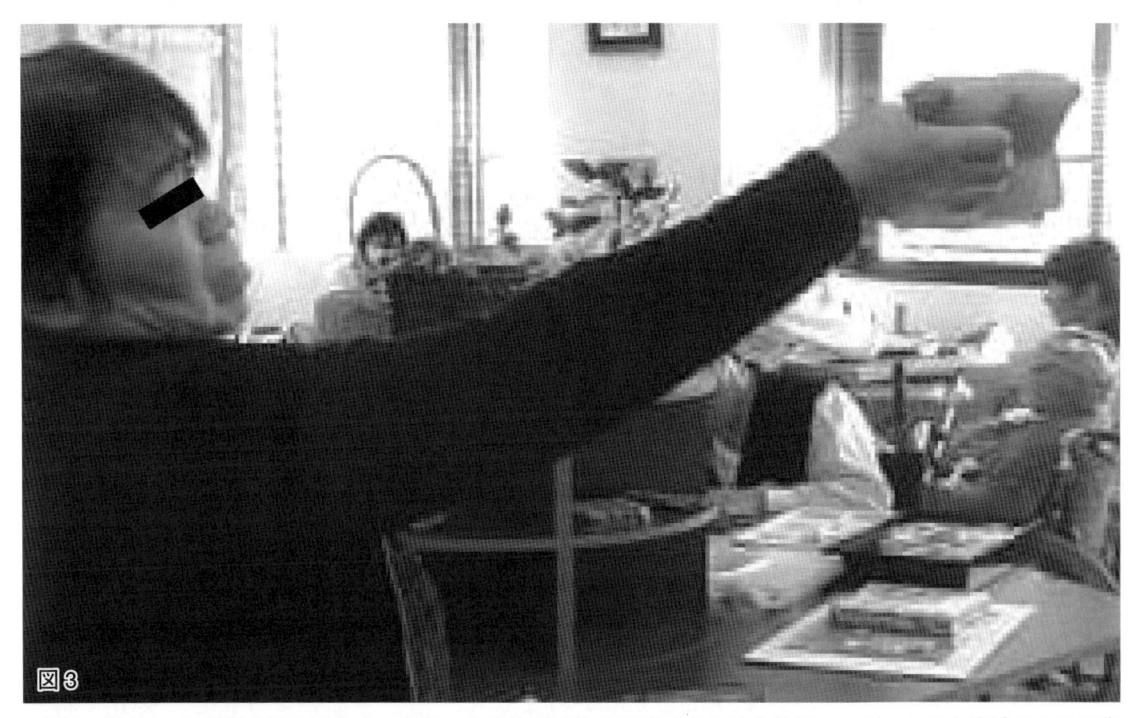

図1
図2
図3

　図1：計5kgの重量を抱えて歩く．赤ちゃんを片手で抱えて歩くことは女性にとって，とても意味のある日常的動作です．
　図2：約3kgの重量を片手で握り保持することは，家事の基本として必要になります．このような状態で手を保持しながら非麻痺側の手で他の動作を行うことができれば，さまざまな動作を両手で行うことができます．
　図3：約3kgの重量を片手で握り，回外・外旋位で手を前方に出す動作です．この動作は肘の伸展運動ですが，肘関節屈筋群によって行われます．屈筋群の筋力を十分に発揮することができれば，このように肘関節を伸展させて物を取り，置き，渡すことができます．

（ロ）腕に吊り下げて保持する機能

　肘のあたりにスーパーの買い物袋を下げて歩く女性を多くみかけます．また，ハンドバッグを前腕に吊り下げる姿も美しいものですが，これは手で持つより疲れないという利点に加え，盗られにくい防犯的な利点もあります．防犯は単に肘に物を吊り下げるというものではなく，前腕を腹・胸につけて保護する動作を含みます．しかし，抱える力は砂嚢を抱える動作ほどは必要ではありませんし，吊り下がる物の荷重も前腕よりも主に肘に加わり，テコの原理で相対的に減少します．問題は肘から物が吊り下がっているので，多少ブラブラと動くのでその動きに動じないように，重心を保持して歩くことに困難性があります．動作の要点は吊り下げた物の荷重に耐えて肩関節，肩甲骨を保持することです．肩が下がらないように注意して歩く必要があります．また，肩に力を入れると肩関節の亜脱臼はなくなり，歩行時や非麻痺側上肢の作業時に肩の亜脱臼が現れる人に強化法として利用できます．肘に吊り下げた荷が動いて体に当たることで注意が持続しますし，何より荷を吊り下げるために，力を常に入れるように脳プログラムがセットされることで，動作中の亜脱臼が軽減していきます．日常の買い物は，2人住まいなら3kgを運べば十分ですし，工夫すれば半分の量で暮らしていけます．ですから重量の目標は前項の（イ）抱え保持を含め，この程度できれば，自宅に住む高齢者の日常生活は自立していけます．もちろん，各種サービスを活用すれば重量運搬から解放されますが，1.5〜2kgを運ぶことができれば室内の生活にほとんど困らなくなります．

（ハ）手につかんで吊り下げて保持する機能

　買い物袋を手に提げて家路を急ぐ．カバンを持ち会社に出かける．両親が我が子の手を強く握りブランコしながら歩く．これらの動作は，大げさにいうと，信頼と命をつなぐ，または家族の一人ひとりがかけがえのないものと認め合うといった，大切なものであることを表す動作の機能です．

　例えば，美しい模様の厚手の織りの高級な風呂敷で，ていねいに砂嚢を包み，風呂敷の結び目を持ち下げて歩くことから始めます．砂嚢のテント布製の取っ手は手になじみにくいので，ぴたっと手になじみ大切さを伝えるという点では絹の風呂敷が一番です．重量に対して屈曲筋群が働きますが，肘伸展位でもあり，動作として少し難しい遠心性収縮の制御を強化することになります．しっかりと握らせて肩まで筋収縮をさせるようにします．握りが弱いと肩の力も抜けていくので，肩を重量で痛めることにもなります．ですから，決して手首に巻いて落ちないようにしてはいけません．落とさないようにと，必死で握ることが大切です．重量は5kgまでを目指します．

　筒握りで物を持ち運べるようになったら，次には球体の下に付けたひもの先に砂嚢を取りつけ，その球体を握り，手関節を背屈位に保持しながら，握った球体を落とさないようにして歩きます．砂嚢の重量を上げていって3kgほどまでできれば，十分に実用の範囲になります．この動作で，物を持つ時の手関節の位置決めが確実になり，実用の域になり

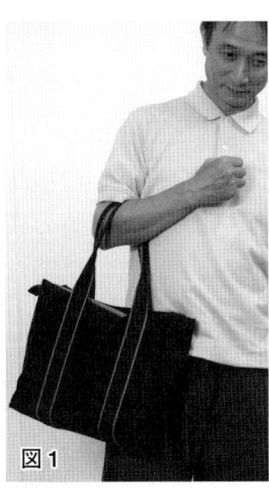

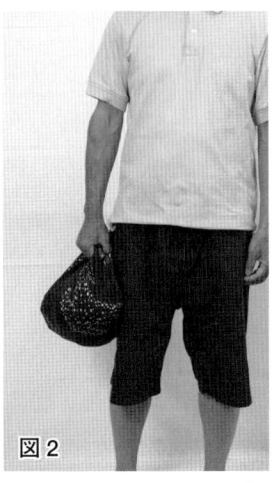

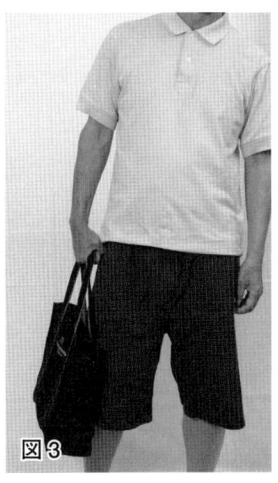

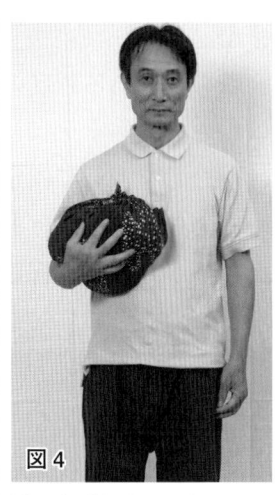

Ⅱ 片麻痺側の運動機能強化と動作能力の鍛え方

図1：腕に荷を吊り下げて歩く動作．荷の重りに耐えるためには肩甲骨・肩関節を引き上げなくてはなりません．手で握る力が不十分でも，この動作はできます．肩関節の亜脱臼が歩行時にあるが，意識して肩を引き上げれば亜脱臼が消失するような人に，このように肩の引き上げを自然な，自動的な運動として行う動作です．腕に荷を吊り下げる動作を行い，肩関節亜脱臼防止の動作が自動的に設定するようにしていくことが必要です．さらに，歩くことで肩の引き上げの自動運動の強化になり，荷を持たずに歩く際の肩亜脱臼の軽減につながります．その意味ではアームスリングは，肩引き上げの自動運動を劣化させると推測できます

図2：腕に荷を吊り下げて歩く動作ができてきたら，手で荷を握って歩く動作を行います．手・指全体で荷をつかむため，肘・肩の筋群も同時に働きます

図3：手で荷を握って歩く動作が確実になってきたら，屈曲した手指に物を引っ掛けて歩く動作を行います．指の屈曲で引っ掛けているため，肘・肩の筋群は必ずしも収縮する必要がない動作です．この動作では亜脱臼が増悪する可能性があります．したがって，力があるが肩関節が脱臼しやすい人は避けるべき動作でしょう

図4：腕で荷を持つ動作の最も基本の形です．荷と体が一体となるため図1〜3のように荷を持つ時に体が対側に偏位することがあまりありません．麻痺側上肢で荷を持つことで麻痺側下肢に加重しつつ，体をほぼ垂直に保って歩くには，この動作を行うのがよいです

ます．

　球握りである程度の物を持ち運べるようになったら，次はプリンの容器のような台形筒の小さい底面を上にしてつまんで持ちます．ただし，この底面の真中に穴を開け重りを付けたひもを通して固定します．固有筋による把持を鍛えるのが目的です．ただし，台形筒の底面に指先を曲げあてて持つのは禁止です．遠位指節間関節を屈曲させて，台形筒の底面の下から支えて握っては，人間にだけ許された高度な手指対立で成すつまみ機能に至らなくなるからです．

　握る時のポイントは，母指の位置の正反の位置に中指を，あるいは中指に近く中指と示指の中間を位置させます．小さな底面を上にした時に，どうしても持てない場合は，まず大きい底面を上にした台形筒で行い，可能になったら円筒に，そして再び小さな底面を上にした台形筒でと進めます．

（ニ）手につかんで空間に保持する機能

　両手で新聞を持って読む，ペットボトルを持って飲む，大ジョッキで乾杯して飲む，子どもの両腋を抱え持ち「高い！高ーい！」と掲げ喜び笑い合うなどの動作に必要な機能です．これらの機能を得るためには前腕を中間位にして，手を前方，側方，内方などの方向へ肘の伸展で伸ばし，手を肩より少し上に上げます．そしてこの時，手関節掌・背屈0°で橈屈するようにして0.5～3kgの砂嚢を手に持ちます．セラピストはこの動作が形よく行われるように，手や肘，肩に指で触れながら動作を誘導します．手が肩より下がるようならば，肩甲骨，肩関節の位置固定の出力不足ですから，上腕の上から下方に抵抗を加えて90°以上へ手の挙上動作の出力を強化します．肘関節の伸展で持ち上げるのですが，この肘の伸展は上腕二頭筋の収縮で行われます．両手で持った子どもや物を落とさないようにしているのは上腕二頭筋なのです．

　次に，砂嚢を持ち上げた状態で肩が下がり体幹が麻痺側に傾いたら，肩を上げるように声かけしながら，肩の上から麻痺側下方へ抵抗を加えます．これは体幹の出力の強化のために行います．また，麻痺側下肢での体重支持が不十分なため，肩を下に押す抵抗で腰が非麻痺側へ逃げて体幹が麻痺側へ傾斜したままであれば，麻痺側下肢での体重支持をあらためて強化する必要があります．このような場合は両足を肩幅に開脚し，膝関節を軽度屈曲位で麻痺側の足を半歩前に出し，麻痺側骨盤を膝関節の真上に移動させて，麻痺側骨盤を真上から真下に向かって強く断続的に押しつけて，麻痺側下肢で体重を支持する動作を強化します．

　順番としては，麻痺側下肢での体重の支持，麻痺側体幹の伸展，麻痺側上肢を突き出すようにして前腕中間位で手を肩より上げて，手関節橈屈でつかんだ物を支え持つことを強化します．

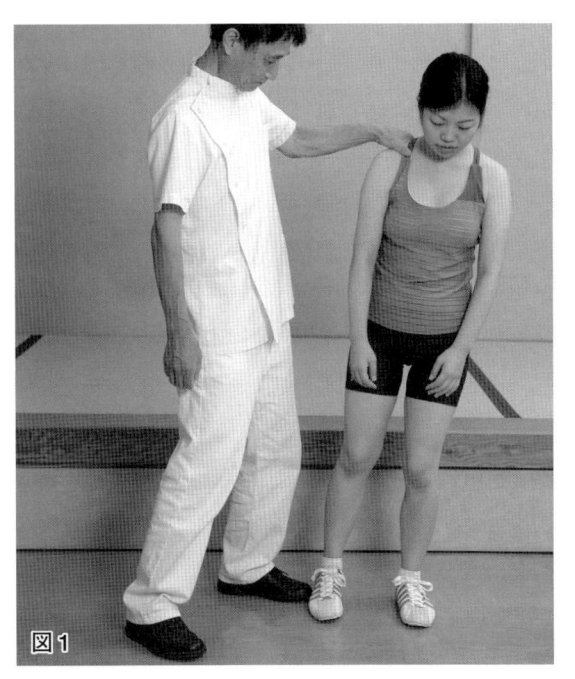

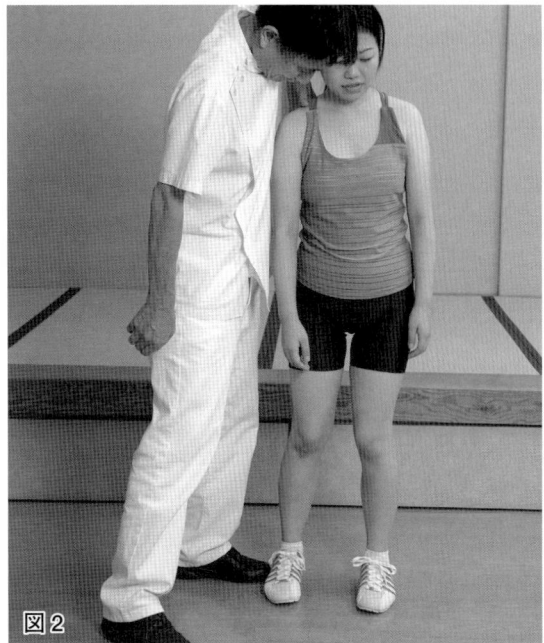

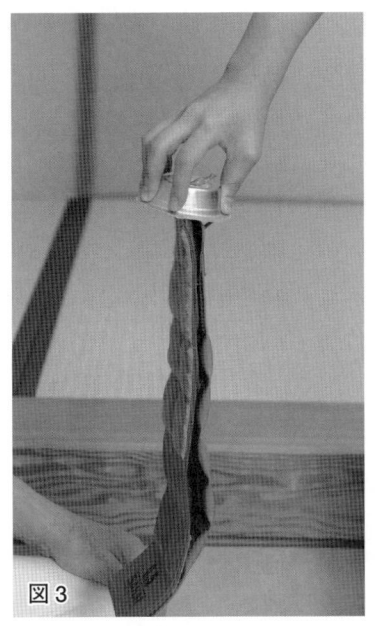

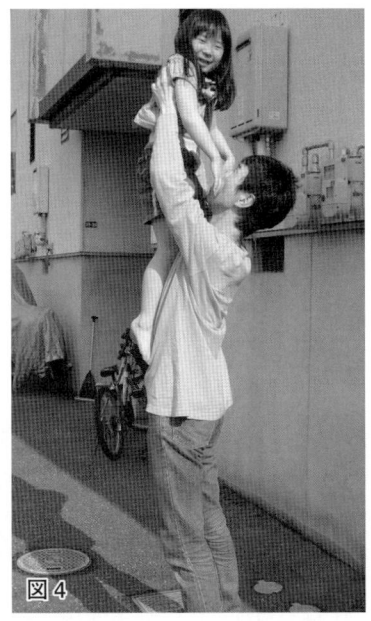

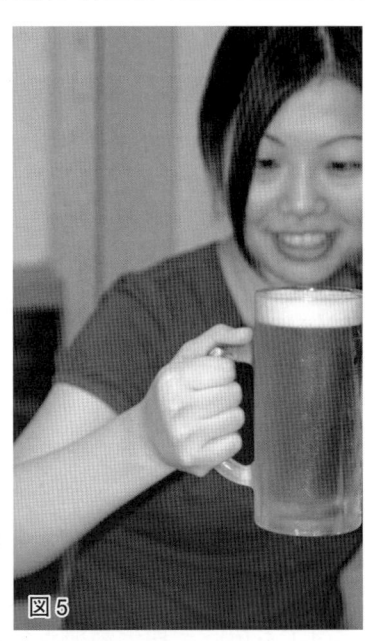

Ⅱ　片麻痺側の運動機能強化と動作能力の鍛え方

　図1：非麻痺側下肢での体重の支持を確実にするためには麻痺側肩から非麻痺側足底に向けて断続的に加圧をするとよいです．p135の図1～3の動作をする際には事前にこのように機能を強化し発現させておくことも有効です

　図2：麻痺側下肢での体重の支持機能をより強く発現させるためには，麻痺側肩から麻痺側足底に向かって断続的に加圧するとよいです．p135の図4の動作をする際には事前に，このように機能を強化し発現させることも有効です

　図3：プリンの容器の底に穴を開けてひもなどを通して重りをつなげ，5本の手指で底を上にしてプリンの容器を持ち歩くと，手指の把持機能を強化できます．また，歩くことで物を持ち続ける動作と他の動作を同時に行うことができるようになります

　図4：「高い，高い」とわが子を抱き上げる動作は，肩関節屈曲・内転と肘関節屈曲の力で子を両腋から保持し，肩関節屈曲と肘関節の伸展で高く上げているのです．単純な肘の伸展動作ではありません

　図5：ビールを飲むにはジョッキを確実に握り，肘関節屈曲と肩関節屈曲・外転の制御が円滑に行えることによります

137

ⅱ）つかんだ物を他の物に押しつけて位置固定する機能

　まな板の上の大根を上から押さえつける，アイロンをかける，タオルで体をこする，AED（自動体外式除細動器）がなくても心臓マッサージで蘇生を願う，大切な動作です．この動作は，体重の一部を肩，肘，手を介して押さえつけられる物に預ける動作です．あるいは，物を下から持ち上げるように手を押し上げる動作では，押し上げて出す力の分だけ，地面を下肢が押す力が増す動作です．ですから，体重を支える動作と手で押す動作との調整が必要になります．押さえつける動作は2通りあり，体の内側から外側に押し出す動作と，体の外側から内側に向かって押し込む動作があります．

　押し出す動作では，肩関節の外転・内旋に前腕回内を加え，主に上腕二頭筋の収縮力を使って肘を伸展する運動で，確実に物を固定することがポイントです．

　押し込む動作は，肩関節を外転位から内転に行う運動で行われますが，肘を上げすぎないことがポイントです．この時わずかに外旋を保つようにすることが大切なのですが，この運動を見切るには十分な観察眼が必要です．簡単にいいますと，肘の上げすぎをみることです．肘を上げすぎて押しつける動作をすると，肩への負担が過度になり肩関節痛を起こすことにつながります．よって，肘を上げすぎないことです．この押し込む動作は上腕二頭筋です．

ⅲ）包丁の刃を垂直下方に向け正確に位置保持する機能

　刃物は食物を調理・加工し，分け合い食べるための基本となる道具で，刃物と火によって人類は発展してきました．包丁を扱えることで，その家の要の役割を果たすことができます．単に交換手段で見せかけ臭い紙幣を稼ぐ人よりも，現実に食料をおいしく作り出し提供する人に真の実権があることは，多くの家庭で証明され続けていることです．心を込めた温かい料理の腕は，本当に大切です．

　包丁の刃は真っ直ぐ下ろす分には，刃の下にあるものだけを切ります．刃が横や斜めを向くと，手や指も切ります．向きが定まらずに強く切り下ろすと，物にはじかれ，この場合は握りも弱いので，手から離れて足元に落下します．よって，包丁をそのまま用いると外傷の原因となりとても危険です．

　包丁を用いて機能練習を行う時は，刃にボンドなどをコーティングしてまったく切れないようにした包丁に，なめし皮でつくった鞘を被せて，その上からひもでしばりつけ，決してとれないようにして練習するとよいでしょう．タオルを机の上に敷き，タオルの上に鞘付き包丁の刃を立て，包丁の取っ手を握りタオルごと机上で動かします．力の入れ具合の調整，各関節の動きを，包丁を動かす動作に収束させます．刃が垂直に立った状態を保持するように手指の力の方向を，上肢に連動させて調節して動かします．そして，動作コントロールプログラムが脳の中に再構成されていくのを期待し誘導して行います．

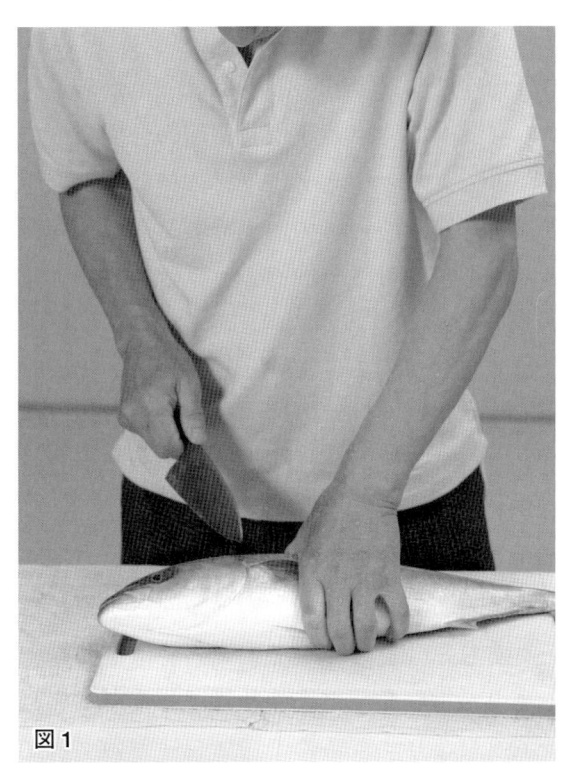

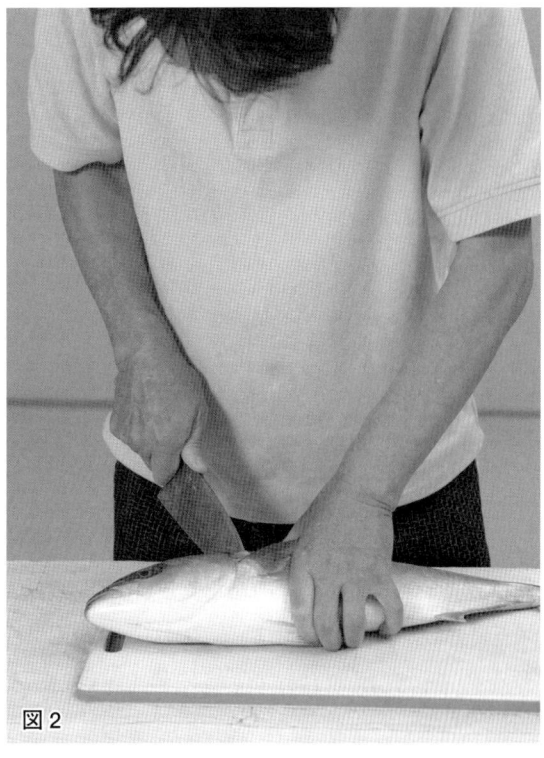

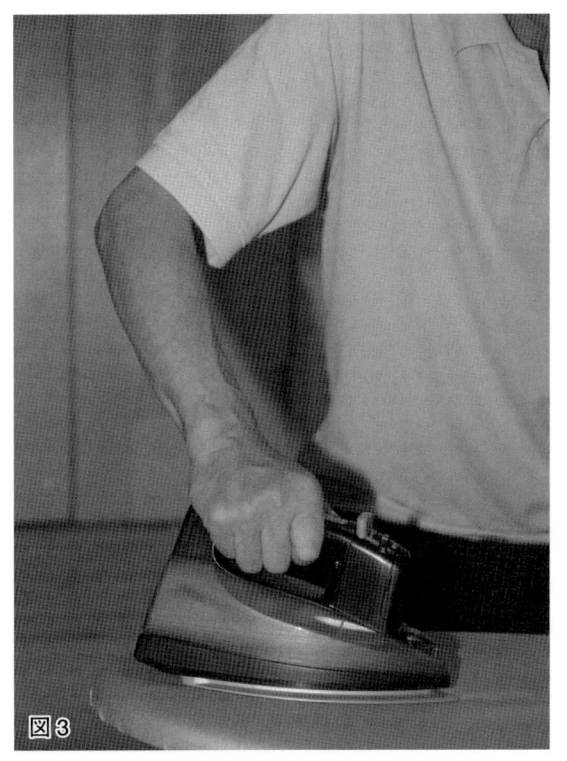

II 片麻痺側の運動機能強化と動作能力の鍛え方

図1：魚を出刃で捌くには，魚を確実に持って押さえ続けることでできます．麻痺側で魚を持って押さえるのはBrunnstromの片麻痺回復段階ステージⅢでできます

図2：魚を切り始めると上体が近づくため肩関節屈筋による押さえの力を上げる必要があります．よって，手と肩の距離を変化させつつ物を押さえる力を保持する練習で強化していく必要があります

図3：アイロンかけは，肘関節屈筋でアイロンを前に押します．肘関節屈筋群をさまざまな肩関節角度，肩関節の動きと連動させる中で鍛えることが基本的に重要です

e．リーチ機能

　手をリーチさせる動作は一見すると，肘の伸展動作です．上肢の根元は肩ですから，手が肩からどれだけの距離に届くかが運動としてのリーチです．距離は肘関節の伸展角度で決定されますから（第二余弦定理），この見方は合っているといえます．肘の伸展筋は上腕三頭筋であることは，運動学を習得した人なら誰でも知っています．上腕三頭筋は，肘関節をどのような状態においても伸展することができますから，当然その運動学の知識は正しいのです．

　人間は重力場内で生きており，重力をうまく制御し利用することで，効率のよい動作が合理的になされています．ですから，運動学の正しい知識と，重力場内で系統発生の歴史をかけて祖先が練磨しDNAで伝えた運動の合理性が一致していればよいのですが，そう簡単ではないので本書を読んでいただきたいのです．

　リーチ動作の多くの場合では，肘関節伸展運動に上腕三頭筋を使うことは合理的ではありません．関節は重力で動かし，その動きを上腕二頭筋で制御し，上腕三頭筋は重力の効果を助長するために用いるのが合理的です．主要動力源は重力で，上腕三頭筋は補助動力源なので，究極のeco（環境に優しい省エネ）であり，しかも荷重が加われば荷重も主要動力源の一つとなります．荷重が加わると動力源が強くなりすぎるので，ブレーキの上腕二頭筋の力でスピード制御しますが，上腕二頭筋も省力・省エネで，筋の粘弾性（接着剤のようについて離れず引き戻す力を出す粘性と，ゴムのように伸びて伸ばされた分の弾力で引き戻る力を出す弾性）を最大限活用し，残りの足りない力の分だけ収縮力を出す遠心性収縮を行います．

ⅰ）遠心性収縮で行うリーチ動作

　読者のみなさん，片方の手を胸の前に上げて，机上の本に手を伸ばしてください．他方の手で上腕二頭筋と上腕三頭筋に触れてください．皮膚に触れるのではありません．筋に触れるためには，指腹（指先では爪が痛いですし，よくわかりません）を皮膚の上から筋腹を感じるまで少し強めに押しつけ，そして本に手を伸ばします．上腕二頭筋は少し硬くなり筋が収縮しましたが，上腕三頭筋は上腕二頭筋に比べて柔らかいままで収縮はあまりなかったでしょうか．上腕二頭筋の遠心性収縮が触診できたわけです．上腕三頭筋は補助的な筋なので，それほど働かなくてもよいのです．主は重力で，重力が作用するには上腕二頭筋は必須で，必要条件に上腕三頭筋はたとえなくてもこの場合に肘関節伸展はできるので，上腕三頭筋は十分条件に相当し，強いていえば上腕二頭筋が主動作筋です．

　片麻痺の人は上肢をよくリーチをすることができません．例えば，手を前方に伸ばしてもらうと，手関節が掌屈し，前腕が回内し，肘関節が20～40°ほど屈曲し，肩関節が90°屈曲に至らない肢位になってはいませんか．肘関節は重力依存で伸ばし，伸びすぎ防止の制御のために上腕二頭筋（多くは短頭）が働いている状態が，肘の不完全な伸展に現れています．前腕の回内は手をリーチする方向に向けていると同時に，回外で働く上腕二頭筋（多

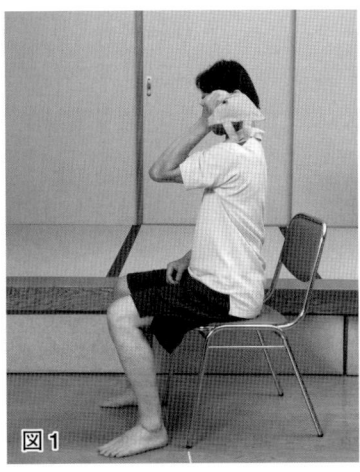

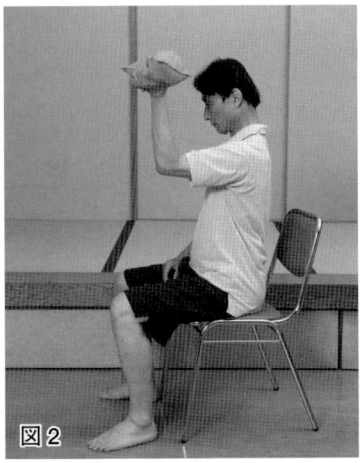

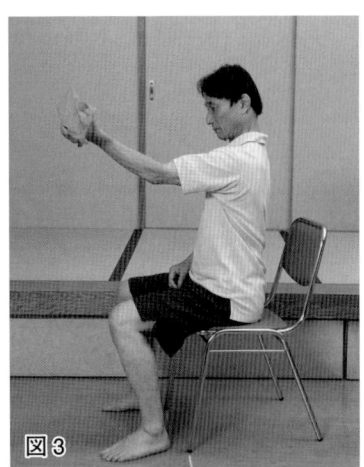

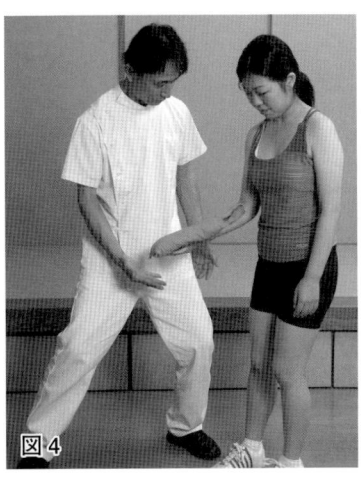

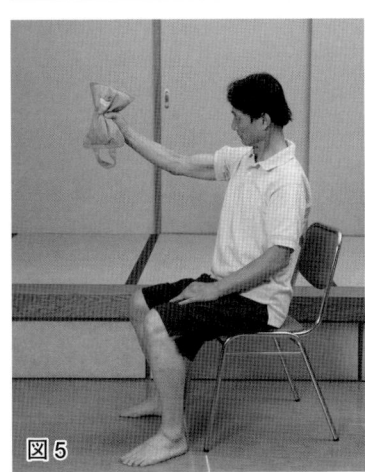

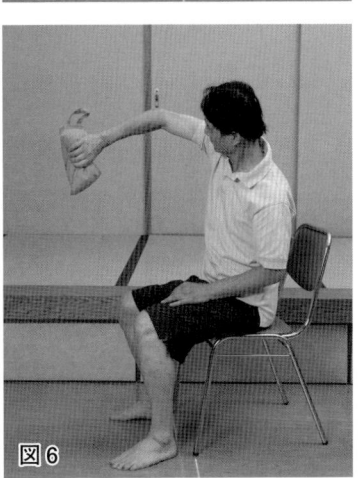

Ⅱ 片麻痺側の運動機能強化と動作能力の鍛え方

　図1〜3：図1, 2, 3の順でみるか, 図3, 2, 1の順でみるかで多少違いはありますが, 共通しているのは肩関節の肢位です. 肘関節の動きを自由にしていくためには肘関節屈筋群を強化し動作で鍛えることが重要です. しかし, 肘関節の動きを的確に行うためには, 肩関節が十分な力を発揮でき, いわば力のゆとりの範囲で肩関節位置を保持できることが必要です. 肩関節が望む位置を保持できるように十分に機能を引き出して発現させ強化することが大切です

　図4：図1, 2, 3との違いは, 前腕を中間位から回内位にしていることです. 回内にすると上腕二頭筋の活動は回外位に比べて低下します. いわば活動可能な上腕二頭筋が半減しても肘関節屈曲力を維持することができなくてはいけません. ですから基本的に発現する筋力を強化することが重要なのです

　図5：肩関節が挙上されていない状態で肘関節のみを動かす動作です. 見かけ上では肩関節は動いていませんが, 図の状態では肩関節の伸展が手の負荷によってなされます. よって, 実は肩関節の屈曲筋の筋力が発揮されています. 肘関節と肩関節はよい形の動作をする中で強化しなければ機能を活用できるように鍛えることはできません

　図6：図6と図1だけが肘関節の伸筋群, 図6だけが肩関節の伸筋群（三角筋後部）の連動です. 図6の時には, 肩関節の三角筋はすべての部分の活動を最大にできる肢位です. よって, 三角筋の筋力が不十分だと肩関節は図6の肢位をとりやすいのです

くは長頭）による肘関節の屈曲を防止しているとも考えられます．とても合理的に動作が機能していて，正常な機能の基礎が働いていることを表していると考えられませんか．ただ，上腕二頭筋の収縮のタイミングと収縮程度がよろしくないのです．このような人のリーチを向上させようと，上腕三頭筋の筋収縮を促し強化しても効果が期待できないことは，今までの説明で理解していただけましたか．上腕二頭筋の遠心性収縮の機能を強化することが必要です．また前腕を回外位にしても，上腕二頭筋の遠心性収縮で肘関節が伸展できるように，機能を向上させ強化することが重要です．

　p122の「d．固定あるいは支持する機能」で上げた多くの動作が，実は上腕二頭筋の収縮によります．ですから，上腕二頭筋の使い方を鍛えることこそが重要であり，上肢の実用を高め広げる鍵なのです．第Ⅰ章で取り上げました下肢におけるハムストリングスが，上肢においては上腕二頭筋なのです．

　余技ですが，肘関節を90°に屈曲させた状態で，上腕二頭筋の外側の筋腹（長頭）を触診しながら，前腕の回外・回内の運動を行ってみてください．回外の時に硬く収縮するのを触れましたか．では，上腕二頭筋の内側の筋腹を触診しながら，同様に回外・回内してください．筋収縮に変化はありましたか．回外には外側の長頭が働きます．では次に，前腕回内90°位を保持したままで，肘関節を90～130°の間で屈曲と伸展を繰り返し，長頭と短頭をそれぞれ触診してください．回内位での屈伸には短頭が働きます．ですから，懸垂は回内位で行う順手よりも，回外位で行う逆手のほうが動作しやすい人が多いようです．また，回内位で働くのは短頭なので，上腕二頭筋の活動は回内位では半減します．したがって，麻痺してよく働かない筋活動の中で，さらに筋活動を半減させる回内位では，肘関節が重力によって過度に伸展されないように，短頭だけで一生懸命に働かなければなりません．その一生懸命な状態が，伸展できない肘関節の屈曲に現れているのではないでしょうか．

　ゆとりをもって筋が活動するためには，出せる出力を高め，筋力を強めることが端的に最も効果的であろうと理解できます．よって，上腕二頭筋の収縮が全体として高まる回外位において出力・筋力を上げて強化し，さらに出力・筋力を下げながら行う遠心性収縮を制御できるよう機能を強化し向上させる必要があります．

ⅱ）肘伸展位での上腕二頭筋の強化

　具体的な強化方法を述べます．求心性収縮によって関節を十分に動かすことのできない筋が，遠心性収縮を実行する時には動き出した関節を途中で停止させることができなくなることもあります．動作を任意の角度で腕を上げるために関節を動かす求心性収縮を十分に行えない筋に，その動作を行い始めた時の角度まで落下してきた腕を停止させるために十分な筋力を発揮することは不可能だからです．

　筋力強化は，求心性収縮あるいは静止性収縮の形式で，まず強化します．手を前に出してその手・手関節に適正な重量の砂嚢帯をのせます．すでに述べましたが，肘関節をよう

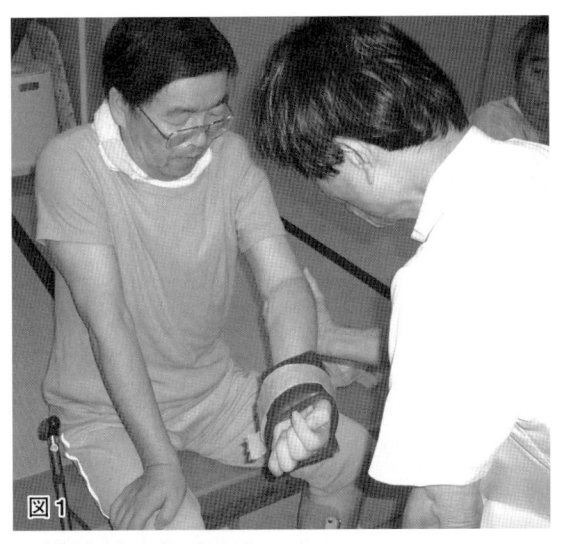

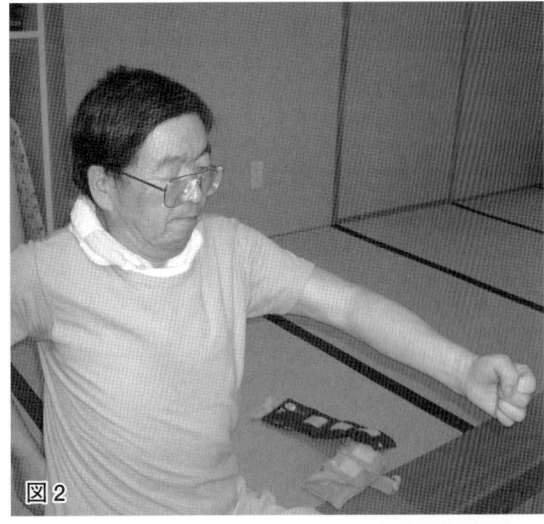

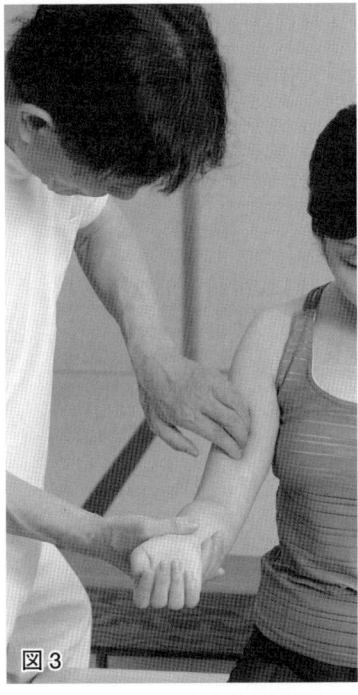

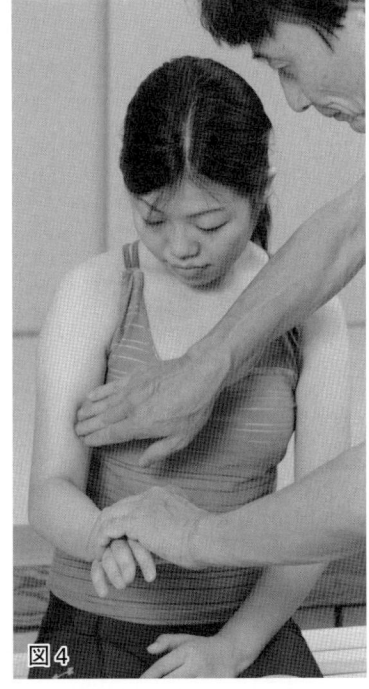

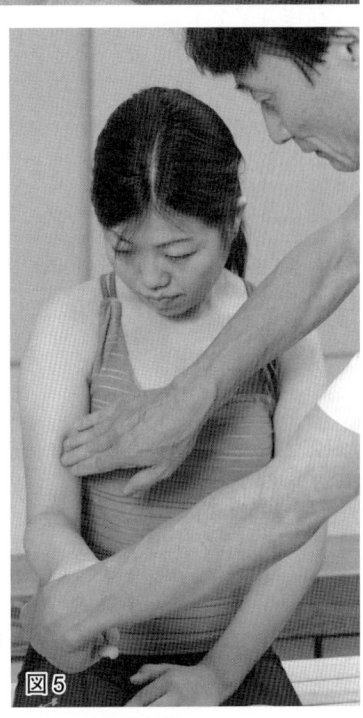

Ⅱ　片麻痺側の運動機能強化と動作能力の鍛え方

　図1：実際に患者の三角筋と肘関節屈筋を強化しているところです．三角筋前部の筋力が不十分で，手を前方に伸ばすようにすると肩関節は屈曲できずに屈曲・内転となり，しかも屈曲が不十分です
　図2：荷重を外すと肘関節の伸展がより可能になり，肩関節の屈曲も可能になりますが，肩関節はやや外転し屈曲もまだ不十分です．動作を発動させる時の出力設定が十分ではないのです．なぜなら，出力自体は抵抗に抗するほどあった（図1）からです
　図3：前腕の重量を完全に支えて上腕二頭筋の筋腹のほぼ中央にセラピストの指先を縦に並べると，筋腹を内・外に分けて指の入るところがあります．内側が短頭，外側が長頭です
　図4：回内位では短頭の緊張が増しますが，長頭の緊張はほとんどありません
　図5：回内位では短頭の緊張は下がり，長頭の緊張が顕著です

143

やく90°まで上げることができたから，重りは0 kgで自分の腕の重さで練習します，ということでは，セラピストとしては不合格です．末梢神経麻痺の人であれば合格，ただし全可動域で運動してください．

次に前腕の下にセラピストの手を出し．指先1～2本で手背に触れて「上げて」「上げていてください」「いいですか，今からこの重り（0.5～1.0 kg），手の上にのせますから，いいですかしっかり支えてください」「落ちても危なくないので慌てず，気にしないでいいですよ」「でもいいですか，落とさないで持ってください」「いいですか，のせますよ」「はい」と手の上2 cmほどから落下させて，手の上にのせます．「わぁー」といいながら力が入ります．反動で手が上がるようならもう一度繰り返し，重量を上げます（1.0～2.5 kg）．反動で手が下に移動するようなら，下からセラピストの指で手背を突きます（チクチクと突くのではなく，指で押し上げ，すっと引き，また押し上げてすっと引くという動作を繰り返します）．下から手背を突くだけでは不十分ならば，上腕二頭筋の筋腹をタッピングします．

このようにして，上腕二頭筋の筋力が肘関節屈曲90°で1.5～2.5 kgの保持が可能になったら，さらに荷重を増やしながら同時に肩関節との連動で保持できるように進めます．ただし，重りを落下させるようにして荷重を手に加える時には，セラピストはその下に手を出して，手が10 cmも落下しないように支える体勢をつくらなくてはいけません．

手掌を上に向け，手を挙上し肘関節をなるべく伸展します．この肢位で上記の動作を繰り返します．重量は0.5～1.0 kgで始め，2.5 kgまで可能にします．またこの時，重量を上げるとともに肘関節をさらに伸展させ，肩関節を160°程度まで上げていきます．このようにして，肩関節のさまざまな方向と角度および，肘を伸展させた肢位で，手掌に重量をのせて支持できる範囲を広げます．なお，肩関節160°以上の挙上では上体の動きも加わり，肘の伸展は上腕三頭筋に主動作筋を移しはじめます．

iii）遠心性収縮での肘伸展における上腕二頭筋の強化

大切な子どもを抱っこしてベッドに寝かせる．この動作は上腕二頭筋による動作なのですが，その動作を患者の動作強化の方法に置き換えて，以下に分析し解説することにします．

子どもをのせた手を，手前に引っ込めるようにしてはいけません．手を前に出すようにして肘を伸展させます．大切なものを差し出すようにする動作として鍛えます．しっかりと確実に支えて差し出すと，収縮力を高めながら筋長を伸ばす，最高難度の遠心性収縮が肘関節屈曲筋と肩甲骨周囲筋で，三角筋の遠心性収縮とともに強化し，動作として鍛えることができます．差し出す動作は難度が高く，相手に敬いを示す意味を持つ動作です．

また例えば下に置かれた物を取り，手掌を上に向けて前方の台に置くというような動作です．肘を屈曲させて手に持った物を，肘を伸展させて下ろす動作では，上腕の屈曲が60°以下になるのが通常であり，肘関節屈曲筋の遠心性収縮は行われますが，肘関節の伸展と

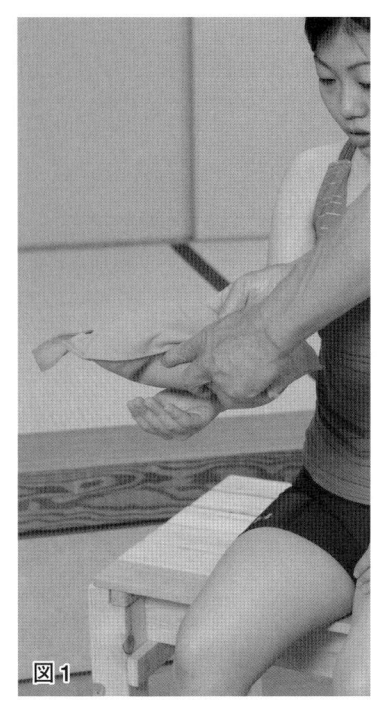

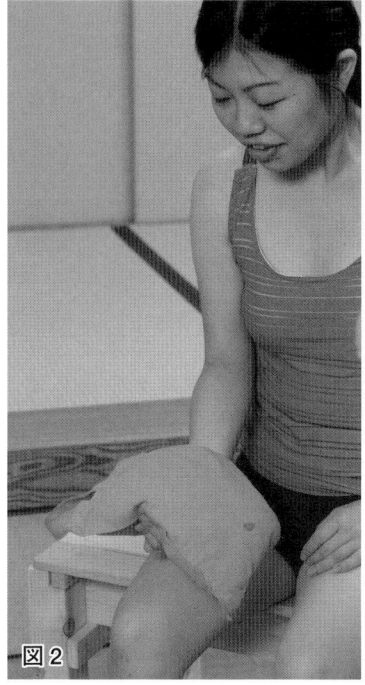

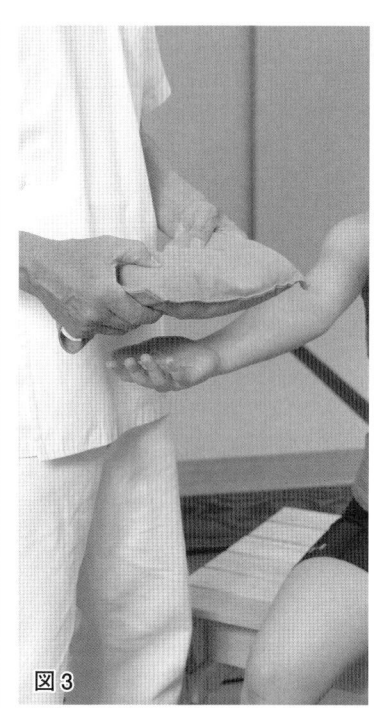

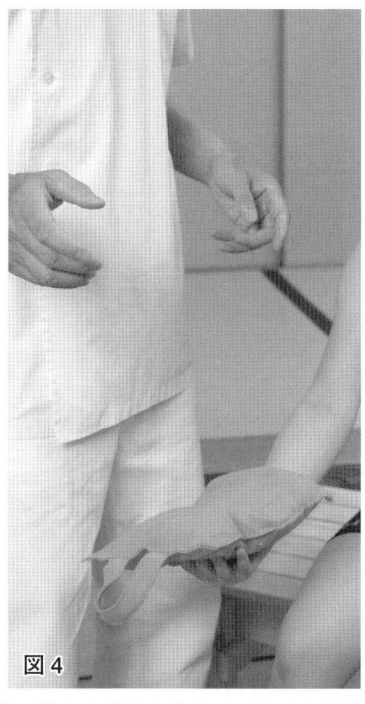

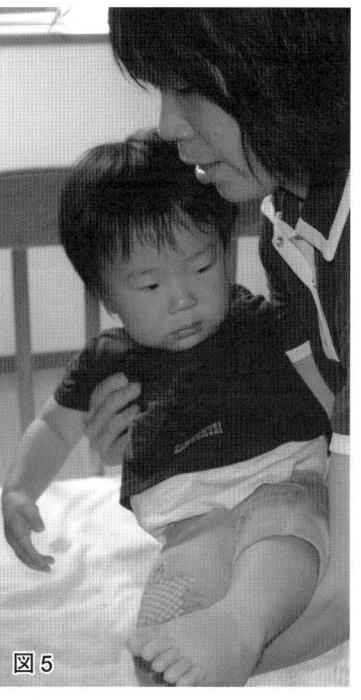

Ⅱ　片麻痺側の運動機能強化と動作能力の鍛え方

図1：肘関節屈筋の筋力を高く変化させるためには荷重します
図2：荷重すると手が下がります．しかし，出力を瞬時には上げることはできません
図3：肘伸展，肩屈曲し手の上の位置に荷重を持ってセットします
図4：荷重を持つセラピストの手を急に離すと，荷重は落下し急激に伸ばした手に加わりますが，瞬時に力を出し支えます．この時，図2より図4のほうが手の落下は少ないです．急激な加重は，出力あるいは出力の設定を格段に引き上げるのです
図5：赤ちゃんを大切に下すのは肘関節屈筋力を制御した伸展動作によります

ともに筋の収縮力が下がり，動作としての強化には不十分です．肘関節の，その時その時の角度における筋収縮の制御が明確となりません．そして，ある程度下ろし終えた肘関節5～20°ほどで，その人の肘の伸展が終えた状態だけが動作として残り，途中の肘関節角度での動作はあまり記憶に残りません．また，肘関節が完全伸展するのは，お勧めできません．それは肘関節が完全伸展すると，荷重で引き下げられる関節を引き上げるための筋の作用が効きにくくなり，肘関節のみでなく肩関節も引き下げられて関節を痛める危険が含まれるからです．

　手掌を上に向け前に差し出すように動作する高難度な肘伸展運動では，肘の伸展に伴って肩から手までの前方水平距離が増すことで，手に持つ重量のテコの腕が伸びて上腕二頭筋に必要な収縮力が増えます．ですから，肘関節の伸展で筋の長さが伸びる一方で，収縮力を増やさなければならず，その時の肘関節角度とその角度で必要な筋収縮力が，より強い刺激となって脳に記憶されます．肩関節は屈曲するので，上腕二頭筋は肩関節に焦点をあててみると求心性収縮でもあり，上腕二頭筋の収縮力を増やす制御が肩関節の屈曲との連動で行われます．ですから，肘関節の伸展に注目すれば上腕二頭筋は遠心性収縮力の増加が同期してなされていくとも理解できます．このように，肩関節の屈曲あるいは外転と連動した肘の伸展が強化されることによって，手をバンザイで上げることができるようになります．手がバンザイで上がらず，肘が屈曲し顔のところに手が落ちているのは，肘関節の伸展筋が作動しなかったのではなく，肘関節屈曲筋が肩関節屈曲に際しての腕の振りに対応して十分に制御できず，遅れて上腕二頭筋収縮の効果が現れたと理解するのが妥当です．したがって，この状態での上腕三頭筋の強化は，必要条件が抜けた十分条件の強化とも理解でき，結局は不十分なことになってしまい，続けていても動作可能にはあまり至りません．一方，この肢位で上腕三頭筋を強化するためには，肩甲骨を思いきり挙上しながら頭上の物に手を伸ばそうとして突き上げる動きで強化すると有効です．手の小指球・尺側から手を真下に押し，その抵抗に抗して手を上に突き上げる動作をします．抵抗を加えながら上腕三頭筋をタッピングします．この時，頭上の物は落ちる可能性があり，最大限の努力で持ち上げようとする動作ですから，抵抗とタッピングを加えることで，最大収縮を誘導し，最大努力を促しますと上腕三頭筋の機能が強化できます．

iv）上腕三頭筋による肘関節伸展について

　肘関節の伸展運動が上腕三頭筋を主動作筋として行われるのは，手の位置よりも肘の位置が高い場合，例えばテニスのバックスイングの時などで，あまり通常には使われずに，こんな形でもできますよ，とリザーブされた動作として機能するように思えます．

　自分の身を中心にして，物・人を正面から外側に排除しようとする動作として行う，押す・突く動作では，上腕三頭筋による肘関節伸展運動が行われます．この動作を最も破壊的に達成するための動作が突きです．上腕三頭筋による肘関節伸展運動で拳に集めた突きの力の最大限を相手に与えるための詰めの形は，相手の体に当てた手を回内運動でねじり

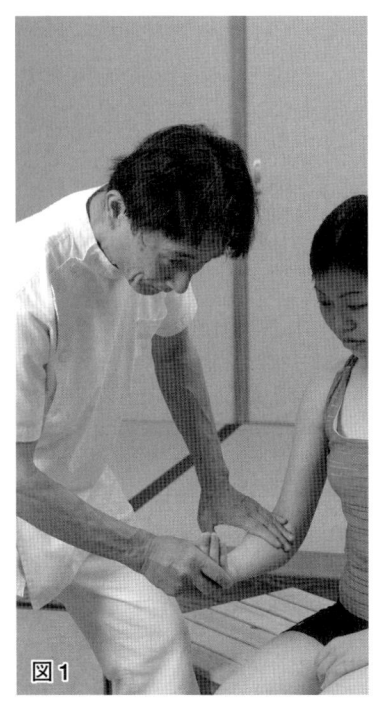

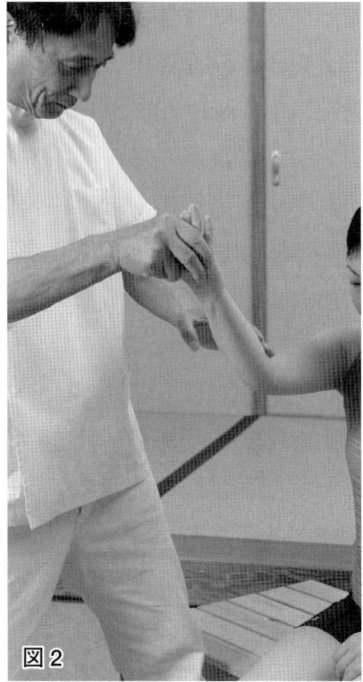

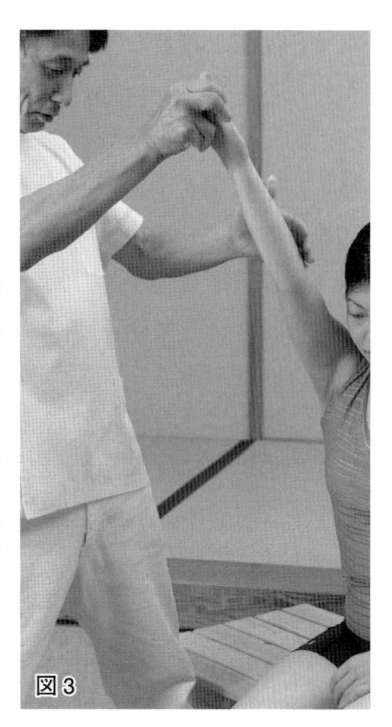

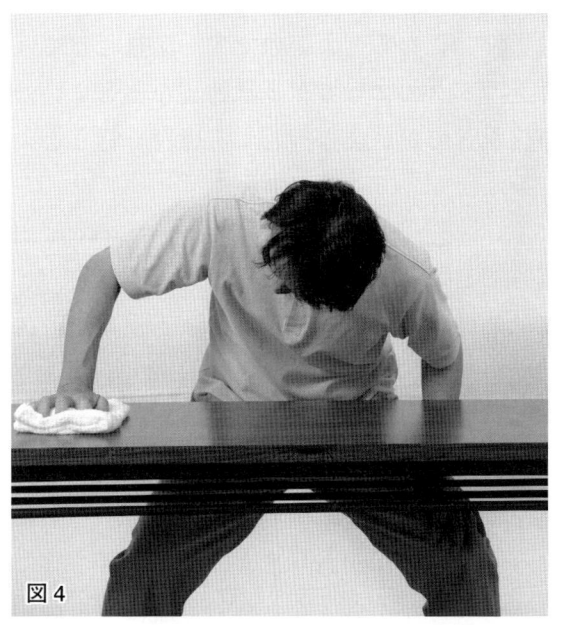

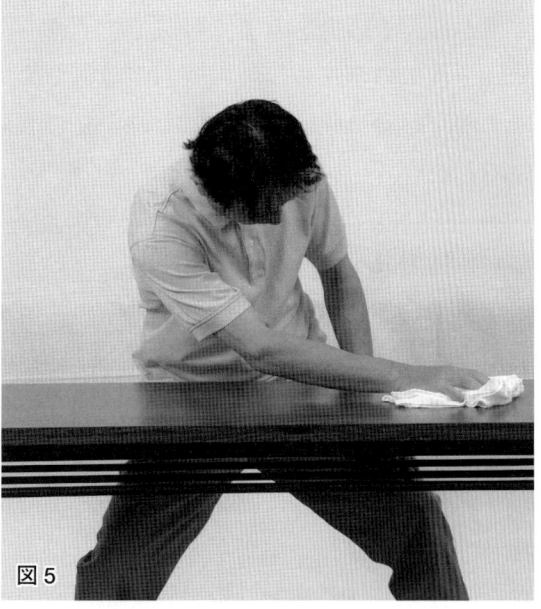

Ⅱ 片麻痺側の運動機能強化と動作能力の鍛え方

　図1〜3：手関節，肘関節，肩関節屈筋の連動による動作の軌跡を覚えてもらうための動作指導は，各筋に軽度の抵抗を加えながら動作を誘導することで行います．
　図4：テーブルを強く拭く動作①．外側へ動作していれば，肩関節屈曲・内転筋群と肘関節屈筋の連動で動作は行われます．内側へ動作をしていれば，肩関節屈曲・内転筋群と肘関節屈筋で動作は行われています
　図5：テーブルを強く拭く動作②．内側へ動作していれば，肩関節伸展・内転筋群と肘関節伸筋で動作は行われます．外側へ動作していれば，肩関節伸展・内転筋群と肘関節伸筋で動作しています．図4，5は，動作によって連動する筋群は異なり，逆の動作でも同じ筋群が働きます

147

込み密着させることで相手の体内に突きの力を完全に与えきるための動作です．テニスのバックスイングも，詰めの形として前腕の回内と手関節尺屈で，上腕骨・尺骨，ラケットを一直線に並べて，ボールを強力に打ち返しますから，格闘技の突きと同じ動作と理解できます．

　ポイントは回内と肘関節の伸展とのセットで，身体の内側から外側に向けて手を押し出し，突くことです．この動作に抵抗を加え，最後の詰めの形をきっちりととって，最大の力で押し込み，突き込むように誘導します．最後の詰めの形で最大の力を出し終わらないと，動作は不完全に習得され，動作により関節などを痛めることにつながります．しかし，詰めの動作はその詰めの形をとれるまでに鍛えなければ，本来はできない動作であり，詰めの形で段階的に出せる力を上げていき，期間をかけて鍛えます．期間をかけずに一気に最大の力を詰めの形で発揮するのは，かえって関節を傷つけることになり，決して行ってはいけません．

　これらの動作としては，例えば腰を落として，粘土に手掌基部を押し込む菊練り，歯ごたえのある旨いパンを焼くためにパン種を強くこね押す，一歩を踏み出すために渾身の力で重い扉を押し開く，そして待てと人を押し止める時に，回内と肘関節の伸展のセットで，手を押し出し，突く動作が行われます．最後の詰めの形で力を最大に発揮することが重要ですから，その力をうまく吸収してくれる素材を押しこねるとよいのです．素材としては軟式テニスのボールほどの弾力が最適です．コンニャクのようなゲル状物質などもよいのですが，砂嚢は硬すぎます．その素材の表面を袋などで覆い突き押しする練習を行うとよいでしょう．

v）体表面へのリーチ

　手掌で自身の体を触ることで，手の位置を具体的に感知することができ，また手掌で体表面を触るために手関節・肘関節・肩関節がどのようになっているのか（角度の関係）が，前方の空間に手を伸ばす時よりも，強く感知できるように思われます．顔や頭に手で触れてその位置を保つ時，肘関節や肩関節の肢位保持の運動が不十分ですと，手の位置が顔からずれる感覚で明確に認識できます．手の位置をずれないようにするためには，手を顔に押しつける動作と，手が落ちないように上げようとする動作があります．手がずれる時には，手背をセラピストの指で強く顔に向かって押しつけながら「もっと強く顔に手を押しつけて」と促します．これは主に関節位置保持・出力保持の回路を活性させることを意味します．また，手がずれる時に肘関節や肩関節の下にセラピストの指を当て，突き上げるように刺激しながら「もっとしっかり肩と肘を上げて」と促すのは，主に関節角度を上げる，出力増加の回路を活性させることを意味します．いずれにしろ，このようにして手の位置と関節角度との関係の結果（手の位置）を，顔面などの触覚による結果（顔と手の密着度を表す触覚の変化）と対比して出力の修正（関節角度あるいは筋収縮力）をしていくことができます．

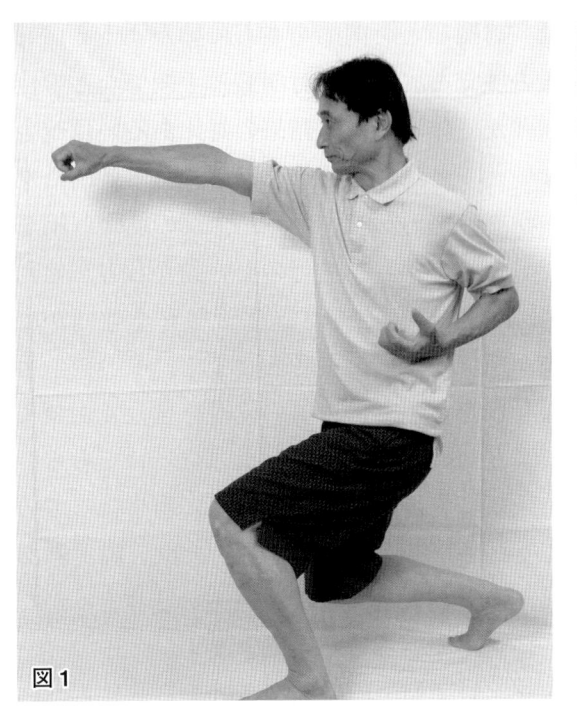

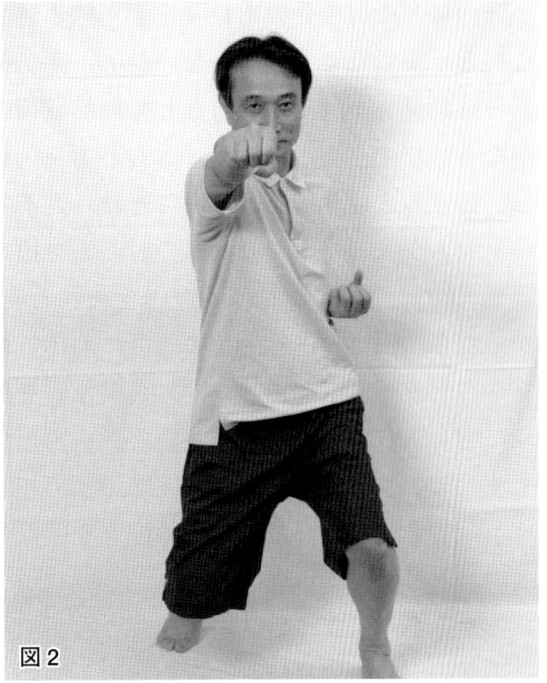

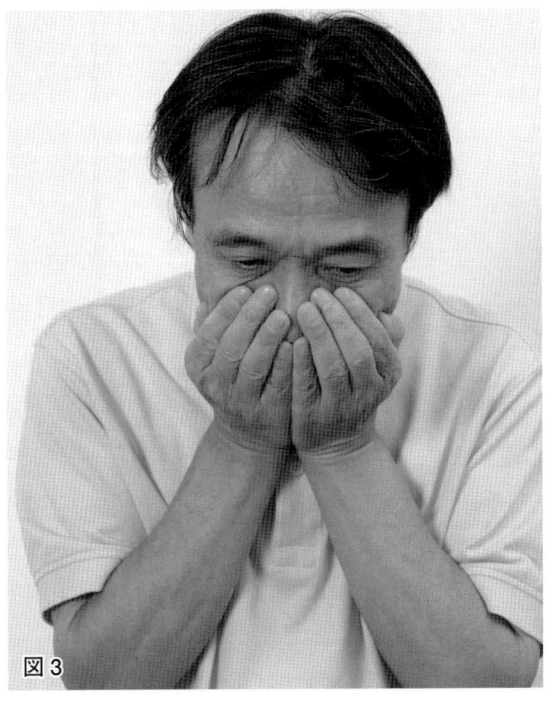

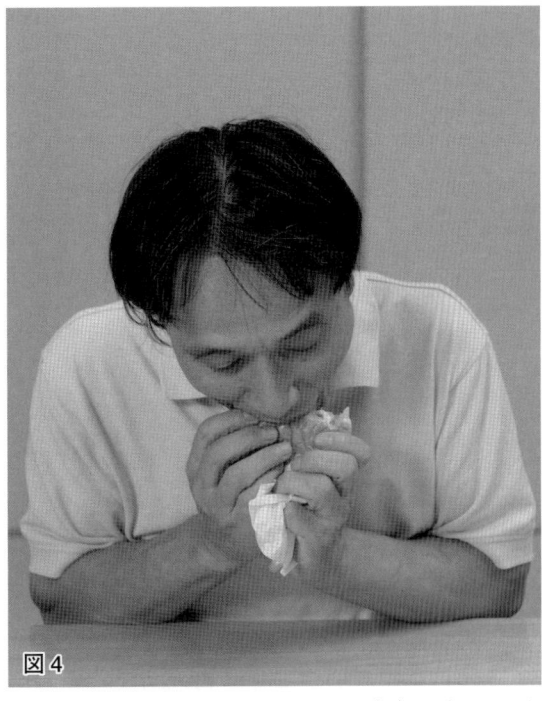

Ⅱ　片麻痺側の運動機能強化と動作能力の鍛え方

図1
図2
図3
図4

　図1, 2：拳を打ち出す動作．全身の動作とバランスの基本を鍛えるのに適した動作であり，全身のバランスを保ち，次の動作に構えています．セラピストは動いている部分のみに目を奪われずに，全身の動きとバランスを同時に観察する目を養うことが大切です
　図3：手で顔をさする動作．体性感覚の脳の感覚領野で最も広い部分を占めるのは口，舌，手掌・指，足底面です．手の感覚を確かなものにしていくためには口と舌で手掌・指を触れることが重要です．感覚的に気分転換する最も手軽な方法が顔を両手でなでこすることです
　図4：手の位置，運動の感覚を実用にするための基本動作は，ハンバーガーを食べる時のように手で食物を持って食べ，舌で手指についた食物をなめるのが一番ではないでしょうか

頸の後ろや肩甲骨のあたりを手で触る時には，肩関節と肘関節をさらに動かすようにしないと手が思うように届かないため，手・体表の触覚と肩関節・肘関節・手関節などの位置・運動感覚と，その努力としての筋収縮の増強が一体となって結果の対比あるいは統合がなされます．不足すると「もっと力を入れないと」と意識を強く呼び起こします．ただし，注意しなければいけないことは，力不足の状態で努力しますから，全部の筋が収縮し余計な力が入りますので，肩や肘の力を抜いてもらってから，無理のない動かし方を他動運動で少しずつ体表面に手が届き触れる範囲を広くしていきます．手で触れる範囲が広がったら，限界の少し手前の範囲における体表面部位に手掌を接触させます．その後，手背からセラピストが押しつけて接触位置を確保しながら「では，この位置を自分で保つように力を入れてください」といい，自動運動によりその位置で必要な出力を現してもらいます．このようにして2, 3回した後に「では，一緒に先ほど触ったところに手を持っていき，そこで体に触れたまま手の位置を確保してください」といいながら，介助自動運動あるいは誘導介助の自動運動を2, 3回します．その後，自動運動をしてもらいますと，かなりできるようになった結果をみることができ，経験を深めることができます．

　手掌の方向・位置における最適の手関節・前腕・肘関節・肩関節の運動を自然にといいますか，そのように出力を設定しなければならないと強く意識し，当たり前に自らそのように努力して行おうとするための動作のフィードバックとして，体表面に手掌で触れて位置を保つ動作は優れています．

　同様に，腰の後ろを手掌で触れ，しかもその手を背中のなるべく上方あるいは対側に位置させるようにする動作では，前腕と手関節と肩甲骨の動きが，特に強調されて感知されます．この動作も高齢になるほど難しいのです．そこで，無理のない範囲で，他動運動から始めますが，痛みの強い人では痛みの出ない範囲で他動運動，自力での保持，介助自動運動，自動運動と進めます．このようにしますと，痛みの起きない範囲が広がりますから，広がった痛みのない範囲で，先ほどよりも広げた範囲の部位・位置で他動運動，自力保持，介助自動運動，自動運動を進めていきます．できましたら，その位置で再び行い，その範囲が許容範囲であると脳に認識させ，記憶させて明日の痛みの範囲を減少させ，動く範囲を毎日少し，また少しと広めます．

　手の位置と，その位置を空間内につくる上肢各関節と各筋の連携した活動を，頭・顔面・体表面の感覚で正（誤）の結果を判定し，その運動出力の全体としての形式を直しながら記憶に残し進めていきます．顔面から始めるのは，顔面と手掌の感覚は脳内容量が大きく，両感覚の一致による増幅・強調が期待できるからです．また，手指と顔面の筋肉の随意運動支配も運動が微細ゆえに脳での容量が大きく，顔を触ろうとする手指の動きと触られることに反応する顔面各筋の動きの連動が期待でき，運動が増幅して結果が強調されると期待できます．さらに，この手掌・指の運動と顔面の感覚との連携は目的動作として，きわめて強い動作であると期待できます．手で食物を持って食べるなどの目的動作の実行で，動作を構成する手より近位の上肢の動作が発動され，実行され，維持する動作が強調され

Ⅱ 片麻痺側の運動機能強化と動作能力の鍛え方

【実用可能な関節可動域を広げるための動作指導】

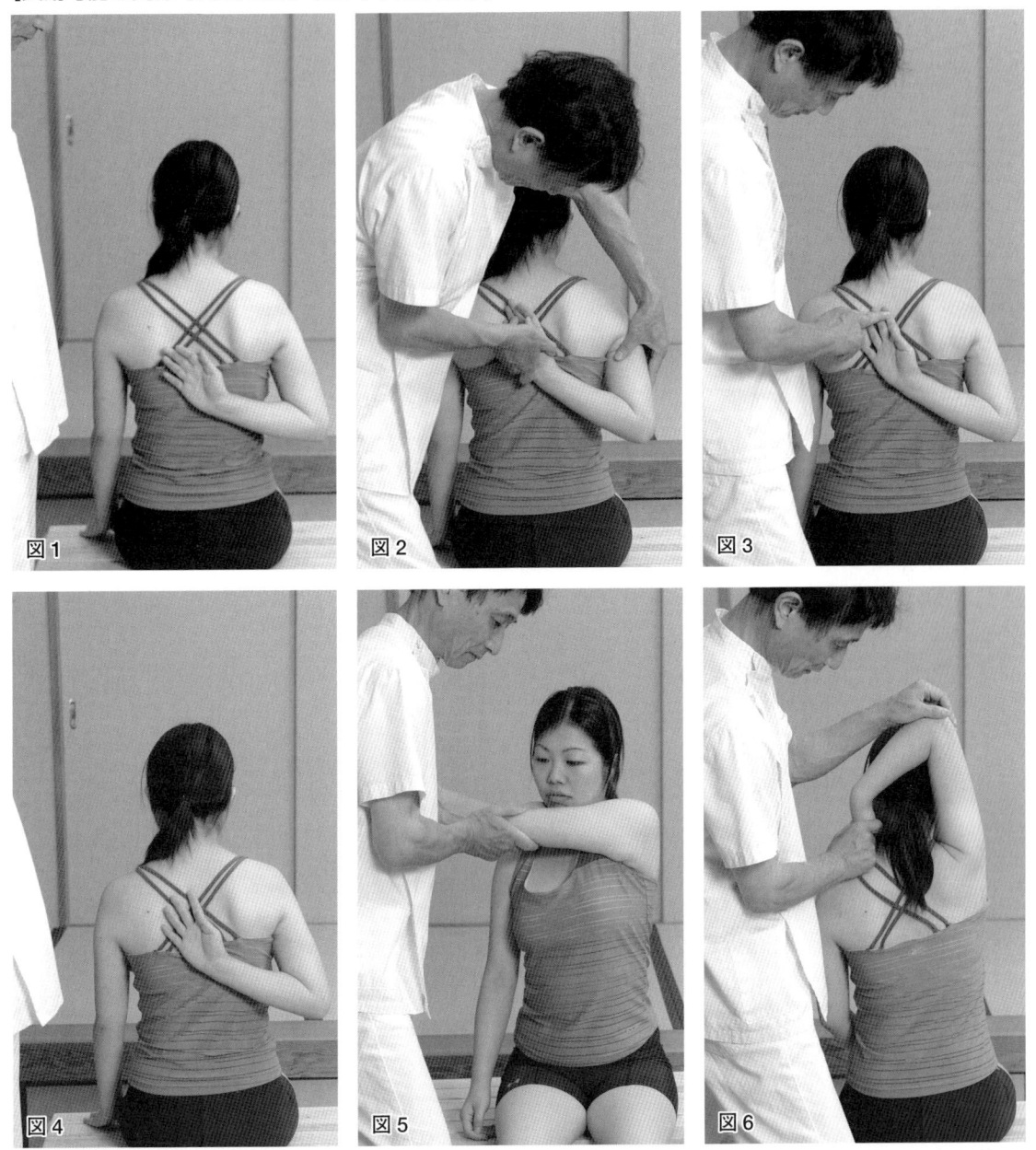

図1～4：手を下後方から背のなるべく上まで届かせる動作．目的とする動作をしてもらった時の自動最大範囲の肢位（図1）．セラピストは手，肩などのポイントを軽く持ち，筋の力を緩めてその肢位を維持してもらう動作を軽く介助します．そして少しだけ肩関節，肘関節，手関節などの関節の動きを増し最大到達範囲を広げます（図2）．そして，その肢位を保ち筋の過度な収縮を除いた状態でしばらく肢位を維持してもらいますが，セラピストは関節の動きが戻らないように，かつ感覚的にその肢位が意識できるように指先で触れます（図3）．その後に手を一度膝の上に戻し，リラックスしてもらった後に再度行い，自動最大到達範囲が図1よりも拡大していることがわかります（図4）

図5：手を前方から背の後ろに届かせる動作の介助

図6：手を上後方から届かせる動作の介助

ると期待できます．そして，維持する動作の強調のためには，動作に必要な身体各部のあらゆる動作を投入して働かせることが必要で，そのような一連の動作を同時に強化し得ることが期待できます．おそらく最強の動作は，とても旨い食物を手で持ち，口に入れ，こぼれ落ちないようにしながら，喰らいつき，かみ，飲み込み続け，手についた旨みも残らず舌で舐め，口で吸い取る，野性の動作なのではないかと理解しています．

麻痺側でなんとか食べることができるようになったら，上肢の機能・実用向上のために行儀についてはさておき，まず手で食べることから進めるべきと強く思っています．

2）手指機能の鍛え方
a．握る
ⅰ）マヨネーズ搾り

片手で握っても，どんな握り方でもチューブからマヨネーズを出すことができます．もっと出したいと思って強く握ると，成果はさらに満足できるものとなり，握り動作の強化の第一歩としてお勧めです．コレステロールを大幅にカットさせたものや，肌をプリンプリンにする成分を多く含ませたマヨネーズも市販されているようですが，毎回，動作目的を満足させるほどの大量のマヨネーズを出すわけにはいきません．マヨネーズのチューブの中身は糊のようなもので代替し，出したらまたチューブの中に入れ戻して使います．なるべく中身全部を出すように努力してもらいます．チューブの握り方にはあまりこだわらず，とにかく強く握り，何度も繰り返してなるべく最後まで搾り出し，力と持続の向上を計ります．

ⅱ）タオル絞り

洗面器に人肌の湯を計量して入れ，タオルを浸して両手でギューと何度も絞り直しながら湯を洗面器から絞り出します．十分に絞ったタオルを料理用秤で量り水分残量を記録して，重量を軽くする努力をします．そして，これを何度も繰り返して，洗面器の中の湯を空にします．ごく身近な動作なので，導入しやすく，絞る回数と強さが計量でき，張り合いもあります．

動作としては，しっかり確実にタオルを握り，両手を交差させ前腕を回内にして絞り込むようにしてもらいます．しかし，動作の目的よりも早く絞り出すことに目的が移り，ほとんど非麻痺側の手だけで握り絞ろうとしがちです．ですから，麻痺側の手の動きに注意して，正しい動作に近づけて行うように意識づけをときどき強化し，動作能力の向上に努めます．タオルを絞る動作では，小指での握りがポイントです．小指での握りが弱いとタオルが手からずれて逃げます．その場合には，あらかじめ折り畳んだタオルの一端に，小さいタオルでつくった団子をひもで括り付けて一体化した部分を麻痺側の小指側で，握った小指の外側に団子を出して握り，絞り出します．

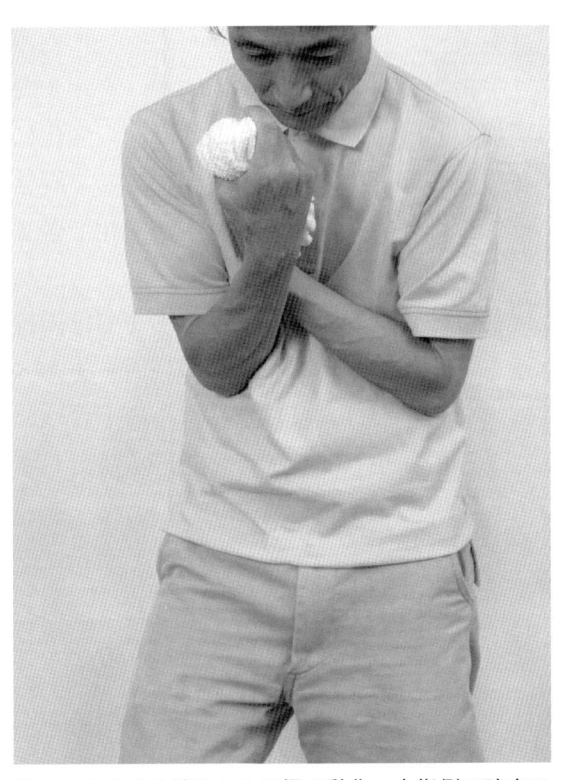

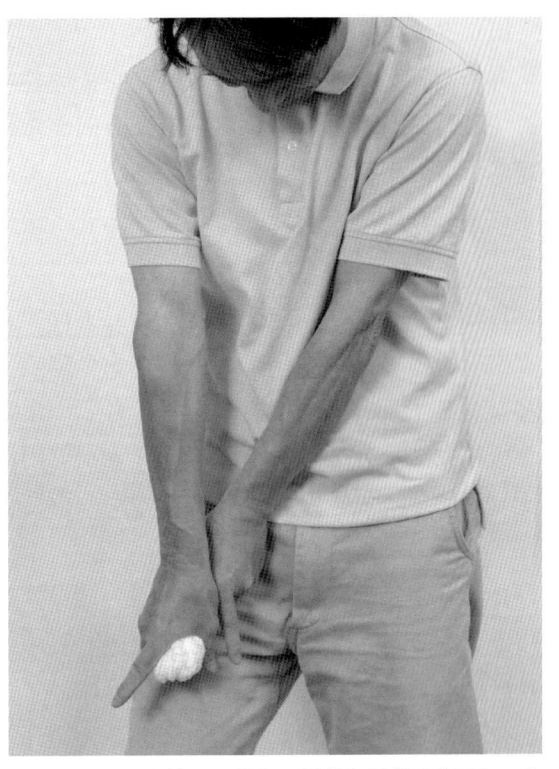

II 片麻痺側の運動機能強化と動作能力の鍛え方

図1 タオルを絞るために握る動作．小指側で確実に握ります

図2 タオルを絞った動作．母指と示指は伸展し，小指，環指，中指で強く握り絞り込みます

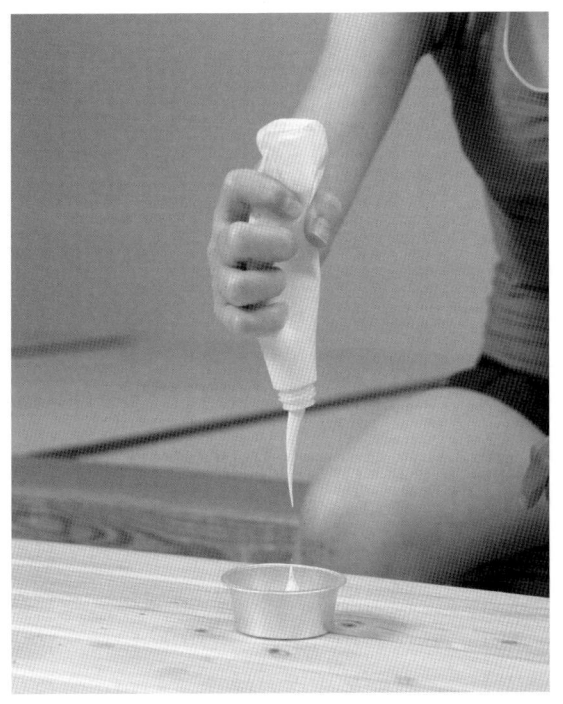

図3 マヨネーズを絞り出す動作．すべての指を手掌に向けて握り込みます

iii）タオルこすり

丸めたタオルで体をこする動作がよいのです．手指でタオルを握るのですが，タオルでこする時に，各手指にいろいろな方向からの力が加わります．この力と力の方向の変化に対応して，手指に力を入れ続けないと，タオルが手から逃げ出します．変化に応じて調整する十分な力を入れ続ける必要があり，確実に動作を行い続けることの基本が強化できます．

自分の体を洗う動作を練習として実行できればよいのですが，衣服を着たままでは困難です．その場合には，まず手に軍手をはめて外傷を予防したうえで，鉄瓶の表面をまんべんなくタオルで拭いて艶を出してもらいます．適当な物がなければ，テーブルの上についた飯粒やこびりついた汚れを，タオルで円を描くように動かして拭き落とし，綺麗にします．やはり，大きな立体を拭くのが一番です．

iv）傘の柄保持

開いた傘をさして歩く時の動作は，風の力に逆らう方向に手の向きを調整し，力を入れ続ける機能を必要とします．傘を実際にさして歩くのが一番ですが，棒で代用します．棒の途中の適当な部位にゴムひもなどで0.5kg程度の適度の重さの砂嚢帯を巻きます．そして，砂嚢帯を上にして立てた棒の下端を手に持って歩きます．歩くことで変動が生じ，この変動に対応しながら棒を立てて保持することで機能を鍛えます．砂嚢帯が上についていますから，わずかな変動が大きな抵抗の変化になります．この変化に対して力を強く発揮することで，出力を調整しながら維持するため制御機能の精度が高まってきます．しかし，あまりに力が弱く棒を保持できない状態で，無理に棒を倒れないようにすると手関節を痛めますので，砂嚢帯は0.1kgから始めます．

v）ポリ容器で灯油運び

雪国に暮らす人には，灯油運び，冬の前後に交換する車のタイヤ運び，スコップでの雪かきは必須の動作です．灯油は，エアコンで代替えできそうですが，冬の落雷で停電もあり，やはり必須です．ポリ容器で灯油が運べれば，買い物などで必需品を運ぶことは十分にでき，自立が現実に近づきます．さらに，ポリ容器を麻痺側の手で持って運ぶことができれば，自信はおおいに高まります．

以下に，動作を解説します．片手に荷を持つと，体重が荷を持った側にシフトするとみえますが，重心は荷を持つ側の対側へ偏位します．荷を持つ側の対側に重心をシフトしないと，荷との間にバランスがとれないからです．この時に荷を持つ側の下肢も当然，確実に全体重と荷の重量を支持することが要求されます．しかし，荷を持つ側の対側下肢の片足立ちの姿勢を支持する時は，荷の重量分以上の重量の体重を荷の対側シフトにさせるため上体を非麻痺側に傾けて，荷との間でテコのバランスをとる必要があります．そして，テコの支点としての支持側となる非麻痺側下肢は膝関節屈曲立位で，変移しやすい重心を

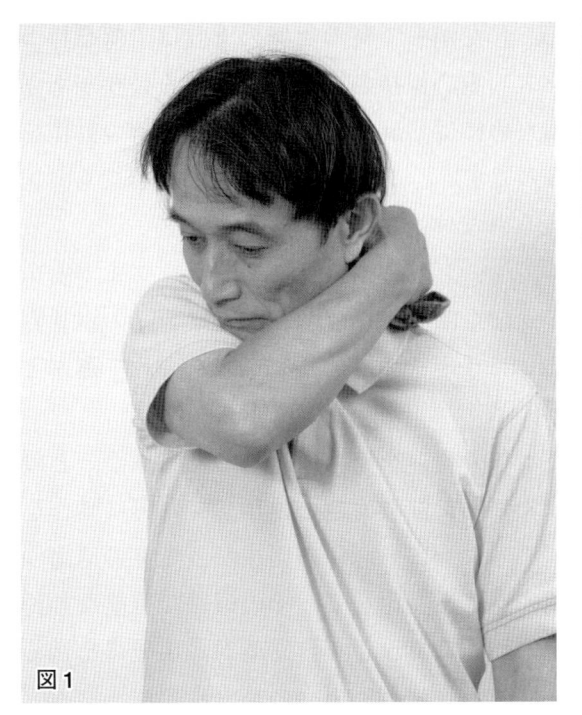

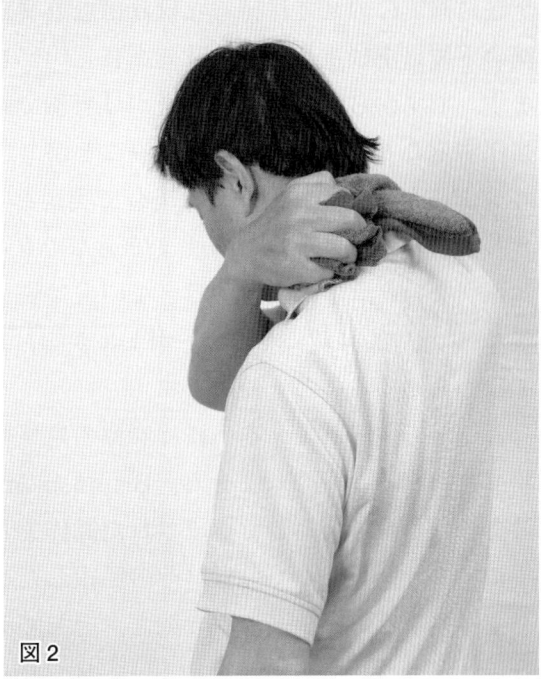

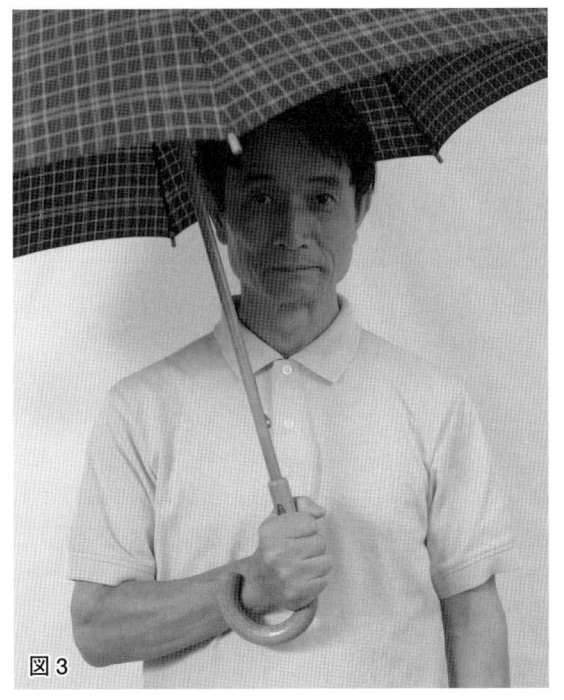

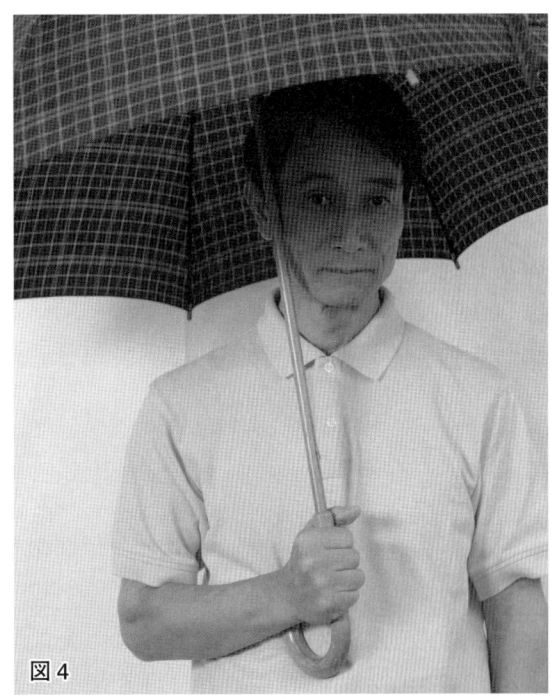

Ⅱ　片麻痺側の運動機能強化と動作能力の鍛え方

図1：タオルで頸の後ろをこする動作．体の正中を交差して行う動作であり，感覚・運動的に高度な基本的動作で，p 151 の図5とp 153 の図3とが合わさってできる動作です

図2：後面．タオルはすべての手指の間から出ているようにつかむことで，手指と手掌による握りが確実になります．手指の間に感覚を入れるようにします

図3：傘を持つ時のお勧めの持ち方①．傘の柄端を前腕背側に強く当てるようにして持ちますと，持っている感覚が時間とともに薄れ，和らぐようです

図4：傘を持つ時のお勧めの持ち方②．傘の柄端を前腕尺側に当て，かつ傘の柄を腹部に当てて持つと，傘の直立状態が前腕尺側に伝わり，傘を握る強さを維持している感覚が腹部で感知されるようです

足底に確実にのせて保持しなければなりません．したがって荷の対側の下肢は，荷を持つ側の下肢以上に重量支持の時間を長く，バランス，重心保持の機能を発揮する必要があります．ですから，安全に灯油をポリ容器で運ぶためには，麻痺側でポリ容器を持つ動作を強化することで，実用性を高めることができるのです．2，3歩ごとに休みながらでも，10 m運ぶことができれば多くの場合で実用と考えられます．

　業者などに灯油を保管場所まで運んでもらっても，10 l ほどの灯油をストーブまで安全に運べないと，冬の生活ができない人は決して少なくはありません．まずは20 l のポリ容器からではなく，2 l のペットボトルから，あるいは小さなポリ容器に，水を入れて運ぶところから始めることを勧めます．

　ここまで読まれて，本当に片麻痺の麻痺側でポリの容器を持ち運べるのだろうか，と疑問を持たれるかもしれません．BrunnstromのステージⅢの動きを強化して確実に動作を鍛えれば，可能な運動で構成された動作です．このように，麻痺の回復が，発症の原因ゆえにあまり向上しなくても，その回復した範囲の運動を強化して，その運動で可能な動作を全身のバランスをとる中で鍛え，そして実用の動作に再建し，自立能力の再獲得を進めることがセラピーの効果です．いずれにしろ，機能の強化が実用への第一歩です．

　麻痺側で持てるか否かの以前に，骨粗鬆症や腰椎などに変形のある人では，10 kg，20 kgは過度と考えられますが，そのような状態でも自活する人もいますので，医学的リスクとの間に悩みます．しかし，決して悪化させることを実施してはいけません．雪国ではなくても，高齢者には自活は過酷となってきますが，意思，満足，思い，悩みもあり，問題は複雑です．痛めずに，維持・強化する方法を工夫しながら，話をじっくりとよく聞いて語り合うことからその人に適した解決は始まると感じています．

　雪が多くは積もらないところでは，関係ないとお考えでしょうが，荷を手に持って運ぶ機能を鍛えるための動作として解説しました．実行して，可能性を開いてみてください．

vi）雪かき

　高齢の人には本当に酷な作業です．しかし玄関前ぐらいは，少し時間をかけても作業する人も多く，クイックルワイパー，昔懐かしい長柄ほうきは，掃除機の操作にもつながる動作として始めます．

　雪かきの動作を強化するためには，大きさはスコップの柄ほどで1 mほどの長さの棒の先に0.5〜2 kgの砂嚢を巻き付けます．砂嚢を巻いた側の端を床に置き，棒の他端を非麻痺側の手で持ち，途中を麻痺側の手で握って持ち，砂嚢を床から持ち上げて，再び床に置く動作を繰り返します．1 kg以上の砂嚢を麻痺側の手に持って歩くことが，まず必要になります．

　この動作中は，麻痺側の手の握りに集中して，砂嚢を床から上げる動作をしてもらいます．麻痺側で太柄の棒をしっかり持って，麻痺側下肢は股・膝関節屈曲立位で十分体重をのせて踏ん張り重心を保持します．次に棒を持つ両手を引きつけて，同様に非麻痺側下肢

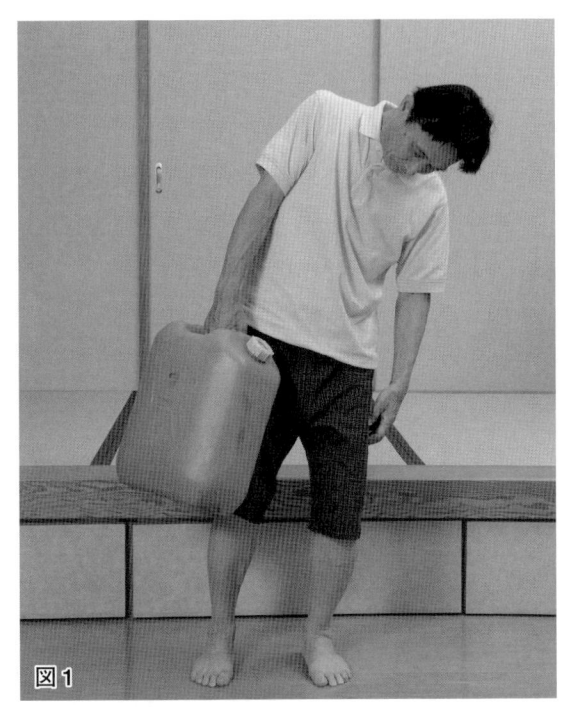

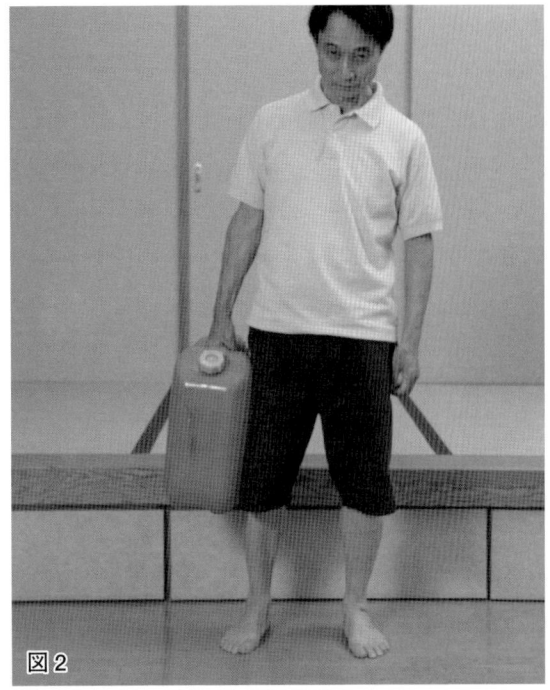

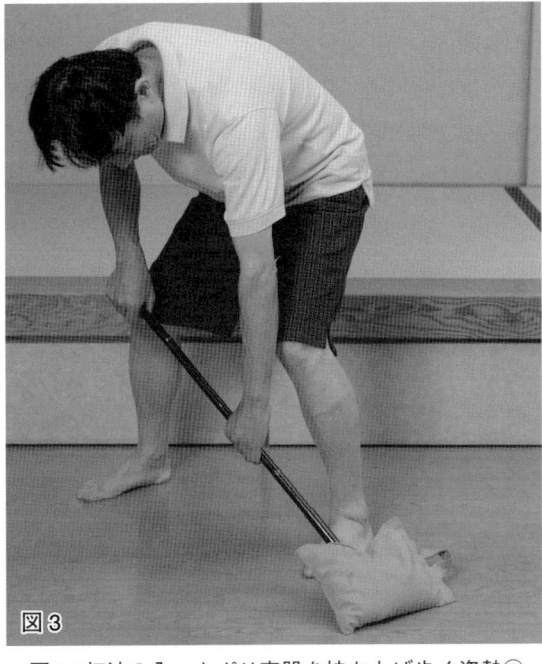

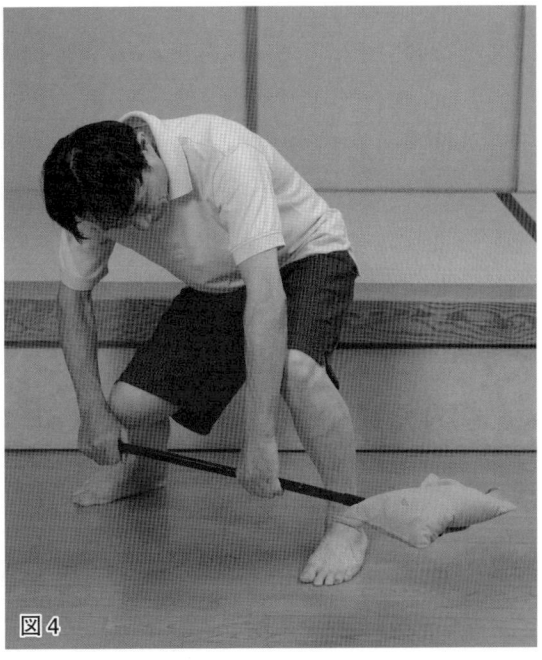

Ⅱ　片麻痺側の運動機能強化と動作能力の鍛え方

図1：灯油の入ったポリ容器を持ち上げ歩く姿勢①．握力と肘関節の屈曲力，そして肩関節，肩甲骨の挙上力が必要となります．しかし，この機能も基本的には Brunnstrom 片麻痺回復ステージⅢでの出力を強化し発揮すれば可能な動作といえます

図2：灯油の入ったポリ容器を持ち上げる姿勢②．ポリ容器の灯油の量が少なければ，この程度の姿勢でも可能になります．麻痺側の上肢機能を十分に鍛える練習が大切です．灯油を運ぶことなど思いもよらない，何も麻痺側の上肢・手指で灯油のポリ容器を運ばなくても，と思いませんか．しかし，図1でみるようにポリ容器を持つ側の下肢よりも，対側の下肢がバランスをとるためにより多くの重量を支持する必要があり，麻痺側の上肢・手指を鍛えれば，麻痺側で運ぶほうが安全性は高いと考えられます

図3,4：スコップで雪かきをする動作．スコップの柄の中ほどを持つ手を麻痺側で行う．スコップに雪をのせて上げるには　腰を非麻痺側でより大きく下ろし，その腰を下ろす力でスコップの柄の端を下げてスコップの先を上げます．そして，膝を適度に伸展させればスコップに雪をのせることができます．スコップで雪をすくい上げるような動作を行うことで，全身の使い方とバランスは改善します

も股・膝関節屈曲立位をとり，両側ともに股・膝関節屈曲立位を維持したままで，重心を移動させる動作を行い床から砂嚢を少し持ち上げます．砂嚢を持ち上げることだけを考えて動作すると，手だけで砂嚢を持ち上げようとし，最初から非麻痺側下肢で重心を保持した腰高の姿勢をとり，麻痺側上肢は屈曲痙性を強めて動作することになります．したがって，動作能力を高める目的とは異なることになります．何によらず，動作にはいろいろな方法があるものです．その方法の中から最適なものを選んで，動作能力を上げ，安全・確実・自由に動作できる範囲を広げていくのがセラピストとして治すことの意味です．一見同じ動作の，不適切な動作と適切な動作の違いを見切り，適切な動作を指導して強化する技術を，セラピストとして高めてプロになり，磨いていくことが大切です．

　動作をなるべく正しく指導し強化して，安全・確実な実用の動作の習得を勧めます．動作の指導・練習を放置して時間を過ごし，障害された動作の中にもともと内蔵する負を増悪させるのであれば，診療報酬はいただけません．

b．握り・つまむ

　握り・つまむという動作の分類はありませんが，例えばナイフでラムのリブステーキを，骨から肉をきれいに残さず切り取る時など，ナイフがよく切れることが条件ですが，ナイフの先にはかなりの力が加わり，当然ナイフは確実に持たなければいけません．また，この時に骨を固定するフォークもさらに強い力で持っているのです．このナイフとフォークの持ち方が，握り・つまむ動作と仮称するに相当すると考えています．

ⅰ）ナイフとフォーク

　ナイフもフォークも柄の部分を各手指の指腹で美しくつまんでいます．しかし，美しい持ち方の内側，例えば手掌にはナイフとフォークの柄の丸みを帯びた端が強く押しつけられています．手掌にフォークやナイフを押しつける力は，指先の力と肉や骨を押し刺し，切る力の和に相当します．よって，ナイフもフォークも手指と肉・骨との間で手掌が強く握り保持する動作をしている，との理解が妥当と考えています．美しく指先でつままれたナイフやフォークは，握られて作り出された強い力でリブ肉を容赦なく鋭く突き刺し，切り裂きます．すばやく美しく楽しく食事する人の，優美さは強い底力によって支えられていることを知らなくてはいけません．

　ナイフとフォークで強い力を出せるように，抵抗を刺し抵抗を切り開く動作を鍛えなければ，日本（2本）の箸で器用に万事を所作することはできません．

　輪切りの大根の端をフォークで刺して固定し，ナイフで切り分けてボウルに入れることを繰り返し，大根を細かく切って味噌汁の具をつくります．あるいはブロッコリーの茎を切り取って立て，上をフォークで刺して固定しながら，皮をナイフで削ぎ取り，そして茎を薄めに切るとおいしいサラダができます．

　動作の練習だけなら，なめした皮革の切れ端をフォークで突いて固定して，ナイフで切

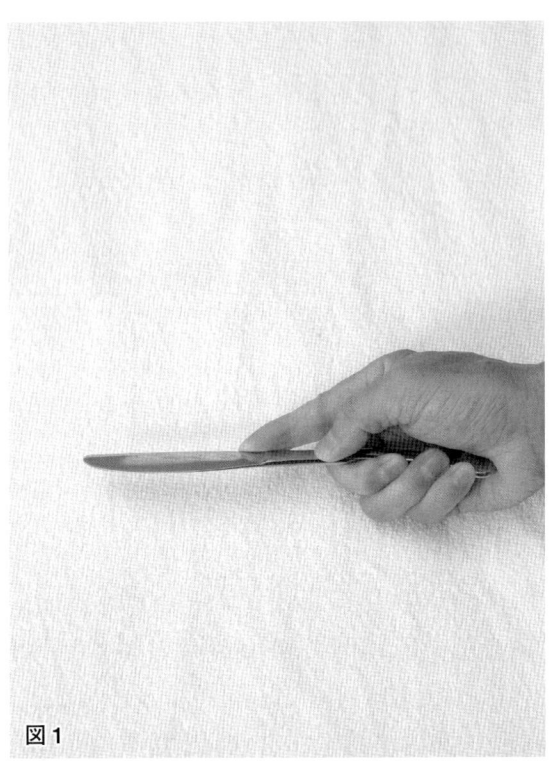

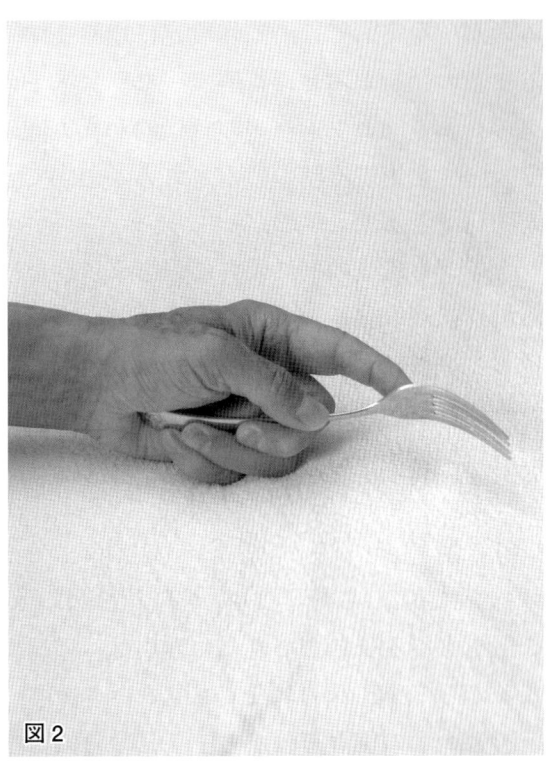

図1：ナイフの持ち方．肉を切り取るには，ナイフを使う必要があります．ナイフは小指，環指，中指で，ナイフの柄の刃側部分を押して柄の背側を手掌に押しつける必要があります．ナイフの刃がぶれないのは，母指と中指の中節から近位指節間関節の橈側間でナイフの柄の左右をつまんでいるためでもありますが，一番は柄の背が確実に手掌に向かって小指，環指，中指で固定されているからです．肉を切るための直接の力は刃の背を押さえる示指の指腹の力です．しかし，力を入れて押し切るのではなく，刃を動かして切ります．動かすのは指の動きによるのではなく肩関節と肘関節の動きによります．ですから，肘関節と肩関節を動かして切る力は手とナイフを一体化させている手掌に向かって小指，環指，中指で固定する力によっていると理解するのが正しいのです．外見的に優美にみえる母指や示指以上に，特に小指の力が決めてとなります．小指で握る力はとても重要で，十分に鍛えることで物を握る動きが確実になり，物を持ったままの手の動きの自由が生まれます

図2：肉を突き刺すフォークの持ち方．ナイフで切るよりもフォークで突き刺すほうが，押す力が強く要求されます．よって，フォークの柄の端は手掌に面する側が広くなっています．通常使用する形で手に持った時に，ナイフは細く高い構造である一方で，フォークは平たく広い構造でつくられていることがわかります．突き刺す部分は，平たい平面にウェーブをつくることで縦の構造を作り出しています．フォークで突き刺す力も示指でつくっているようにみえますが，実は手掌に当てた柄の部分を手掌が押す力でつくられています．その柄を固定する最終の力は，小指が十分に屈曲してフォークの柄の端を支えることでつくられ，肘関節と肩関節で押す力をぶれなく伝えることができます

るのが，現実的で近い動作設定になります．動作の最初の練習では，フォークの先が収まる皮革の鞘をかぶせた状態で，セラピストの手掌を刺すように突き，セラピストはフォークの長軸方向とフォークの背に向かう方向に，手掌で抵抗をフォークに加えます．すると，フォークを用いる時の力の入れ方が強調でき，動作プログラムの発動と遂行を促し，出力が強化できます．

　ナイフも皮革の鞘に入れて刃を下に向け，セラピストが刃の両側を手指の間に挟み，切る動作に適度に逆らう力をセラピストの手指で加えて出力を強化します．ナイフの鞘が抜けると事故に至りますから，鞘は抜けないように柄に縛り付けて用います．

　動作を最初に指導する時は，セラピストの手を介して行うほうが，動作の再学習を容易に確実に進めることができます．

ⅱ）椀

　椀を持って，ご飯を食べ，味噌汁を吸い飲みたいと願う人は多くいます．椀は持てるが，ご飯を食べることができない理由は，口までご飯を箸で運ぶ間に，椀が手から落ちそうになるからです．汁物はとても危ないのです．要因は，椀を持つ手の力が維持できないこと，椀を持つ手の位置を脳がマークし続けられないことにあり，感覚あるいは感覚の利用が同時に行われる箸を使う動作で弱まることも含まれると考えられます．

　力の維持は出力を維持することで可能になります．脳の出力にゆとりがなく，その動作に集中している時は可能でも，他の動作に意識が向かうことで，その動作が自動制御に切り替わると，その動作に対する意識の出力は低下するのに伴って，結局必要な出力がわずかに不足することになります．このわずかな不足の運動が，その時間内に自動的に繰り返されるため，不足が積み増され，増加した出力不足が動作の減衰に現れ，椀が傾き落ちるか椀を持つ手が落下する動作として現れると考えています．

　椀を持つ手の位置の脳による監視が低下する要因を考えます．保持の動作は，動作の静的過程であり感覚の動的応答の部分はほぼなく，感覚は静的応答の部分のみになり，感覚全体の入力の減少が感覚の活用過程で補完されないためか，または感覚としてフィードバックした位置保持情報で，次の運動を同程度に設定しないためか，あるいは設定の誤差が次の運動出力あるいは感覚入力では補正されないためと考えられます．いずれにしろ，量的減少が補正されず不足となるか，あるいは不足をノイズとして無視して補正しないかの結果，椀を正しく保持し続ける動作の減弱に現れると考えられます．

　解決には，抵抗を加え続ける状態で動作し，また他の動作を行う間にも抵抗が増減し変動する中で動作の維持を強調する必要があります．そのようにして他の動作を行う間にも，麻痺側の動作をモニタリングし続けて機能を強化し，動作中の抵抗を常に感知しながら抵抗以上に動作を出力する機能を強化していきます．

　具体的に例えば，麻痺側手に持った椀の遠位部の縁に，セラピストの屈曲させた手指の関節を椀の縁に確実にはめ当て込んで，下方向かつ口の反対方向に椀を引っ張り，患者に

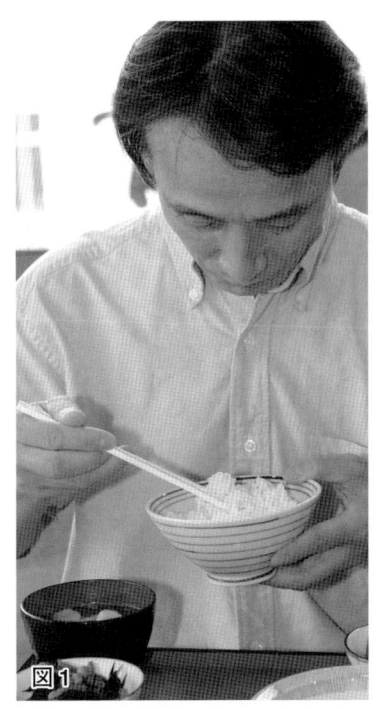

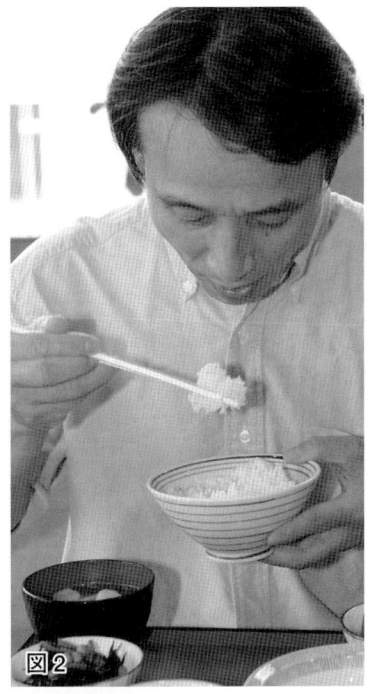

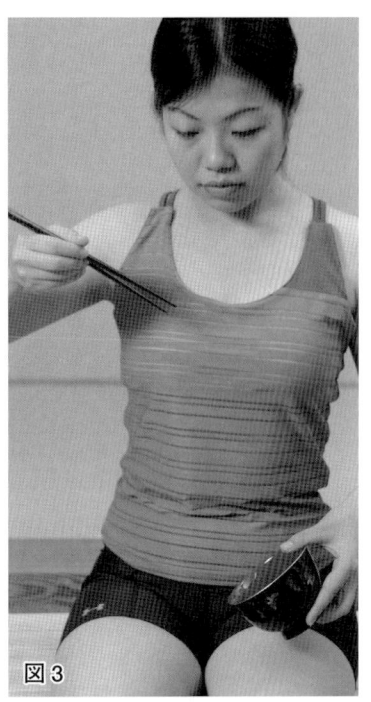

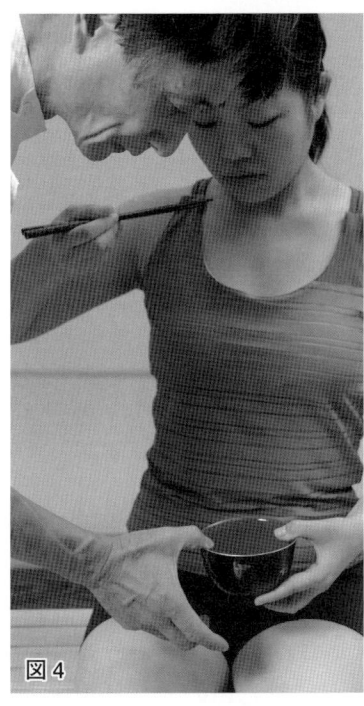

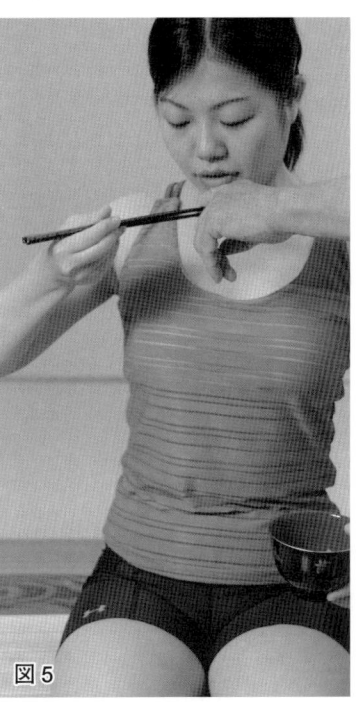

Ⅱ　片麻痺側の運動機能強化と動作能力の鍛え方

図1：椀を持って箸で飯をつまみとろうとしている瞬間です
図2：椀を持ったまま，箸でご飯を口に運ぶところです
図3：患者では，箸を口へ運ぶ間に椀の位置が下がり角度が傾きます
図4：口へ箸を運ぶ間に椀の縁に指を当ててセラピストは椀を断続的に下方へ押す力を加えるとよいです．すると椀を持つ手の感覚が減衰せず，注意を向けておけるからです
図5：箸を口に運ぶ動作にはセラピストの指で箸に抵抗を加えます．すると，ご飯を口へ運ぶ動作が確実にできるようになってきます

は引っ張られた状態で椀を口に持っていく動作をしてもらいます．また同様に，麻痺側手に持った椀の遠位部の縁に，セラピストが屈曲させた手指の関節を確実にはめ込んで，下方に椀を引っ張り続ける間に，患者には椀の中の具材を箸で取って皿に移してもらいます．

iii）スプーン

　スプーンの先のすくう部分にセラピストの示指を入れ，底に母指を当ててつまみを保持しながら下方向に引っ張り，患者にはスプーンを口に運んでもらいます．また，スプーンの先で，セラピストの手掌を，突き・引き・むしるように動作してもらいます．このようにしてスプーンに対して十分な力を出すことで食物をすくい，口に運ぶ動作を確実にします．また，握ることができれば，太柄ではない通常の柄のスプーンを手指で握りつまんで行う動作を鍛えます．太柄で行うと確実に把持する機能が強化されません．また，ほとんど重量を感じない乾燥した豆などをすくっても，本来力を必要とする動作ではないので，不足した出力の中で通常に出力が設定されると，きわめて不足の出力がオーダーされます．したがってまったく不足した出力で，とても心もとない持ち方となりますが，太柄でカバーされるので，修正されず不足のオーダーが通常の値としてカウントされ続けて，この不足状態が通常出力値として習得されます．そして，この状態で行うすくい動作は，手関節が掌屈して垂れた手でスプーンを把持してすくい取り運ぶ，変な動作を手関節より近位の上肢の動きに強いるため，上肢の動作の習得も進みませんし，習得した場合でも実用的ではないので，日常では使われなくなります．

　スプーンに抵抗を加えて動作を強化しますと，日常のスプーンで食べる動作は余力の範囲にあり，実用となり，余地がある分，よりよい形の動作への進歩を可能にします．

iv）箸

　箸で美しく食べることができない日本人が増えているようです．箸をほぼ握り込んだ手に2本差し込んだようにして，ほんの少しずつ食物を口に入れて食べる人も増えているようです．しかし，箸を握り持って，どんぶりからガツガツと食べれば機能の基本はできていることになり，摂食量は確保されます．

　鯵の干物を器用にほぐし，蜆の身をつまみ出し，箸先をそろえて一粒のご飯も残さずに食べ，沢庵にスーと箸を伸ばし，箸をそろえて置き，茶を飲み，終える．日本の朝食の風景です．しかし，このような箸の操作はたいへん難しいので，幼児・子ども用には自助具機能がついた箸も一般の商品として使われて久しいのです．ですから自助具の箸を実用することに対する抵抗は減りましたが，まだ普通の箸を使いたいと願う人も少なからずいます．

　まずは，握った手に箸を2本差し込んで，箸先の間に目当てのおかずを押し込んで持ち上げることができるようにします．母指を出して握った手の示指と中指の間に，あるいは中指と環指の間に，箸を差し込み，箸の上端を示指基節の基部橈側から手背方向に出しま

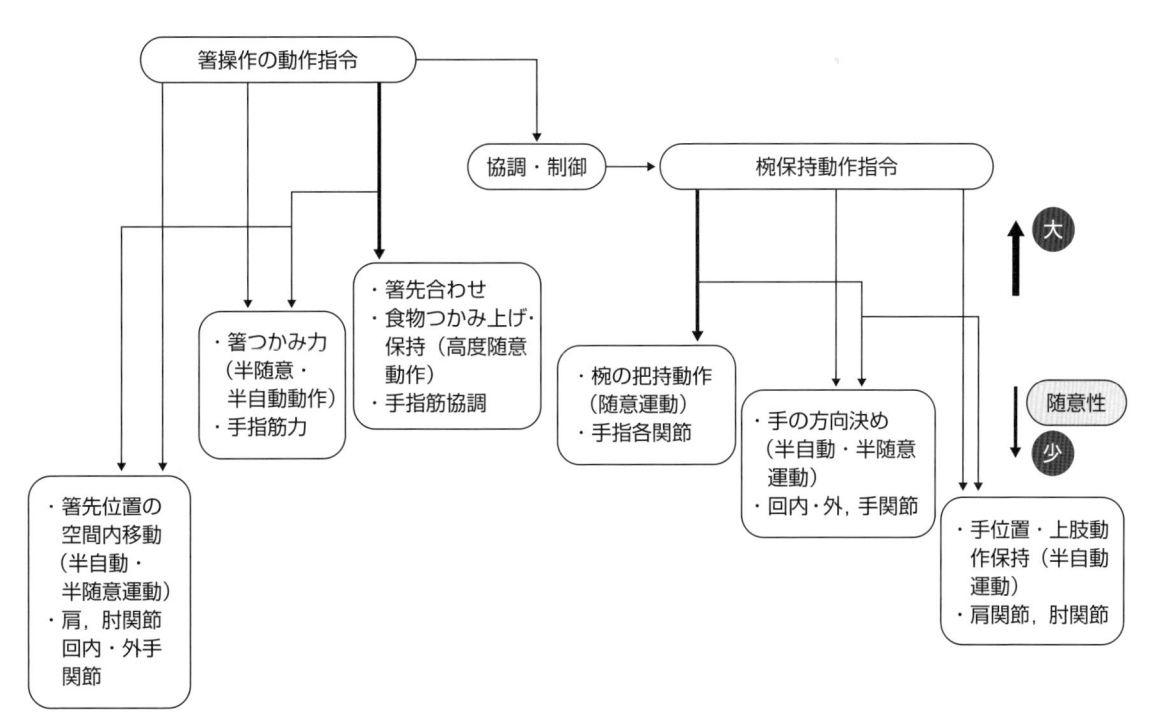

図1 椀を持って箸でご飯を食べる時の各動作の随意性の程度についての経験的な認識

椀保持動作は箸による食物をつかむ動作に比較して，やや随意動作としての精度が低いと考えられます．そこで箸で食物を操作する時に，食物が椀の中に入っている間は椀と箸の操作に同程度の注意が向くが，食物が椀から離れて口に入るまでは注意が箸のほうにより多く向けられると考えられます．その結果，食物が口に運ばれるまで，あるいは食物が口に入ると，椀を持つ手が下がると考えられます．実際，食物を口に入れて飲み込むまでの間は，椀を持つ手を膝上に置いている人をみることもあります．注意を喚起して，他の動作を行う間もその動作を保持し続けるためには，感覚的に注意をモニターしている必要があり，そのために感覚を強めて，モニター機能の発現を促し強化することが有効になると考えています

す．そしてセラピストの手掌を箸先で押しつけるようにして上げてもらいます．セラピストは手指で両箸先をつまみ，箸先を下方に押し続けながら，患者に箸を口まで運んでもらいます．さらに両箸先の間にセラピストの手指を挟んでもらい，この時セラピストはもう1本の手指で下側の箸を下側から支えて（下側の箸を，挟まれた手指と下から支える手指で挟んで），挟んだ指を口に運んで食べます．

　手指を間に挟む動作が不安定であれば，あらためて箸を1本だけ中指と環指の間に差し入れ，この箸を環指の橈側，母指基節腹側，示指MP関節の近位部（第二中手骨頭橈側）の3カ所に当てた3点固定で挟みます．そして，セラピストの手掌を突いてもらいますが，箸が上に抜けるように押した時に，ずれが止まらない場合には，小指の下と手掌との間にピンポン玉より一回り小さい硬めの物を手掌に付けて，小指で持ってもらうとよいでしょう．また，環指で握る時には指先を母指球の根元に当てて握る練習も必要です．このようにして，下の箸が確実に環指，母指基節，示指橈側基部で保持できるようにします．

　2本の箸の操作の決め手は，下の箸の固定が確実にできることです．3点固定の箸固定に必要な各手指の力の方向の逆向きに，セラピストは抵抗を加え強化します．固定できるようになったら，固定した箸を押し下げ，引き抜く力を加えて，箸が抜けないように力を入れ続けるようにします．この力を入れ続ける練習は，机の位置から口に至る間に抵抗を加え，机の位置に戻る間は無抵抗・自由に動かして行います．

　次は上の箸です．母指と示指は橈側つまみの形をとり，中指末節橈側，示指末節先端部腹側，母指末節腹側，示指基節橈側の4点に接して上の箸を保持します．箸の固定は中指末節橈側，母指末節腹側，示指基節橈側の3点で固定し，箸操作の間この固定を維持します．下の箸と上の箸がつまむ動きは，示指と中指がPIP関節で屈曲することで箸先が合い，両PIP関節が伸展することで箸先が離れるように動作が行われます．つまむ強さは，示指と中指がPIP関節の屈曲力を示指末節腹側（前述の4点のうちの残りの1点）で箸を押す時に伝えることで得られます．示指基節と母指，中指末節との間で行う固定は，外れない程度の力で十分です．強いつまみ力は，母指IP関節の凸部を箸の縁に引っ掛けて示指に向かって押し上げる力で発生させますが，これは高度な動きなので進歩してからです．

　高度な箸操作は，例えば味噌煮の鯖の腹線から，両箸の先端を椎骨横突起に達するまで入れ，両箸先を開き，身を背側と腹側に分け，おのおのの全部をそっくり，きれいに脊柱から外すように箸先を開く操作で行う動作です．この動作は，一方の箸先を脊柱に軽く当てたまま，他方の箸先を開く高度な操作を必要とします．上の箸では，中指末節橈側，示指末節腹側と箸の接する位置はずらさずに，母指末節腹側の下と示指基節橈側の上で，手指に箸が接する位置が箸先に向かって移動する状態の動きになります．下の箸では環指と小指の握りを強くし，これをMP関節の屈曲を増すことで行い，箸先を開く動作をつくります．下の箸を開く動作は難しく，通常要求されません．箸を食物に当てて押し開く動作は，手指の機能回復がとてもよい人で強化する課題です．しかし，鯖はつかみ取って食べれば十分で，美しさはともかく旨味は同じです．

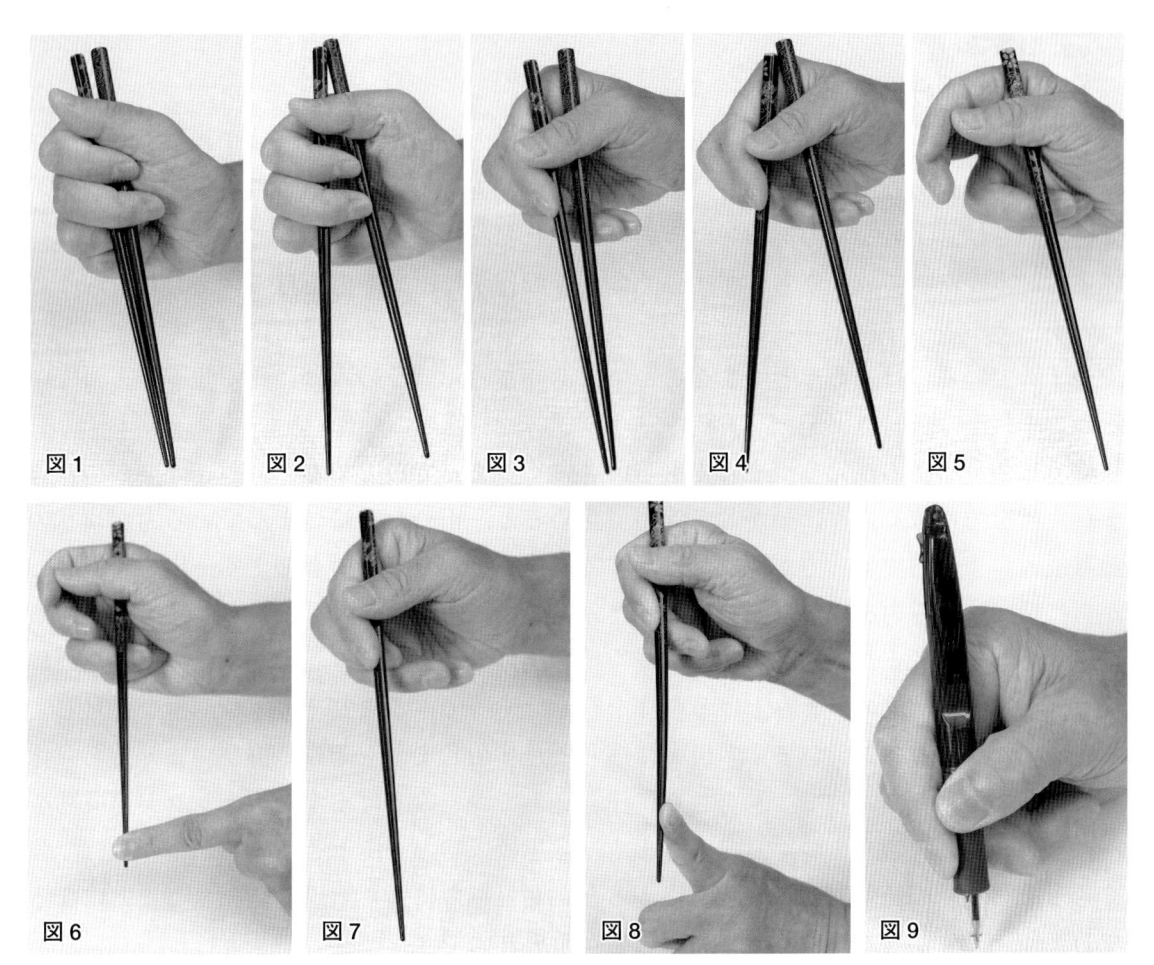

Ⅱ　片麻痺側の運動機能強化と動作能力の鍛え方

図1
図2
図3
図4
図5
図6
図7
図8
図9

　図1：未熟な箸操作の形．2本の箸を母指と示指，中指で同じように握ります
　図2：握った指をやや開くと，母指側の端と示指・中指側の箸が各指に挟まれて動き，結果的に開きます．そこで箸先に食物を挟み，再び図1のように握りを強めると挟んだ物がつまめるのです
　図3：習熟した箸の持ち方
　図4：1本は示指中手骨端部（MP関節の中枢部）と母指基節指腹，環指末節橈背側の3点で固定し，一定位置を保持し続けます．ほかの一本は示指基節橈側中枢端（MP関節の末梢部）と母指末節指腹，示指末節指腹先端の3点で固定するのですが，主に示指のPIP関節の動きに連動して箸先は開いたり閉じたりします．この動きは箸で物をつまむ高度な動作であり，1本ずつの箸の操作の強化から練習します
　図5：固定箸
　図6：固定箸に必要な力に対向する力を，セラピストの手指で箸先から加えます
　図7：動作箸
　図8：動作箸でつまむ力をセラピストの手指で箸先から加えます
　図9：ペンを持つ動作は，動作箸の操作と同様の動作なので，ペン操作で練習してもよいのです

c．つまみ
ⅰ）つまみ上げ

人間がていねいさや優しさや尊重を表現する動作の一つに，そっとつまむ，そっとつまみ上げる動作があります．優しさは，基板を強さが支えるからこそ，真に成り立ちます．ていねいさは，十分な実力あるいは実力への憧れの具体的な表れとして成り立ちますし，尊重も許容があって成り立ちます．強くつまむ動作ができて，力を自ら抑えた時に成り立つのが，そっとつまみ上げる動作です．実際に入っている力が結果的に弱くても，力不足でつまんでいるのは，そっとつまむことではありません．その人は必死で強くつまんでいるのです．

セラピストの指の根元をつまんでもらい「強くつまんでいてください」といいつつ，包まれた指を急に抜くように動かして途中で止めると，止めた時につまんでいる力が現状の随意最大つまみ力です．力が弱ければ，すでに述べました腱反射も加えて，出力を上げてから，最大つまみ力を繰り返し，最大つまみ力の出力を上げます．また，つまもうとする意思・努力を上げるため，ペットボトルを持ち上げることができる程度よりやや少なめに水を入れ，蓋の部分のつまみ上げる動作を行います．できることを確認し，水を計量してさらに入れ，チャレンジします．最大に達したら休憩します．そして再びつまみ持ち，休憩で生れたゆとりに対して，水をさらに注ぎ込んでつまみ上げます．チャレンジの成功を積んで力を上げ，余力をつくっていきます．意思は成功の予測とその成功の積み上げで強くします．成功の範囲内でその時を終えると，明日さらに強く意思を発揮することになるでしょう．ですから，成功して終わることが重要なのです．

ⅱ）そっとつまむ

紙コップに8分目以上も注がれたウーロン茶で，交通と人生の安全を願い乾杯！慎重に紙コップを，力をいれすぎないようにしながらしっかりと持ちます．そして家に帰り着いたならば，薄い硝子製のグラスをそっと持ち上げ至福を楽しむことができます．そっとつまむ，そっと持つ，力をいれすぎないように，必要な程度の力をみつけ，その力の維持に集中し，持ち上げ保持します．ポイントは，ほどよく必要な力をみつけること，そしてほどよい力を維持することです．力の維持は，腕の保持で触れました．後に，非麻痺側の動作と麻痺側の動作の分離として述べます．ここでは，ほどよく必要な力について述べます．

ほどよく必要な力は，それが貴重で壊れやすいほど，あるいはやわらかく美しく愛しいほど，あるいは危険なほど，触れてから必要な程度までに力を増していき，必要な程度の力を感知します．慣れの範疇にあるものでは，経験上の適当な力を入れてみて確かめ，その程度の力で持ちます．

そっと触れることは力を抑制し，力の入れ具合を精緻にコントロールして必要な力の程度を知る過程を含みます．したがって，力の程度のコントロールを高めるために適した動作です．また力を安定させるため，手の位置を最適・確実に決めて保持する必要がありま

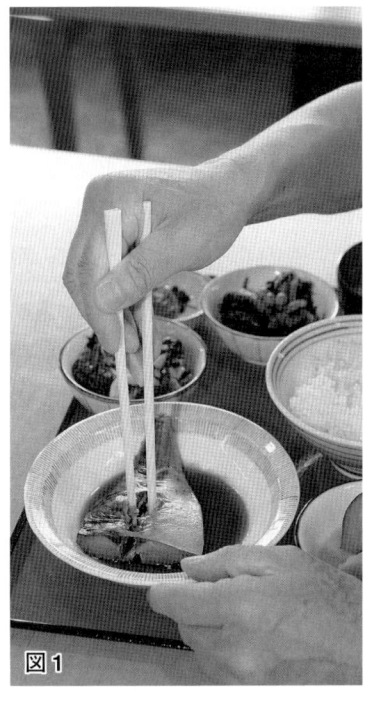

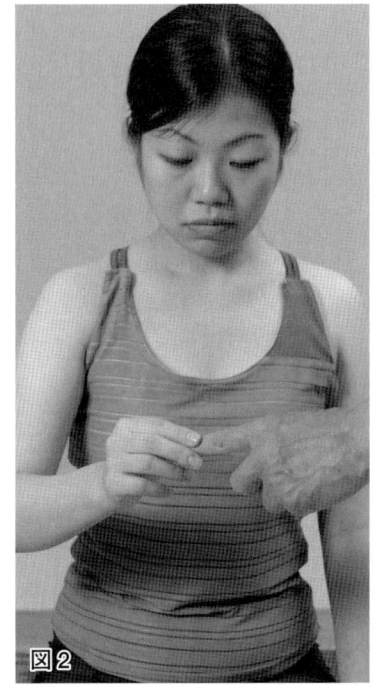

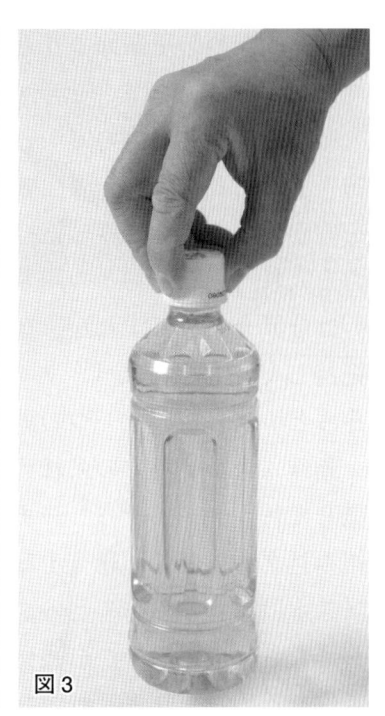

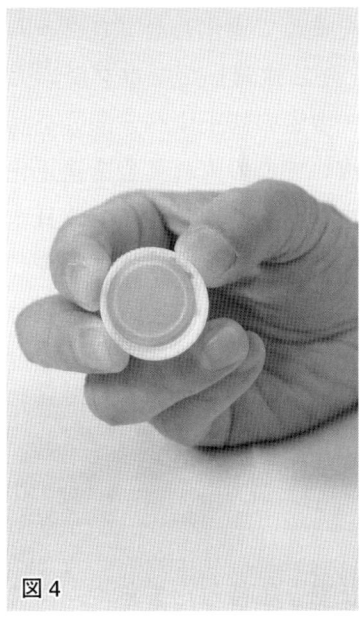

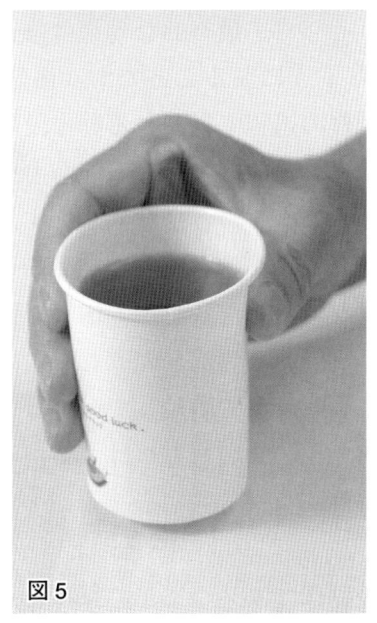

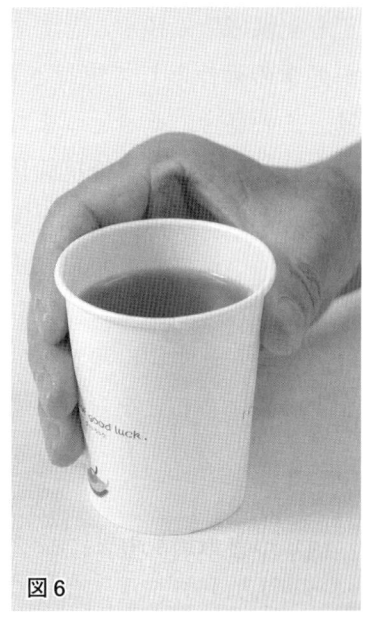

図1：箸操作の最も困難な使い方．食物に軽く当てた箸の両先を開いて食物を開大する．図は鯖の切り身を開いて背骨から外すところ
　図2：つかみ動作の強化には，セラピストの手指をつまんでもらうのがよい．うまくつまめない間は母指と示指，あるいは母指と示指，中指の相互に対立する力の方向がずれ，つまんだものが半回転して外れるが，セラピストの手指は回転しないので失敗なく対向の修正を進めていけるからお勧めです
　図3：キャップのつまみ
　図4：キャップをつまむ時の各手指の位置関係
　図5：紙コップに水を入れてつかみ上げると力の入れ具合の調整を習得できます．図は力が入りすぎています
　図6：適度な力の入れ具合

す．そのため，手関節より近位の上肢のリーチと位置決めを意識してコントロールする動作として活用します．上肢が手の位置を確実に確保した後，いったん動きを止め上肢に入った過度な力を抜いてから，その物の外形の大きさや凹凸に合わせて指先を開き，その物の温度・表面形状・表面触覚・硬度と外形に応じて決めた位置で手指を接触させ，危険を確かめながらつまみ・把持する力を加えます．加えた力を保ちながら上肢で持ち上げる力を入れ，指先と物との間のずれの感知に応じてつまみ・把持する力をさらに加え，あるいは位置を直してずれが感知されなくなった時に，力を余分に加えて確実に物をつまみ・把持して持ち上げます．このように考えると多くの段階で成り立つ動作ですが，これがそっとつまむという一つの動作なのです．

　動作に合わせた力の入れ具合と，肢位保持のための力の入れ具合を，当たり前に強く意識して行うのが，そっとつまむ動作なのです．強く意識して行うことがプログラムの中に組み込まれていて，遂行することができる動作なのだと理解しています．ですから，セラピストは患者の動作のどのようなプログラム内容が強調・変調されて，うまくない動作としてなされているのかを観察して見抜き，対策として部分を直して強調したプログラムの動作を進め，繰り返し行いながらさらに改良します．この毎回の効果は，プログラムの修正を記憶に積み残すことです．そして，最終的な効果は修正を重ねて適化したプログラムが通常の動作として実行されるようになることです．部分を直し強調したプログラムとは，この場合，そっとつまむ動作の過程で行われる動作段階・要素の修正すべき部分を誘導介助し，あるいは抵抗強化し，あるいは支持し過度な力を抜いて力の入れ具合を適正化するなどの，技術・手法を実施して直すことを意味します．また，繰り返し行って改良するとは，単に少し直して修正したプログラム・動作を繰り返すことでは不十分です．少し直し，また少し直しと，繰り返して直した量を積み増して適正に近づけること，さらには直しを繰り返す間に現れる他の直しの必要部分の直しを含め，直しの精度・確度・有効度を上げていくことを含みます．少し直して満足していてはプロに至りません．少し直せたら自信をもって，もっと直す努力をして実力をつけてください．

iii）つまみいじり

　つまみいじりとは，悩ましい動作です．つまんで保持した状態を維持したままで，保持する物と手指との接触位置を変化させていく動作をつまみいじりと本書では表記します．例えば，包帯を片手で巻き上げ，あるいは逆に解いていく動作です．包帯巻きはあまり行われなくなりました．一方，学生の間でみられる動作にもつまみいじりの例があります．ペンを手指の間でクルクルと回す動作です．そのほかの例としては寿司を握るといった動作も見事ですが，最近の回転寿司ではすでに握られたしゃり塊を一つ取り，サビを付けネタをかぶせてグッと押し，皿に二貫並べて出すカウンターもあります．複雑そうなコンピュータの操作も，単に手指で打つだけ，大学生になればペンで書くより，キー打ちと思考がシンクロナイズしてくるようです．つまんで指先をソフトに器用に動かせば機器が操

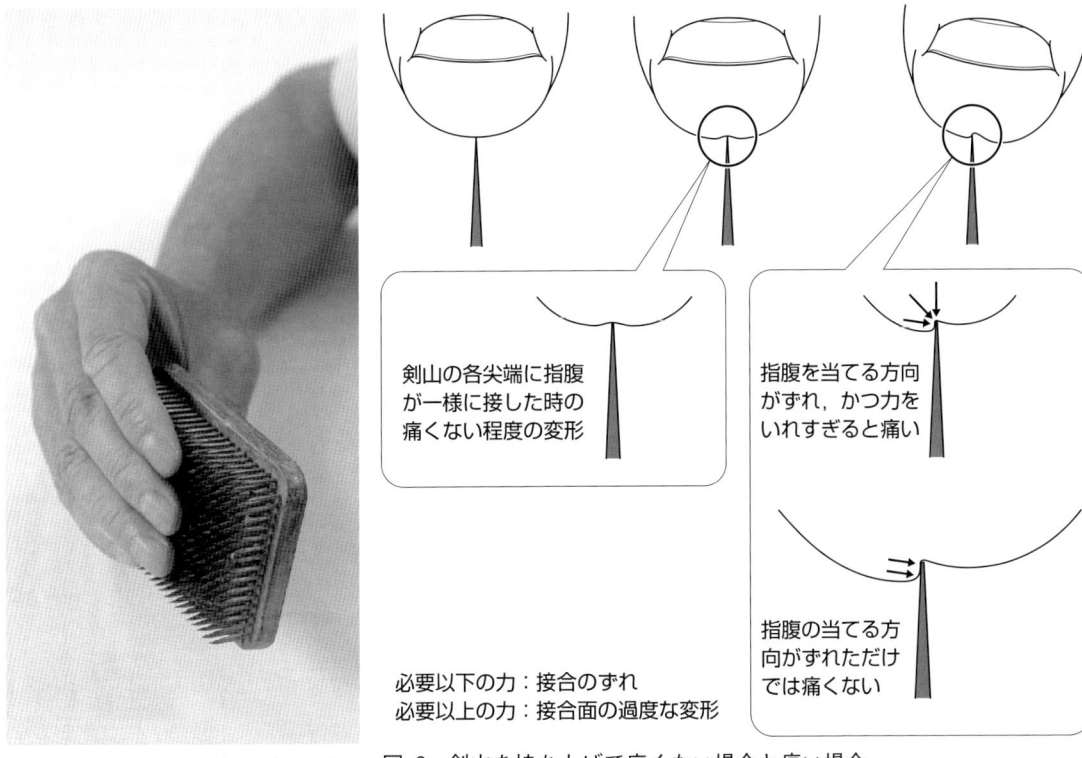

II 片麻痺側の運動機能強化と動作能力の鍛え方

剣山の各尖端に指腹が一様に接した時の痛くない程度の変形

指腹を当てる方向がずれ、かつ力をいれすぎると痛い

指腹の当てる方向がずれただけでは痛くない

必要以下の力：接合のずれ
必要以上の力：接合面の過度な変形

図1 針の山である剣山を持つ時

図2 剣山を持ち上げて痛くない場合と痛い場合

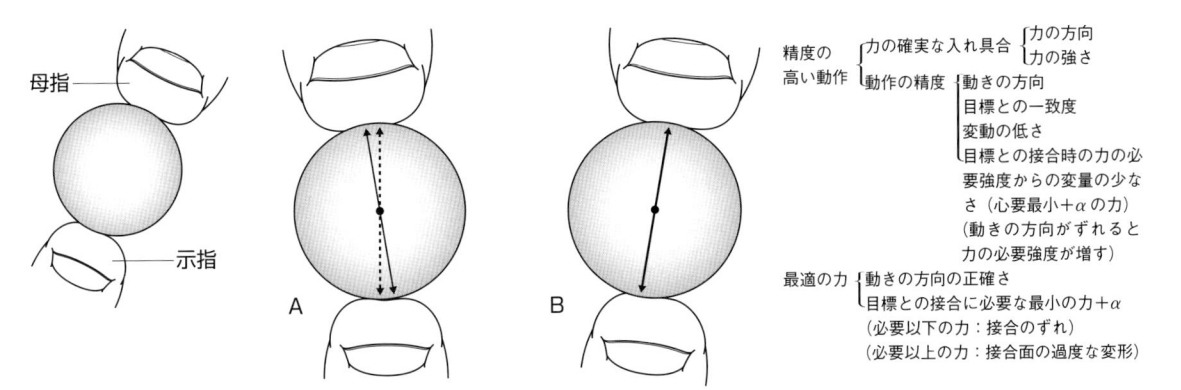

母指

示指

精度の高い動作 ｛ 力の確実な入れ具合 ｛ 力の方向／力の強さ
　　　　　　　　動作の精度 ｛ 動きの方向
　　　　　　　　　　　　　　目標との一致度
　　　　　　　　　　　　　　変動の低さ
　　　　　　　　　　　　　　目標との接合時の力の必要強度からの変量の少なさ（必要最小+αの力）
　　　　　　　　　　　　　　（動きの方向がずれると力の必要強度が増す）

最適の力 ｛ 動きの方向の正確さ
　　　　　目標との接合に必要な最小の力+α
　　　　　（必要以下の力：接合のずれ）
　　　　　（必要以上の力：接合面の過度な変形）

図3 2指でのつまみの力学
A．母指と示指は対立しても正面で対向しないため母指は実線，示指は破線の方向に力を発し，対する指から力を受けようとしますと，本来よりはやや外の位置から力を発することで安定させます
B．そのため持つ物の先端を対立でつまもうとした時，対向面（指腹の表面形状がつかむ物の表面に合わせて適度に変形して面となる）の位置を適度に変えることで正しい対向，対立運動が行えます

作でき，以前はつまみいじりで行った器具操作の作業の目的の多くはキーで満足されます．しかも目的が，リアルからバーチャルになり，夢想が現実で実態と乖離することもあります．学生の提出するレポートは，ネットのprint outであったりサインもwww.などの場合もあるようです．結局，財布の中から目的のカードを選んで出して決済し，携帯電話などのキーを正確に打つ動作ができればことたりるように世の中はなろうとしています．

　しかし，現在の多くの場合の決済に必要なサインのための用具であるペンを持つ動作は，2本のうちの上の箸の操作が確実になれば，動作としてはできます．ネジや蓋を手指で回してはめ・外しができれば，ほぼ他の動作も何とかできそうです．ネジや蓋のはめ・外しは，母指と他の手指の対立動作ができれば基本は可能になります．対立動作のマスターには，セラピストの手指を母指・示指・中指の3指で3方向（なるべく各120°の間隔）から均等につまみ，力を入れる動作を再習得してもらいます．患者につままれた手指の対側の手指で，3指の位置を調整し，その位置でつまむ力をいれてもらいます．セラピストが患者に3指つまみでつままれている指を引き出そうとして，これを患者が強く3指つまみすることで阻止できるまでに，つまみ力を強化します．セラピストの手指が確実に強くつまめたら，缶の蓋を手指で持ってもらいます．蓋を介した3指の位置が大切です．母指と示指，母指と中指が二等辺三角形の二等辺になるような位置をとります．二等辺三角形がどうしても無理ならば，母指と蓋の中心と示指が一直線になる位置で強くつまみ，蓋を引っ張って開けるまでに強化します．そして，再び二等辺三角形に戻ります．二等辺三角形が確実に可能になったら，母指と他4指の対立に進みます．母指と中指の対立で中ぐらい蓋を，さらに母指と中指，環指の中間点との対立で大きい蓋を引き開けることができるように，能力を高くしていきます．

　缶の蓋開けの後は，ビンのネジ蓋開けをしますが，ねじる動作は手指では行わないで，前腕の回内・回外と肩の内旋・外旋の動作で，まずできるように強化します．ネジのはめ・外しは手関節の尺屈・橈屈と回外・回内の動作で最初は行います．この動作ができましたら，この項の主題，つまみいじりの動作でネジ操作をする段階に達します．

　素早くネジをはめ，外す動作ができるようにします．基本は母指腹と示指腹，中指腹の間の接触位置を，橈側あるいは尺側に滑らせるようにして，また元に指位置を戻して繰り返し，ずらす動作です．この動作は難しいのですが，つまみが不正確な状態で自然に出現する症状と似ていますので，確実に強いつまみ動作ができない間に，動作を進めても意味のある結果には至りません．はじめはゆっくりと動作を行います．ゆっくりと確実に行い，できない間は早く動かしてはいけません．ゆっくり確実に力強く動かせれば，それで十分です．セラピストが勧めなくても，いつかすばやくできてきます．しかし，ごく軽微な障害の人では，すばやくできることを目標において行います．なるべく力を抜いて，またそれほどの力を必要としない程度のネジで動作していきます．指先をパチン，パチンと強く鳴らせれば，つまみいじる動作は完了です．

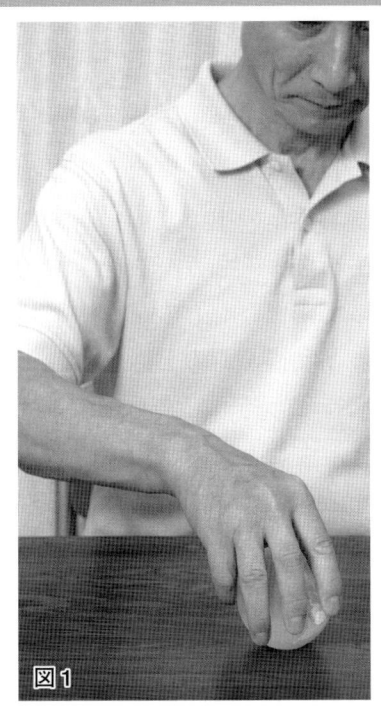

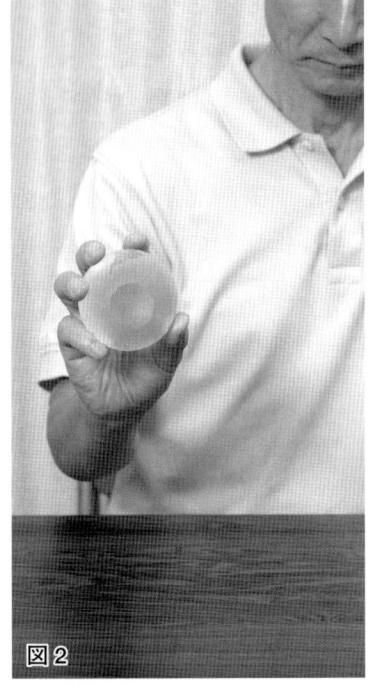

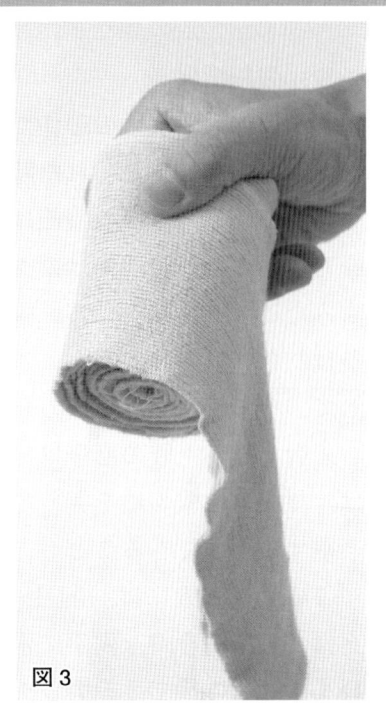

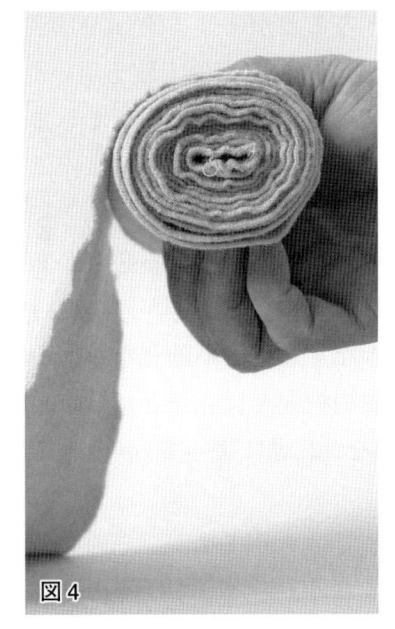

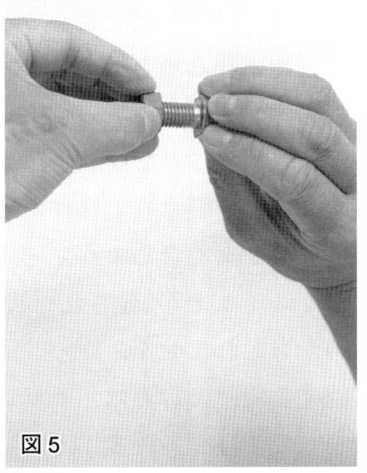

Ⅱ　片麻痺側の運動機能強化と動作能力の鍛え方

　図1：球つまみ．球体を5指でつまむ．手関節の軽度屈曲で上からつまむことが可能になります
　図2：球つまみの手指位置．母指と中指，環指の中間点との間で相互に対向する力がつまみの主力源となります．そして，母指と示指と小指の3点固定で球体表面の保持の安定を図っています．さらに詳細にみると，母指と中指と環指の中間点，示指と小指で球体最大横径部のやや下あたりで球体表面の水平断面最大円周を均等に4分割する部位で，球体中心に向けた力を各指が加え，ほぼ絶対的に安定したつまみの形をつくっていることがわかります
　図3：包帯の縦回し巻き．手指のつまみ動作は，4指の内転・外転と母指の対立・伸展で巻かれます
　図4：包帯の横回し巻き．手指のつまみ動作は，4指の屈曲・伸展と母指の屈曲・伸展で巻かれます
　図5：ナット回し．手指の動作としては，2種類の動作で行う形があります．中級は5指先をそろえて対向してナットをつまむ形で，ナットを回すのは回内・回外あるいは手関節を背屈・橈屈および掌屈・尺屈の連続により回す動作，あるいは以上の組み合わせの動作で行います．上級は母指の対立と小指の対立に伴う遠位横のアーチを変化させることで，示指から小指までの中手骨の遠位端の位置をわずかに移動させますが，この動作は各指先端で拡大しますから位置が尺側方向へ移動する動作になりナットをつまんだまま指を動かして回せます

iv）強制把握

　強制把握は，病態の動作だといわれます．成人では病態で現れます．把握するような必然性がその時に感じられた時に把握すると，その後は離さない状態になります．必要な物を握って確保し続ける機能は重要で，例えばカバンを持ったまま電車の中で立って居眠りをしている時，膝関節はガクッと膝折れしても，つり革から手を離す人もカバンを離す人もみたことがありません．強い意思が働かなければ，一度握って確保したものを離す不利益はしないのでしょうか．より興味を引き，意欲が湧き，もっと利得があると感じようとして，その手を離して次の新たな何かを把握し直すのではと期待できそうです．

　患者では，上肢の麻痺は軽度でも，麻痺側で握ってしまうと離すことができない．例えば，更衣では服の端を握ってしまうと，更衣動作が進まなくなる人では，口頭指示があると離すことができることもあります．しかし，離すまでに時間を要します．

　このような人には，ADL の中で自然に強制把握のある麻痺側を使うようにします．例えば，顔を洗う時，両手に水をくむと，次に自然に両手で顔を洗う中で自然に麻痺側を使います．この後で，歯磨きチューブの蓋を閉めて元の位置に戻すという動作を行うと，麻痺側でスムーズに一連の動作を行うことができることがあります（最初から，歯磨きチューブだと一度持つと離さないのに）．また，靴を履く時に麻痺側上肢を用いたり，衣服のひもを結ぶのに両手を用いるとひもを持ち替えて結び，衣服の端を握ってしまう症状が消失する場合もあります．自然に麻痺側を使うことにより，強制把握症状はほぼ消失し，指示なしで一連の動作が可能になる場合もあります．

　患者では，その動作がその人自身の欲求・意思と調和している必要があります．麻痺側を随意的に動かそうとすることで症状が出現しにくくなりますが，この時に欲求・意思と異なる動作を要求すると，随意性で操作ができなくなり，不随意な動作つまり強制把握という症状が出現して脱せなくなるようです．強制把握とは意思と意欲が乖離して，意識されない意欲によってスイッチが on された状態を，意思によって off させることが困難なことを示しているのかもしれません．

　強制把握を確認するだけの行為は，セラピーではありません．その人の意思・意欲，その時の興味を観察してすばやく確実にセラピストはくみ取って，その動作を抵抗のないように自然に誘導し，動作の連続する中で強制把握ではないようにします．

　強制把握では，常に手掌・指を握り込んだ状態にあり，手掌の感覚が閉鎖回路内でフィードバックを繰り返し，一種鋭敏に，一種鈍感になっています．閉鎖回路とは，自己の手掌・指が相互に接し合っていて相互に感覚を刺激し合っている状態の連続を指します．一種鋭敏とは，そのような状態で手を開かせてセラピストの手指で手掌・指を触ると，今までの握った状態ではなかった突然の異質な動く感覚を強く感じ，そしてセラピストの手指を強く握り込んで動かせないようにし，感覚を鈍感にさせる結果になることを指します．一種鈍感とは，常に自己の手指の感覚だけで，他の感覚の何かを判別できず，何でも握った状態の感覚にしてしまうことを指します．セラピストの手指が握られた後で，握られた手掌

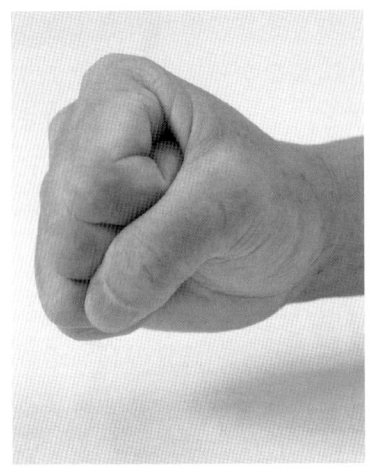

II 片麻痺側の運動機能強化と動作能力の鍛え方

図1 正常な握り①

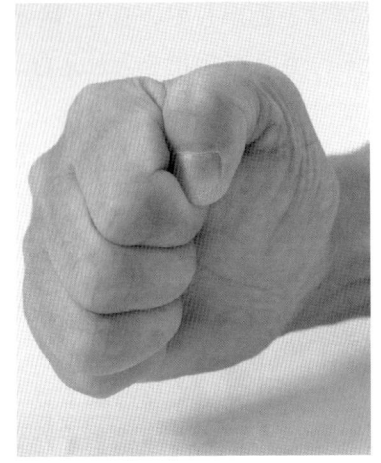

図2 正常な握り②

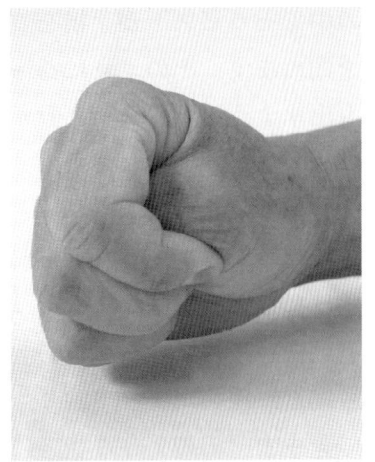

図3 正常な握り③

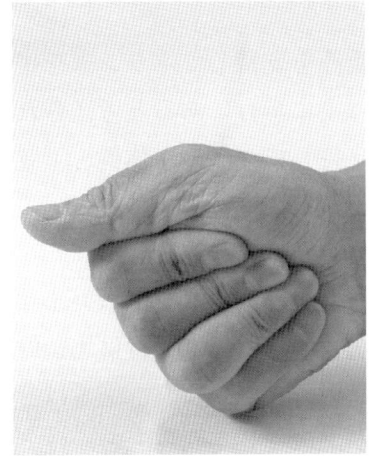

図4 障害形の例①

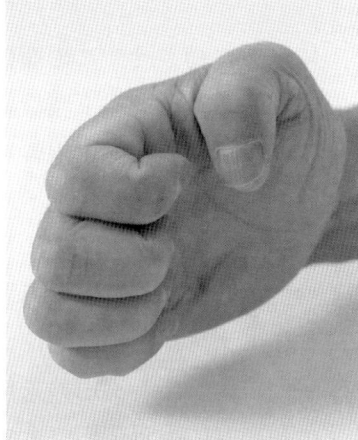

図5 障害形の例②

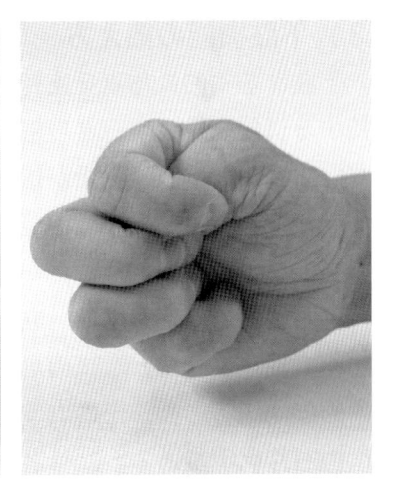

図6 障害形の例③

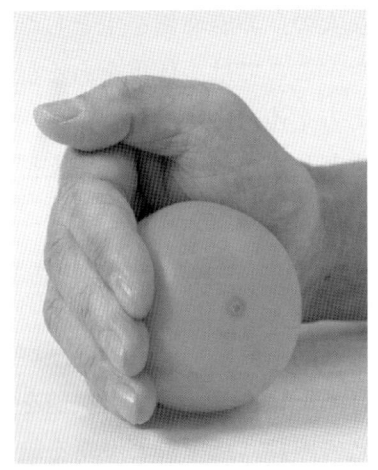

図7 障害形でのボール握り①

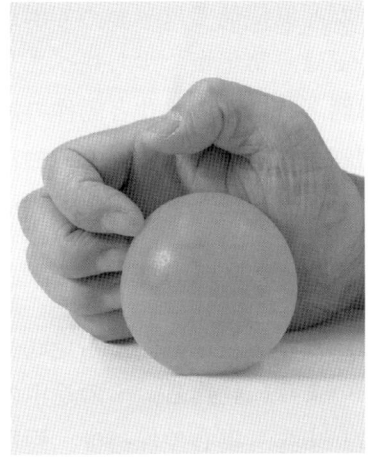

図8 障害形でのボール握り②

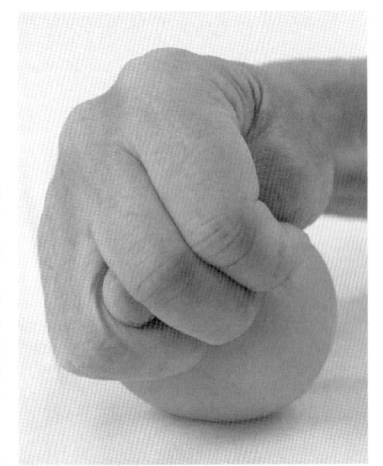

図9 障害形でのボール握り③

の中でセラピストが手指をゴソゴソと動かしていると，やがて動く感覚に慣れてきて握りを弱めます．そのようになったら，さらに手指を入れ込むようにしながら，入れた分よりも出すように指をスッと動かします．この動作を繰り返しますと，やがて，手指を最後まで出すことが許されます．その後，手指をなるべくいっぱいに広げて，握手などのように大きく握る状態でゴソゴソとします．そのように，手を開いたままで，手掌・指にしっかりと比較的強めに触れ押す刺激を加えるように動かします．感覚に慣れてくるにつれて，手は握らなくなります．セラピストの手指が触り，動く感覚に慣れ，セラピストの手指も逃げないため，強く握る必要がないのです．このようにしていくことで，感覚の判別過程も働き，開いたままで触り，開いたままで離すことができ，強制把握ではない状態になってきます．そのような状態になりましたら先に述べましたように，自然に動作を行っていくように誘導し，強制把握ではない手の使い方の機能を常態化するように進めます．

3）下肢機能の鍛え方

　下肢は基本的に体重を支持し，体重を移動させ，この間に重心を支持してバランスを維持する機能を発揮すると理解しています．そして，下肢機能は主に歩行にあると考えられていますが，上肢，手指が機能を発揮するための力の根幹を支持しているのが体幹・下肢の機能であります．下肢機能における立位・歩行を安全・確実に鍛えることで，上肢・手指機能を実用に鍛えることができます．

　下肢の鍛え方としては，立位・歩行を念頭にしたものですが，走行は本書では扱いません．立位・歩行はともに両足支持と片足支持があり，立位は比較的静的で，歩行は比較的動的です．この動作を構成する機能を強化して，実用の動作に鍛えます．なお，筆者は軽度の右片麻痺であると，筆者自身が客観的に判定していますが，最近3年間以上をかけて行っている歩行改善と練習の成果で，痛みもとれ，ほとんど正常になりました．いつか歩行改善について著わしたいと思っています．

　片麻痺となって体重の支持が麻痺側機能ではきわめて困難な人の，非麻痺側を主とした下肢機能の強化と鍛え方については，第Ⅰ章で少し述べました．ここでは，体重をある程度以上支持できる場合の，麻痺側下肢機能の強化と動作の鍛え方を述べます．

　両足支持については，前後開脚と左右開脚の状態での強化法として述べます．片足支持については片足立位の基本姿勢を述べ，段差を用いた強化法について説明します．

a．両足支持の強化法

　両足を接地して体重を支持し，重心を左足底から右足底へと移動させます．この時，バランスを保持して姿勢を崩さないように動作し，その途中の姿勢を保つことで下肢機能を強化し，動作の安定と実用を増します．重心の保持は，両足底の内側（踵中央と中指を結ぶ線より内側）の間に保つように動作します．また，重心は保持する足底の足関節より前方で保持するようにします．セラピストの観察眼としては，姿勢・動作をみて重心の位置，

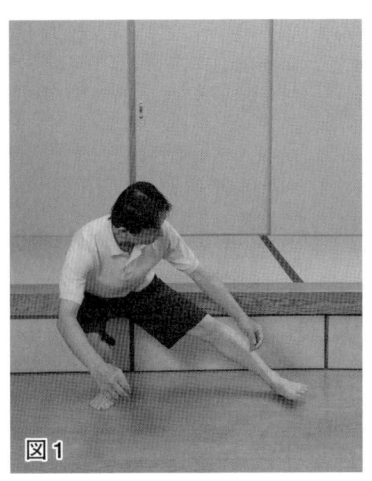

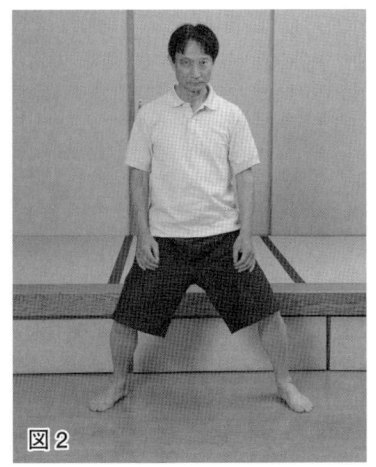

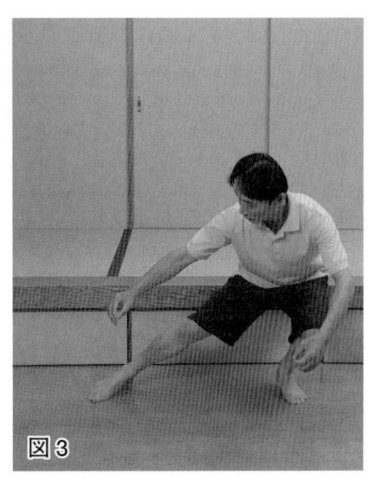

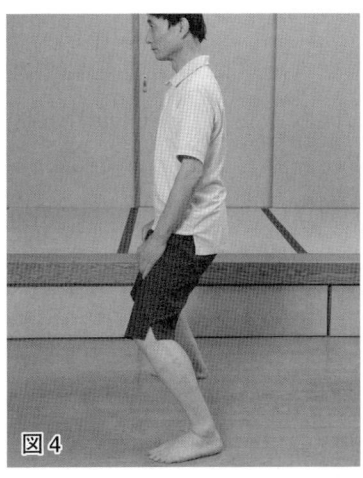

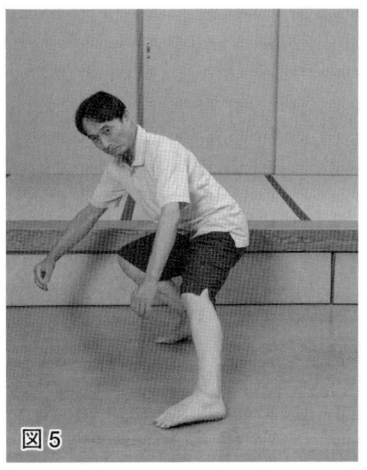

図1，3，5：上体を左右へ，そして下方へ移動させた時の姿勢．支持足の足指部で主に体重を支持する股・膝関節屈曲の立位（H-standing）で膝関節への負担を軽減させることができます．しかし，踵を接地させて体重を支持すれば，外見は股・膝関節屈曲位ですが，立位姿勢の内容としては股・膝関節伸展の立位（Q-standing）になり，膝関節への負担はきわめて高くなって膝関節を痛めることにもなると思われます．セラピストはこの動作の違いを習熟し，鍛えて習得する必要があります．セミプロはいけません．プロの技を行ってこその価値です

図2，4：開脚，股関節・膝関節屈曲，上体軽微前傾，重心は主に足指部支持

股・膝関節屈曲の立位での立ち姿ですが，これはセラピストとして患者の立ち上がりや立位，そして肩関節などの関節可動域訓練などを行う時にとる姿勢の基本です．基本の中間姿勢ですから左右の足が同一前額面内にあり足がそろっていますが，不安定な人の立位への介助では前後にも開脚し足をそろえないようにします

重心を保持する足位置を見切る能力が望まれます．動作を行う場合には，この条件が満足されるような動作となるように，以下に記述します．また患者に行う前に自分自身で実演し，姿勢・動作を理解してください．

立位・歩行を安全に安定して確実に行うには，すでに説明をした股・膝関節屈曲の立位が，股・膝関節伸展の立位よりも優れていると理解しています．しかし，同時に似て非なる両動作の形を説明しますので，見分けられるようにして重ねて股・膝関節屈曲の立位がわかるようにしてください．バランスと姿勢については，第Ⅲ章で述べる内容も活用してください．

ⅰ）左右開脚の強化法

まず，裸足になって床上に立ってください．左右の足を肩幅の1.5～2倍に開脚し，両足を真っ直ぐ前方に向けます．両母指と同程度の前方内側に膝関節を位置させて膝関節を屈曲させます．股関節は両足関節と同程度後方に位置させて，股関節を屈曲させます．上体を真っ直ぐに立てると，股・膝関節伸展の立位になります．上体をやや前傾させるほど，股・膝関節屈曲の立位の要素が加わります．足関節の内側のあたりをみることができる程度まで，上体を前傾させた姿勢がお勧めです．大腿四頭筋単独で体重を支持できる程度の筋力がない場合には，股・膝関節伸展の立位になりますと，膝折れが生じて危険です．しかし，上体の前傾で股・膝関節屈曲の立位が加わりますから，膝を屈曲位にしても膝折れしないで，姿勢を保てるようになります．

体重を踵だけで支えますと危険ですので，体重を母指と踵で均等に支えるようにします．この状態で重心は足関節より前方にあります．重心を足関節よりも前方で保持したまま，体重を一方の足に少しずつ移します．上体をあまり偏位させますと体重を支持した足の外側へ倒れるような感じになります．今，足は真っ直ぐ前方に向いていますから，その時の重心位置はちょうど足関節のほぼ中心よりも前方の中足骨のあたりにあります．もしも，あなたの足が外向き（いわゆるガニ股）になっていますと，重心が足関節中心を通る矢状線を越えて小指まで移動します．そのような場合，重心を足底の内側に保つ感覚がつかめません．ですから両足をなるべく真っ直ぐ前方に向けて，足底位置を動かさないでください．

上記の姿勢で，体重を左右の足底間で移動させて，その姿勢を保つ動作を繰り返して鍛えます．最も適した動作が，輪の取り入れ作業と理解しています．輪を取り入れる位置を膝あたりより低い位置に設定することで，動作姿勢が上記のように設定されます．セラピストは腰の位置を適正にするようにして，麻痺側へ動作に伴って移動させるように誘導します．腰の位置を適正にするようにしてとは，麻痺側の体重支持機能の強さに応じてということです．その人の現在に無理な程度まで腰位置を麻痺側へ移動するように誘導すると，腰は麻痺側で上体上部は非麻痺側に過度に傾き姿勢が崩れ，この崩れた姿勢を強化することになります．無理のない範囲で強化することで，姿勢を崩さないで腰位置をより麻

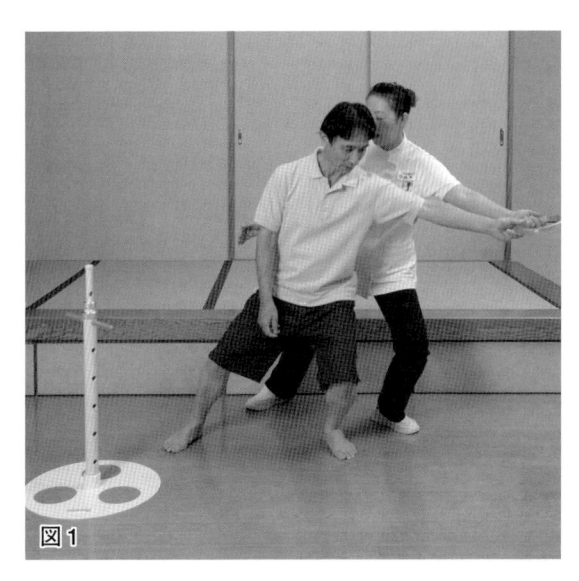

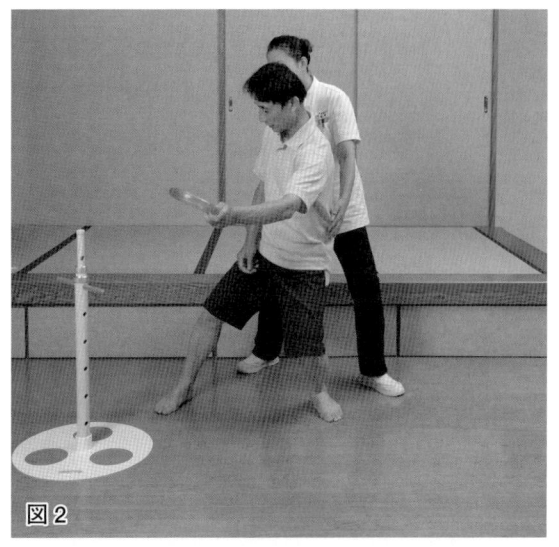

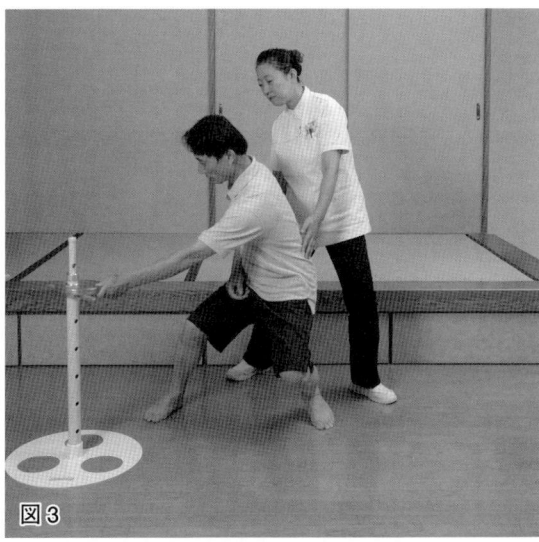

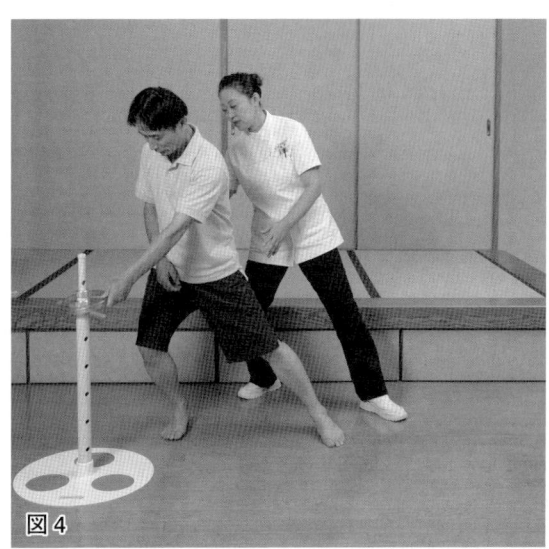

Ⅱ 片麻痺側の運動機能強化と動作能力の鍛え方

図1

図2

図3

図4

　患者の輪の取り入れ作業は，p179で示した股・膝関節屈曲の立位で行ってもらうようにします．膝関節の痛い人もいます．膝を痛めない股・膝関節屈曲の立位を誘導します
　図1：非麻痺側側方いっぱいで輪を取ります
　図2：麻痺側斜め前方へ向けて手を伸ばす動作は，図のように構え，主に非麻痺側下肢で体重を支持します
　図3：麻痺側斜め前方へ手を伸ばした時も主に非麻痺側で体重を支持しています．図2,3の患者は麻痺側で体重を支持できないか，支持すると転倒の危険がある人の場合です
　図4：麻痺側下肢に体重の約80％が加重されて支持している場合，麻痺の程度に合わせて加重しますが，限界に近く加重して動作する練習を行うと，常態として麻痺側に過度な加重をして動作するようになる危険があります．麻痺側への加重をどうしても増やしたい場合は麻痺側腰に荷重を付加して動作をします．すると動作の形式では加重が過度にはなりませんから，常態の動作で麻痺側に過度な加重をすることにはつながりません

痺側へ移動させることができるようになります．ただし，一番よくないのは麻痺側に上体が傾くことです．一番よい姿勢は上体が直立したまま正中位かやや非麻痺側に偏位した前傾です．

ii）前後開脚の強化法

　前後開脚は，肩幅で左右に開脚したうえで麻痺側下肢を前，あるいは麻痺側下肢を後ろにして足長の2倍分，片足を一歩前に出した姿勢とします．普通の歩幅は足長の2倍前後，通常の大股は足長の3倍前後で，小股歩行は一足長または半歩分ほどです．両足ともに，踵中央と中指を結ぶ線を真っ直ぐ前に向けた足位置とします．

（イ）麻痺側前の前後開脚の強化法
①ほぼ全体重を非麻痺側で支持し，麻痺側は踵接地の姿勢

　非麻痺側は，足底前方2/3で体重を支持し，踵は床と接触するかやや浮く程度にします．麻痺側の踵は肩幅分だけ前方床に接地，膝関節は踵より内側に位置させます．足先が外側に向かないように（少なくとも接地している非麻痺側の足よりも外旋することのないように）します．骨盤が麻痺側後方に回旋しないように，骨盤の麻痺側への回旋なし（両上前腸骨棘を結ぶ線が前額面にあり，左右に回旋していない）あるいは麻痺側の骨盤がやや前方に回旋する程度にします．また，同時に麻痺側大腿が外旋しないようにセラピストは誘導します．両下肢ともに，股関節と膝関節は屈曲位で行います．

　この姿勢のままで，体重を非麻痺側から麻痺側，麻痺側から非麻痺側へ移す動作を行い，輪の取り入れ作業をします．輪の取り入れ作業の2本のポールの位置を，1本目は非麻痺側大転子の外側に，2本目は1本目のポールの前方で麻痺側踵と同じ距離に位置させます．注意して行わなければいけないもう一つの動作は，麻痺側の足関節の背屈の維持ですが，小指を上げるようにして行うことで背屈を誘導します．ですから，「背屈してください」ではなく，「小指を上に上げて置くよう気をつけながら動作してください」，といい動作を誘導します．前脛骨筋で行う背屈では足関節がやや内反し，これに腓骨筋群が加わると足部も内反します．歩行において背屈は足指離地に続いて起きる運動で，指先が地面や障害物に当たらないようにするため，足指の背屈・伸展が先行し続いて前脛骨筋の活動が生じ，内反せずに背屈することになります．よって，足関節の背屈に際しては足指の背屈に専心して足を上げることが大切であり，その結果，適切な背屈が可能になります．現代人は靴の生活ですから，裸足で足指の背屈に抵抗を加えないと，よく理解できません．

　このようにして強化していき，骨盤を前方に移動させて，背屈させた足関節のまま足底接地できるまで，麻痺側下肢に体重をのせることができたら合格です．

②足底全体で接地し，体重の50％以上が麻痺側にのる姿勢

　①の姿勢がどうしても困難であった場合，あるいは①がある程度できたら②を開始しま

Ⅱ　片麻痺側の運動機能強化と動作能力の鍛え方

【麻痺側下肢を一歩前に出す動作を強化するための輪の取り入れ作業】

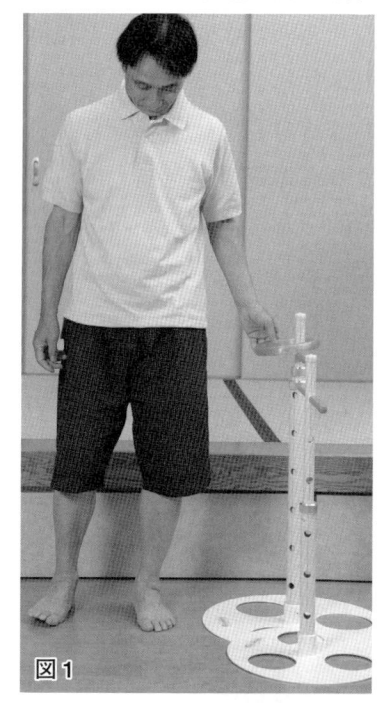

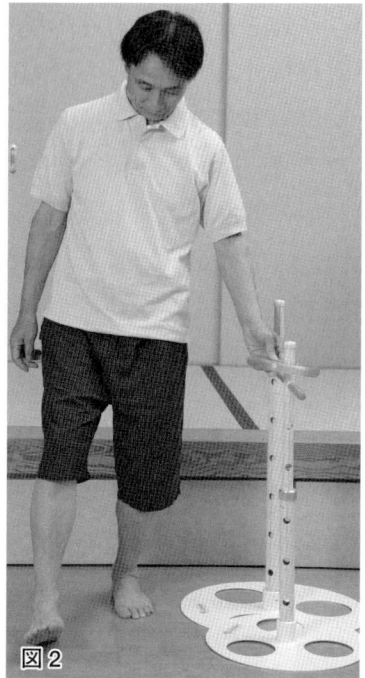

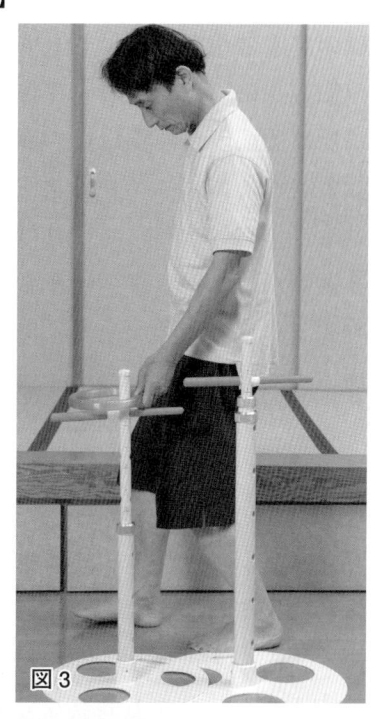

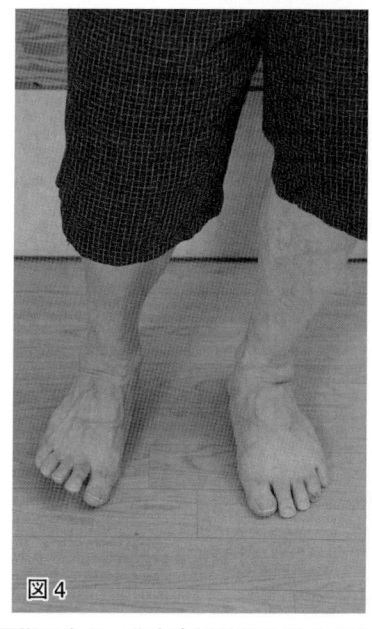

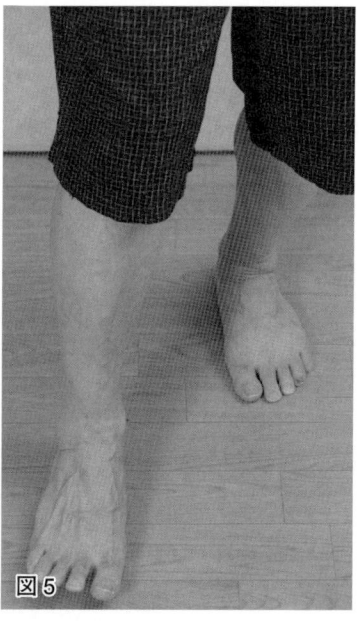

図1：両足やや開脚で立ち，非麻痺側外側の輪を非麻痺側手で取ります
図2，3：麻痺側下肢を一歩前に出しながら，前のポールに輪を入れます
図4：麻痺側を離地させるには，まず麻痺側足底に適度に加重した後，麻痺側母指で床を押し（この状態で母指以外の足底は，力学的には離地している），非麻痺側へ体重をシフトさせてから股関節を軽く屈曲する気持ちで離地します
図5：足底接地は外側にするようにします．このようにすると内反で接地する動作が安全な動作に変換されます

す．骨盤が麻痺側に，あるいは非麻痺側に回旋しないようにして，骨盤を麻痺側と非麻痺側の足底の中間地点よりも前方に移動させます．前方へ移動させるのですが，正しくは麻痺側内踝の外側から非麻痺側足底母指外側に向かって斜め前方へ移動させます．そして麻痺側膝関節が麻痺側母指の真上に位置するようにして，あるいはその姿勢に達したら，骨盤の斜め前方移動を止めます．この時，麻痺側膝関節を中指よりも外側（小指側）に位置させてはいけません．これは足関節の外反を誘発し転倒する危険を含む形なるからです．膝関節が母指の真上に位置したら，重心は足底前部2/3に位置することになりますので，踵を少し浮かして支持してもらいます．踵を浮かせるように支持しないと，足関節よりも前方に位置する重心あるいは重量で，足関節が背屈を強制されて足関節を痛めるようになります．底屈は垂れ足としては危険ですが，底屈の本来は体重を踵ではなく，足底前方2/3で支持するために必須で重要な機能だと考えています．

患者では長距離の歩行のために，足関節底屈防止用の装具を装着しても，風呂に入る時には装具を外される人が大多数です．裸足で歩行しなくてはならない人に安全，確実に10歩の歩行を可能にすることは，装具の装着で機能が廃用する可能性を排除するためにも有用です．作業療法士の中には歩行は仕事の範疇ではないとか，理学療法士の中には作業療法士が歩行，しかも装具なしの歩行を指導するとは何ごとかと，そういった考えが少なからずあり，悲しくも現状なのかもしれません．

歩行機能の基本を立位で強化することは安全であり，そのために輪の取り入れ作業を用います．輪の取り入れ作業の2本のポールは，1本目は非麻痺側中指の前方で麻痺側踵までの距離に，2本目は後方の非麻痺側足底を一歩前に出すはずの踵位置に，それぞれ設置します．そして，輪の取り入れ作業を繰り返し，麻痺側足底前半2/3で体重の大半を支持します．この時に，膝関節が母指の真上になるように動作を誘導します．踵を浮かし，母指の真上に膝を支持し骨盤を両足の中間より前方に位置させて，股・膝関節屈曲で体重の大半を支持できたら合格です．

③前方の麻痺側下肢で全体重を支持し，後方の非麻痺側を一歩出す動作

②が合格に近づいたら，骨盤を麻痺側足関節の真上に移動させて膝関節を母指の前方に位置させます．麻痺側でほぼ全体重を支持し，非麻痺側足底は足指のみの接地で両足立位支持をします．そしてさらに，骨盤を前に麻痺側母指の上まで移動させる間に，非麻痺側を一歩前に出して踵接地し，非麻痺側踵と麻痺側足指で体重を支持する姿勢を保持します．最大のポイントは骨盤の位置と，常に麻痺側膝関節を麻痺側中指より内側に位置させ続けることです．

この動作の強化法としての輪の取り入れ作業は，2本のポールのうち1本を麻痺側下肢内踝より肩幅分内側で非麻痺側小指の外側に位置させ，他の1本を仮に歩いたとしたら，一歩前に出すのであろう非麻痺側足底位置に置いて非麻痺側下肢内踝より肩幅分内側で麻痺側中指の前方に位置させます．輪はできる限り麻痺側手で行うとよいのですが，非麻痺

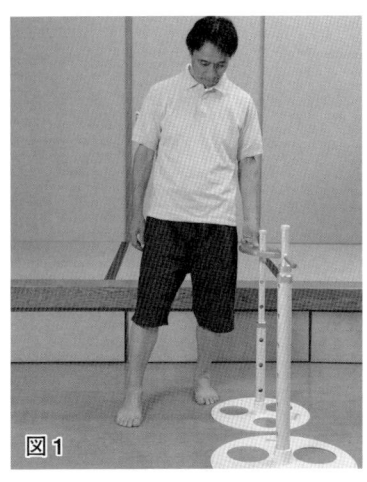

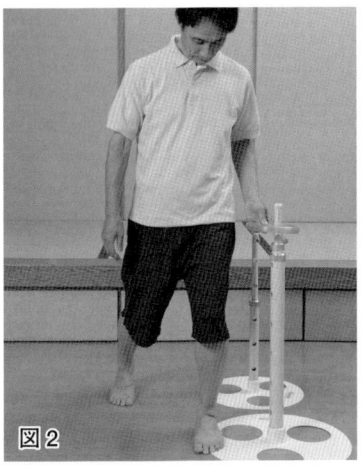

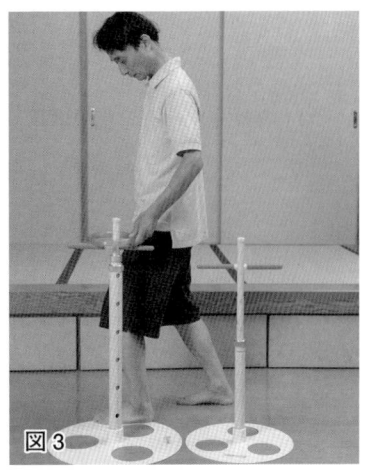

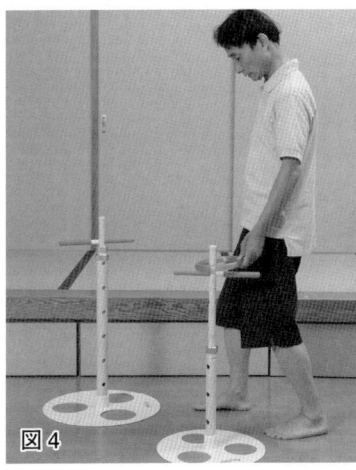

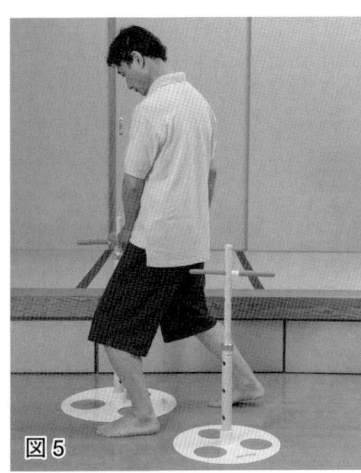

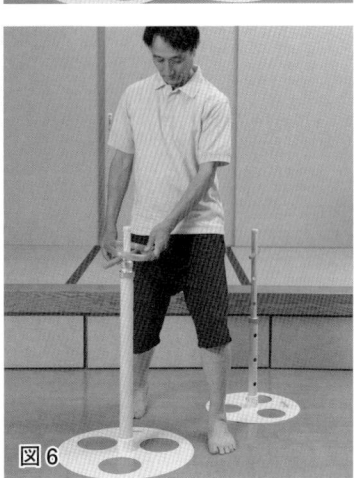

II 片麻痺側の運動機能強化と動作能力の鍛え方

図1～3：開脚，麻痺側足底半歩（一足長）前方の立位から，非麻痺側足底を一歩（2足長）前に出す動作を，非麻痺側手で非麻痺側側の輪の取り入れる作業として行います．まずは非麻痺側で支持していた体重を麻痺側足底に移しながら輪を取ります（図1）．非麻痺側母指で体重を麻痺側へ押し終えたら，非麻痺側を前に出しながら麻痺側足底外側でのってくる体重を内側に押し返すようにして輪を前のポールに入れます．図3は側面です

図4～6：開脚，麻痺側半歩（一足長）前方の立位から，非麻痺側足底を一歩（2足長）前に出す動作を，非麻痺側手で非麻痺側外側の輪を取り麻痺側のポールに入れる作業として行います．図4は図1と同様です．図5は麻痺側外側のポールに非麻痺側手で輪を入れますから，麻痺側へ体重が十分に加重され非麻痺側に支持が移っても，麻痺側でバランスをとるように支えないと立位保持ができない動作です

側手でもかまいません．

（ロ）麻痺側後ろの前後開脚の強化法

肩幅に開脚し，麻痺側下肢を後方に，非麻痺側下肢を2足長分前方にして，両下肢で体重を支持した立位をとる機能を強化し，動作を鍛える方法を述べます．

麻痺側下肢が後方にあるということは，主に麻痺側下肢で体重を支持しているということです．前方の非麻痺側下肢に体重のほぼ90％が移る状況にあっても，実は体重は主に後方の麻痺側下肢で潜在的に支えています．それは，前方の非麻痺側にほぼ90％の体重が移る時に前方下肢を伸展させると，体が後方へ移動することで理解できます．これは後方の麻痺側下肢で支持している体重を前方へ移動させていき，前方にほぼ90％の体重がのっているようになっている状態といえます．しかし，重心は前方の非麻痺側足底と床の接地面の縁のやや後方にあり，この時点で前方の非麻痺側下肢が伸展すると体が後方へ押され，結局後方の麻痺側足底で体重を支持しなければならない状況に戻るからです．

麻痺側下肢を後方に位置させて非麻痺側下肢を前方に位置させることは，麻痺側下肢で全体重を支持し，重心を保持するために必要な機能を強化することになります．この機能には，全身のバランス・協調をとる機能が含まれており，この全身に及ぶ複合的機能を，動作を行う中で鍛えることが重要であります．そのように動作を誘導することで意味のある鍛え方が可能になります．

麻痺側下肢を後方に位置させて，非麻痺側下肢を大きく前方へ出して歩くことができなければ，安全・安定・確実という意味でまともに歩く機能が発揮できません．このことは，第Ⅰ章でも述べましたが，行きたい所に出かけ自由に自立した生活を営むには，麻痺側下肢を後方に位置させて，非麻痺側下肢を大きく前方へ出して歩くことが必須といえましょう．

①ほぼ全体重を麻痺側で支持し，非麻痺側は踵接地の姿勢

非麻痺側は踵をわずかに接地させるのみで，ほぼ全体重を麻痺側下肢で支持し，全身の重心を麻痺側足底母指基部で保持する姿勢をとります．ただし，上体を非麻痺側へ前傾させて，踵を接地した非麻痺側下肢で体重の50％以上を保持してはいけません．なぜならば，上体をさらに前傾させて非麻痺側下肢を伸展させますと，全体重を非麻痺側下肢で支持することになり，したがって潜在的に前方の非麻痺側下肢で重心を支持する状態になるからです．

同じような動作でも，少し形が異なると，その動作に含まれる意味がまったく変わります．ですから，動作を目的に合うように誘導することが必要であり，重要なのです．

この動作を強化するための輪の取り入れ作業では，2本のポールのうち，1本は麻痺側踵の外後方5〜10 cmに，他の1本を麻痺側中指の前方で足長の1/2の距離に位置させます．上体を起こしなるべく垂直位に保ち（この姿勢では，上体を垂直位にしても非麻痺側も麻

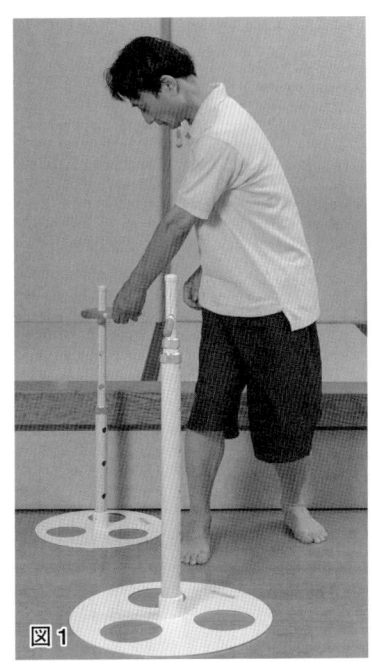

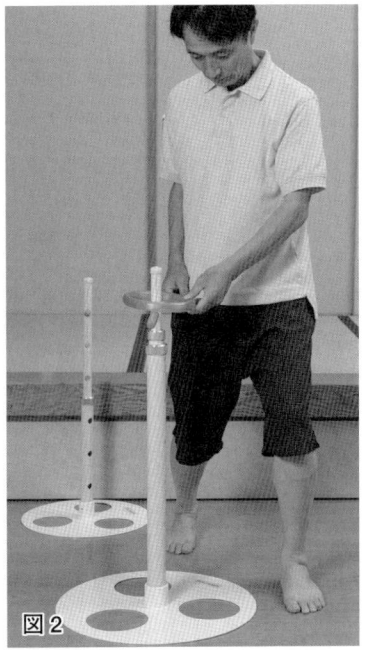

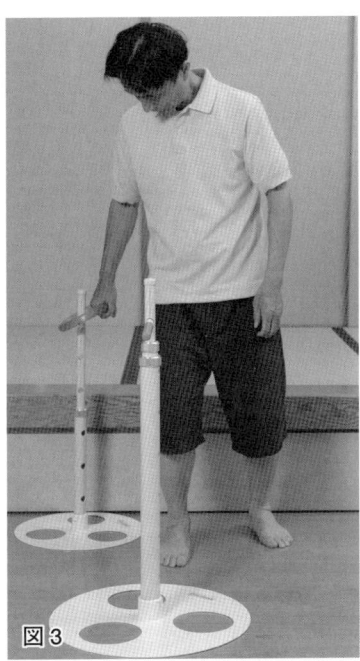

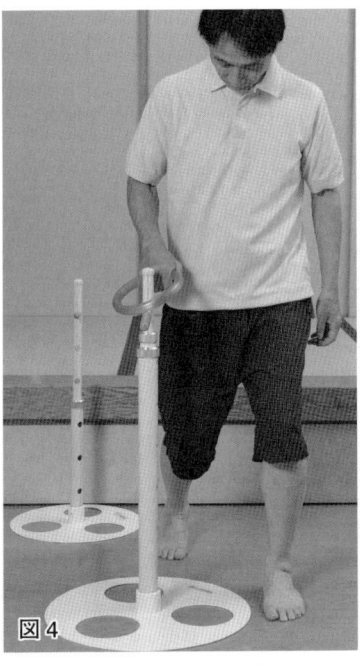

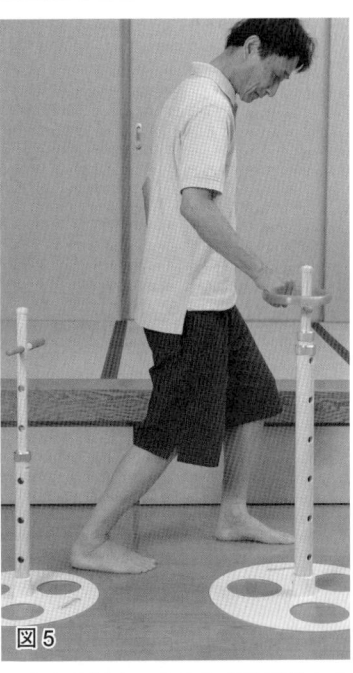

II 片麻痺側の運動機能強化と動作能力の鍛え方

図1, 2：開脚，麻痺側半歩前方で麻痺側斜め後方の輪を非麻痺側手で取り，非麻痺側を一歩出し麻痺側前方のポールに輪を入れる動作です．麻痺側に加重があまり加わらないように麻痺側後方に顔や手を向ける動作や麻痺側へ体を向けたまま歩くが，麻痺側へあまり加重させないようにする動作，歩行中の安全を維持するための動作です

図3～5：開脚，麻痺側半歩前方で麻痺側斜め後方の輪を麻痺側手で取り，非麻痺側を一歩出し，麻痺側前方のポールに輪を入れる動作です．麻痺側を非麻痺側とほぼ同様に使用していくための動作です

痺側も股・膝関節屈曲位の立位の要素が作用します），骨盤を麻痺側足関節の真上から非麻痺側踵と麻痺側踵の中点の真上位置まで前後運動し，この間は非麻痺側と麻痺側の股関節，膝関節も屈曲位に保ち，なるべく麻痺側手あるいは非麻痺側手で輪をポールから取り，他のポールへ移します．ポイントは，骨盤をあまり非麻痺側へ偏位させすぎないことと，上体を非麻痺側へ過度に傾斜しないことにあります．

②麻痺側踵を浮かせ足底前部 2/3 で体重を支持し，体重の 50％以上を非麻痺側で支持する姿勢

麻痺側踵をやや浮かせて足底前半 2/3 母指側で体重を支持し，この時に膝関節は母指の真上に位置させ，中指より小指側には出さないようにします．

この動作の強化法としての輪の取り入れ作業では，2本のポールのうち，1本は麻痺側足部中指の前方で非麻痺側踵までの距離に位置させ，他の1本は非麻痺側足部小指の外側に位置させます．輪は非麻痺側手でポールから他のポールへ移動させます．ポイントは上体を非麻痺側へ傾斜させず，骨盤を非麻痺側足関節の真上に位置させることです．非麻痺側と麻痺側の股関節，膝関節は屈曲位ですが，麻痺側膝関節は麻痺側足母指より非麻痺側に位置させます．

③前方の非麻痺側下肢で全体重を支持し，後方の麻痺側を一歩出す動作

②の状態から，上体を非麻痺側へ移し麻痺側足底での体重支持を足指に移します．そして，上体をやや前傾させて体重支持をすべて非麻痺側足底に移しながら，非麻痺側の骨盤が非麻痺側足底踵から足関節前方の真上に移動する力で，麻痺側下肢を前方の骨盤の真下まで移動させます．そして，骨盤を非麻痺側前方回旋からやや麻痺側前方回旋にさせる力で，非麻痺側足底よりも前方の肩幅の位置に移動させます．この時，骨盤に伴って動く大腿が股関節より前方に移動したら股関節をやや外転し足指背屈させ，膝関節をやや伸展させることで，踵をなるべく小指側から足底外側に接地してから母指側で体重を支持します．

この動作のための輪の取り入れ作業でポールは1本のみとします．ポールは非麻痺側足母指の基部より肩幅の 1.5〜2 倍程度麻痺側の位置に立てます．輪を麻痺側手で持ち，麻痺側を一歩出しながら輪をポールから取り出し，麻痺側足底を接地させながら輪をポールに入れます．輪を麻痺側の外側で操作することで，麻痺側肩が前方内側に過度に入るのを防ぐことになり，骨盤の動きがよくなり，麻痺側下肢の内旋・内転を防ぐ形がとれます．麻痺側下肢が内転・内旋になりますと内反を助長し，麻痺側足底で体重を支持する時に不安定となるからです．

b．片足立位の強化法

麻痺側下肢による片足立位を保持する機能は重要です．片足立位がとれなければ歩行はできませんから，歩行を行えるようにしてたくさん歩けば，なにも片足立位の機能をとり

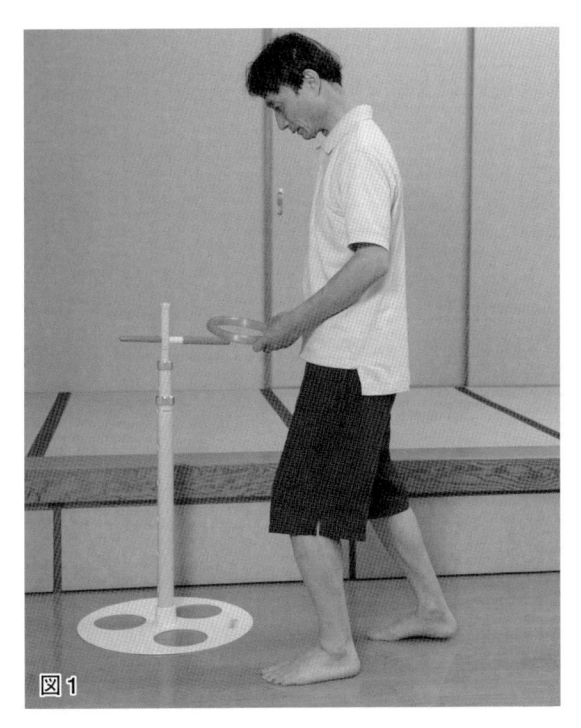

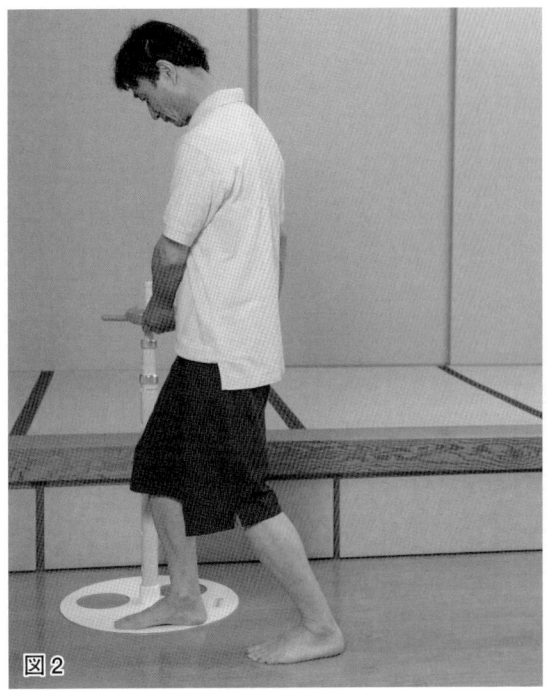

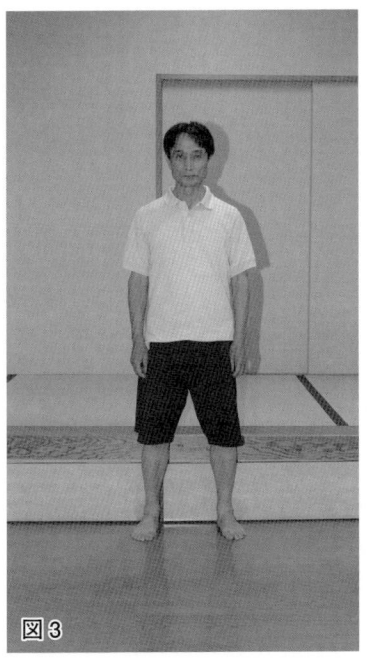

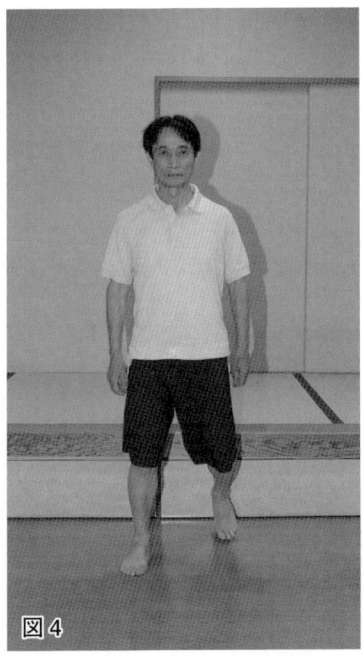

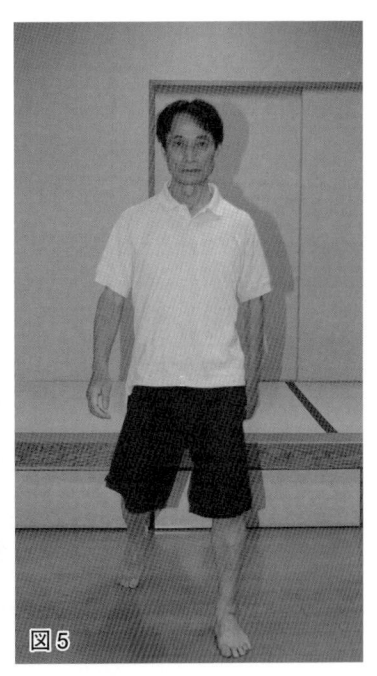

Ⅱ　片麻痺側の運動機能強化と動作能力の鍛え方

図1，2：開脚で麻痺側半歩後方から麻痺側一歩前に出し，麻痺側前方のポールに輪を入れる
　図3〜5：開脚位で歩行する場合の重心位置について，図3は開脚立位で重心は左右の足底のほぼ中央にあります．図4は左足底が離地した瞬間で，重心は右足底よりも内側にあります．図5は右足底が離地した瞬間で，重心は左足底よりも内側にあります．図3から図4に移る間も，図4から図5に移る間も，重心線は足底の上に落ちる時はありません．慣性の力を発生させ利用して開脚歩行する間は重心線を足底にのせないのが普通の動作です．開脚で歩くことで過度な加重をかけずに歩くことができます

たてて強化する必要はないとの考えもありましょう．しかし実は，片足立位を保持できなくても歩行は可能なのです．実際に重心を麻痺側足底の上にのせなくても，水平な床面上であれば歩行は十分にできます．しかし，麻痺側片足支持の機能が可能ではない状態で，水平な床面上の歩行をどんなにできても，外出して心配なく歩き，目的を楽しむことは難しいともいえます．そうなりますと外出は，転倒に対するストレスの時間ともなります．よって，非麻痺側で安全・確実に全身の体重を支持し重心が保持できるようにしてから，その人の麻痺側の機能に応じて機能を強化し動作を鍛えて，麻痺側の実用度を上げることがスタンダードな考え方として必要なのです．

ⅰ）麻痺側足底で重心を保持しない歩き方

ではまず，麻痺側足底で重心を保持しないで，歩く方法について述べます．足底で重心を保持しないというのは，重心線が足底を通過しないということです．通常の歩行では，全身重心を通過する垂線（重心線）が，地面と接地する足底面上を通過します．しかし，麻痺側足底と非麻痺側足底を結ぶ線の中点より麻痺側に骨盤の正中線が移動しないようにして，上体を非麻痺側に傾斜あるいは麻痺側肩が麻痺側足底よりも非麻痺側の位置を維持したままで，麻痺側へ体重をのせないように歩けば，麻痺側では重心を保持しません．全体重を支持せずに歩行が可能になります．ただしこの場合は，非麻痺側足で上にジャンプするような力を発生させ，力学的に落下する前にすばやく非麻痺側下肢を前方に出して，落下してくる体重を再び非麻痺側下肢で支持する動作を行う力と運動機能が必要になります．

読者のみなさん，今から説明することをご自身で実演をしてください．両足を肩幅程度以上に開脚し，静止時に両足の中間地点上に上体を位置させて立位をとります．そして，左足は現在の左足の正中線前方に，右足は現在の右足の正中線前方に，上体は上体の正中線前方に移動させるように，比較的すばやく両足を交互に出して歩いてみます．できましたか．この歩行では，両足底面上を重心線が通過することはないことがわかりましたか．ただし，この時は左右の両足とも全体重を支持する力以上が必要となります．開脚で歩くと，重心の保持を足底で行う負担がなくなるわけです．ですから，バランス能力の低い幼児やバランス障害のある人は，開脚で歩こうとするのです．

上記に説明しました2通りの方法をミックスします．すなわち，肩幅程度以上に開脚して非麻痺側下肢に上体をシフトしたままで歩きます．すると，非麻痺側下肢の体重支持の負担をそれほど増やさず，麻痺側下肢では体重までに至らない（ほぼ任意に調整可能に）一部の重量を負担するだけで，しかも重心の保持にあまり関与することなく歩行することができます．

この歩行の欠点は，重心を非麻痺側下肢へ偏位させていますから，つまずくような場合には，転倒の危険が高くなります．よって，足を引っ掛ける可能性の高い前方などから来る人に注意を喚起する意味でも，転ばぬ先の杖を前方につく動作が必要であり，滑りやす

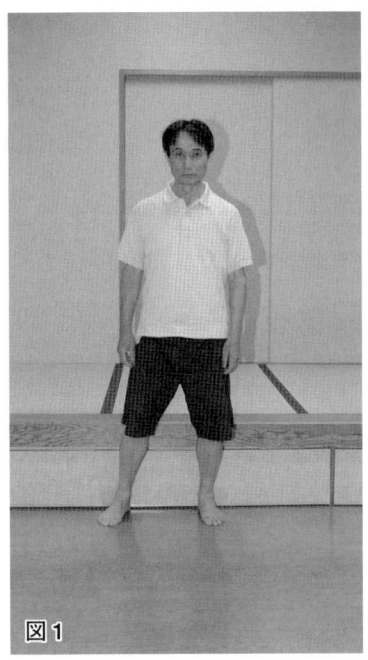

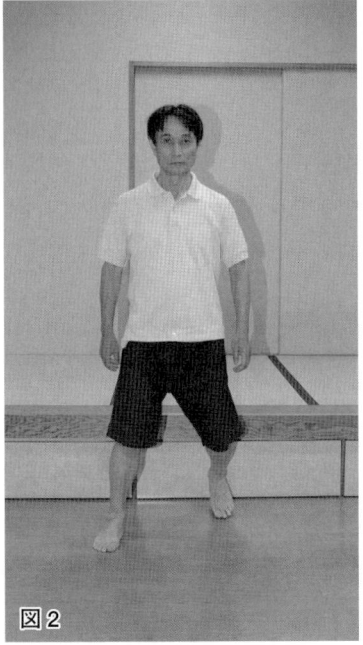

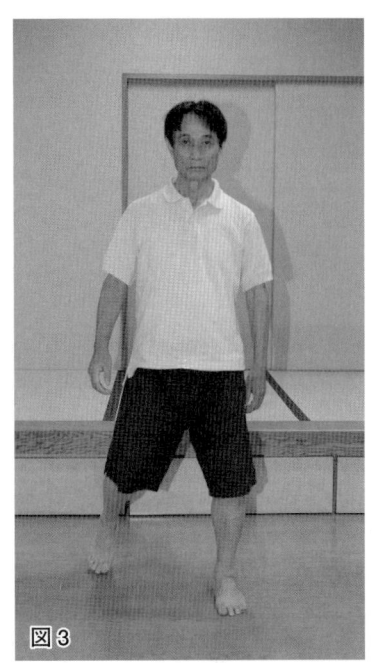

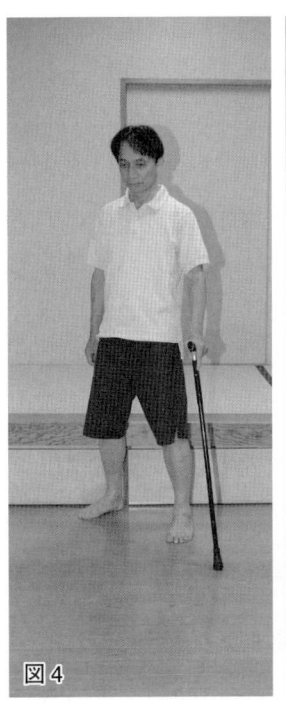

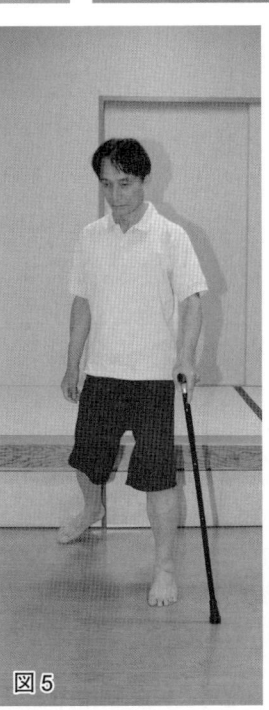

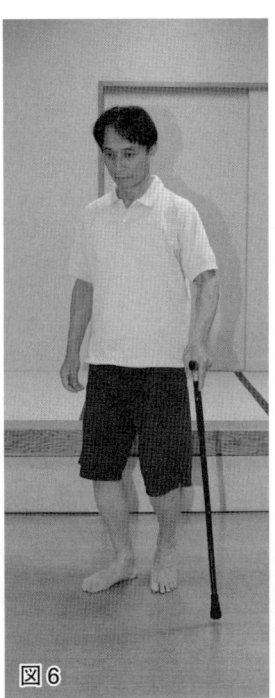

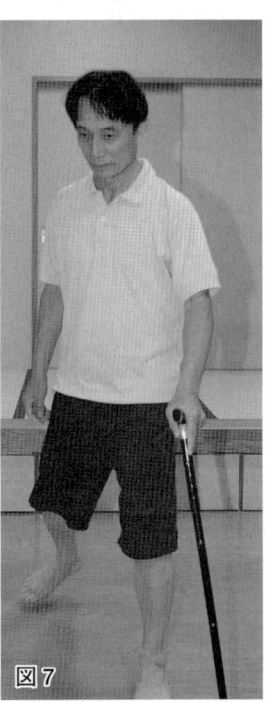

Ⅱ 片麻痺側の運動機能強化と動作能力の鍛え方

図1〜3：p183よりもさらに開脚を広げた場合です．重心線が支持側足底に落ちていない様子がいっそうわかりやすいのではないでしょうか

図4〜7：非麻痺側斜め前方歩き．麻痺側が斜め後方に常にある歩き方です．開脚歩きの効果（体重をあまりのせない）を麻痺側へさらに強める歩き方です．安全に早く歩ける動作方法です

い靴底は絶対に不可です．あらゆる条件を加味しますと，非麻痺側斜め前方へ向かって歩行することが安全・確実な歩行につながります．

ⅱ）麻痺側片足立位保持の強化法

　麻痺側片足立位保持の機能を高めるためだからといって，最初から片足立位の形をとってはいけません．肩幅で開脚立位をとり，麻痺側へ上体をシフトしていき，非麻痺側のつま先のみ接地して麻痺側下肢でほぼ全体重を支持し，重心を麻痺側足底内側（母指が最適）にのせて保持します．麻痺側下肢に対する骨盤の位置がポイントです．麻痺側下肢は膝関節をやや屈曲位に保ちます．支持している体重を非麻痺側下肢から，麻痺側下肢に移していきますが，その時に可能な限り最大までに支持する状態のやや手前まで，体重を麻痺側へ移して支持します．この時に骨盤が過度に麻痺側に移動しないようにします．骨盤を麻痺側へ移動させながら，その人にとって最大支持でありながらも多少余裕のもてる状態をつくります．これは，主に麻痺側で体重を支持した状態になった後，その状態を保ったまま，骨盤だけを非麻痺側に1cmほど戻した時の骨盤位置が，過度に麻痺側へ移動していない状態です．ただしこの時，上体が非麻痺側へ傾斜していてはいけません（麻痺側に骨盤を移動させるとトレンデレンブルグ徴候の肢位になるのを防ぐため，非麻痺側に上体を傾斜させて，骨盤を麻痺側へ移動させることで麻痺側下肢で支持する体重を非麻痺側へ逃がす動き）．上体は左右に傾けないで可能な限り直立位に保つように誘導します．麻痺側肩が非麻痺側肩に比較して落ちた位置になりやすいため，胸を張って麻痺側肩を上に引き上げるように努めます．胸を張ろうとして，お腹を突き出してはいけません．お腹はむしろ引っ込める程度がよいといえます．お腹を突き出すと体が反って膝関節が伸展し，重心が後方踵に移動して姿勢にゆとりがなくなり，不安定になるからです．上体が麻痺側に傾斜している時は，骨盤を適度に麻痺側に移動させることができないか，あるいは（体重の支持力が不足しているにもかかわらず）麻痺側に骨盤を移動させすぎる動作となり，危険を含ませることになり，いずれにしろ避けなくてはいけません．

　そこで，主に麻痺側下肢で体重を支持する時には，顔を非麻痺側へ向けると，立ち直り反応が姿勢安定に有効に働く形になり動作が安定します．

　このような動作の強化法としての輪の取り入れ作業では，2本のポールの位置のうち，1本目を麻痺側足底小指外側のやや前方に立て，2本目を非麻痺側足底小指外側やや前方に立てます．1本目のポールから輪を取る時に骨盤を麻痺側へ移動させて，麻痺側下肢で主に体重を支持します．2本目のポールに輪を入れる時に，顔を麻痺側へ向け主に麻痺側下肢で体重を支持したまま手を伸ばし，骨盤が過度に麻痺側へ移動するのを修正しながら上体が麻痺側下肢の上でほぼ垂直位になるように誘導します．このようにして，動作の形を整えながら機能を強化し，輪の取り入れ作業の動作の中で鍛えていきます．

　主に麻痺側下肢で体重を支持して立位をとり，動作中の姿勢が安定してきたら，非麻痺側足底を地面から離して，麻痺側下肢のみで片足立位保持が可能になるようにしていきま

Ⅱ 片麻痺側の運動機能強化と動作能力の鍛え方

【正常な片足立位，トレンデレンブルグ徴候の肢位と偽トレンデレンブルグ徴候の肢位の2様】

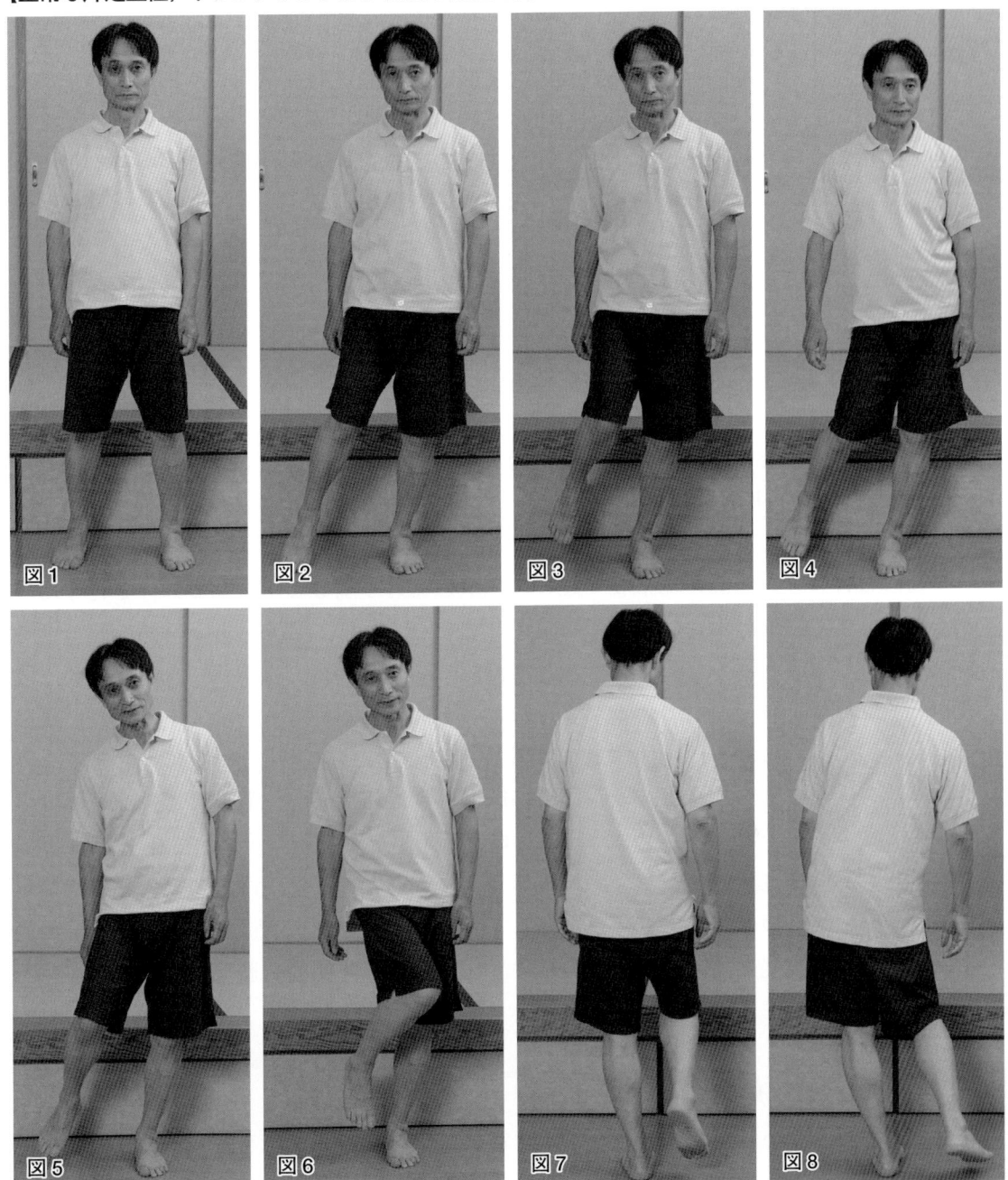

図1：開脚立位
図2：一側下肢への体重シフト
図3，7：正常な片足立ち
図4，8：トレンデレンブルグ徴候の肢位
図5：上体を非麻痺側に側屈させてトレンデレンブルグを防止した偽トレンデレンブルグ徴候の肢位
図6：頭部を非麻痺側へ傾け，非麻痺側下肢を内旋・内転させて骨盤を非麻痺側後方へ回旋させることでトレンデレンブルグ肢位の出現を防止した偽トレンデレンブルグ徴候の肢位

す．主に麻痺側下肢で支持して立位保持ができる人でも，片足立位になるとトレンデレンブルグ徴候の肢位になる人や，非麻痺側足底をすばやく離地させるが非麻痺側へ上体を傾斜させる人もいます．このような場合には，非麻痺側または麻痺側の手で物に触れ，あるいは物を握って重心のバランスをとりながら，麻痺側下肢・骨盤・上体・頭のアライメントを整え，全体の姿勢の形を脳に学習・記憶することを進めます．そして姿勢の形が整ったら，その後に手を離して，麻痺側下肢のみで整った姿勢の重心を保持できるようにしていきます．

　この動作強化のための輪の取り入れ作業のポールは1本を用い，膝をさらに屈曲して輪を取る位置にセットします．膝を少し屈曲した位置を保持したまま挙上した手が届く位置に設定してポール先端から輪を抜き取る作業で，動作を鍛えます．

iii）段差を用いた麻痺側片足立ちの強化法
（イ）麻痺側床上，非麻痺側段差上
　麻痺側下肢は床上，非麻痺側下肢は5〜20 cmの段差にのせ，非麻痺側下肢を，ゆっくり下ろす動作を行います．麻痺側下肢で確実に体重を支持し重心を保持する動作を行うためにする動作です．平地の歩行は，すでに説明しましたように，必ずしも支持側下肢で全身の体重を支持し重心を保持しなくても歩行が可能であり，歩行では強化できないため，段差を用いて麻痺側下肢で全身の体重を支持し重心を保持する動作を行います．段差は正中から非麻痺側の側方に置き，麻痺側足底は床上で非麻痺側足底は段差の上にのせます．非麻痺側下肢を床上に下ろす時は，段差側方の床上に麻痺側足底を位置させて，非麻痺側足底は段差の後方の床上に接地させます．この時，麻痺側足底は全面接地して体重の50％以上を支持し，非麻痺側足底は前半分のみ接地して立位をとります．段差の上に非麻痺側足底をのせる時は，麻痺側足底に全体重を移して支持し，非麻痺側下肢を持ち上げ，麻痺側足指よりも前方の段差上面に踵を接地します．この間，麻痺側股・膝関節は軽度屈曲位を保ち重心を保持します．

（ロ）非麻痺側床上，麻痺側段差上の強化法
　次は非麻痺側と麻痺側を入れ替えますが，この場合は麻痺側下肢を確実に上に引き上げる動作を必要とします．実は，これが難しいのです．そこで，まずは座位で麻痺側下肢を引き上げる動作の基本を習得します．

　座位で麻痺側下肢を床面から離して持ち上げる時，上体重量を非麻痺側臀部にのせ上体を非麻痺側前方に傾斜させます．単に麻痺側下肢を引き上げる動作を行うと，上体を後方に倒す動きに連動させて動作をしようとします．この上体をやや非麻痺側後方に倒す動作とともに麻痺側下肢を前に出す動作は，歩行において麻痺側下肢の振り出しで，骨盤を後傾させて麻痺側下肢を屈曲させ麻痺側足底を離地させる動作として行います．続いて骨盤後傾を戻して下肢を伸展させることで足底を接地させます．この方法では，前脛骨筋によ

II 片麻痺側の運動機能強化と動作能力の鍛え方

【リスクに備えて安全に能力を引き出し強化するための動作法】

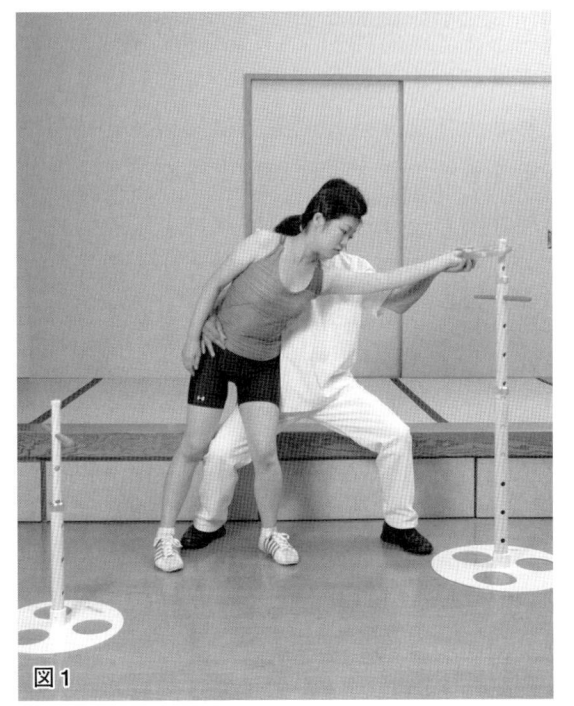

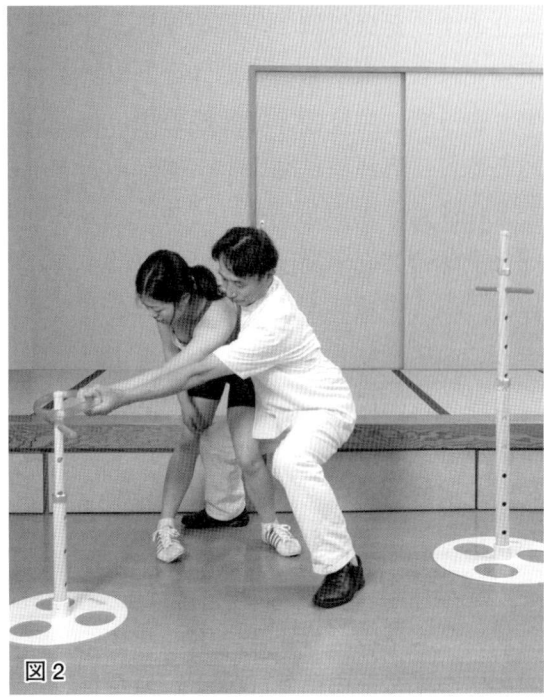

図1

図2

図1, 2：非麻痺側斜め前上方いっぱいと, 麻痺側斜め前下方いっぱいの輪の取り入れ作業の動作介助. 患者よりもセラピストの動きのほうをよくみてください. 患者の動作を誘導・介助し確実に支え, いざという時に座る椅子としてセラピストの膝を用意しています.

現在できていない動作を指導・誘導してできるようにするためには, 患者はその時の限界を超えてトライしなくてはいけないため, 必ずリスクと不安を感じます. セラピストは, そのリスクに対して安全を用意することがまず求められます. この動作は, いざといった時に患者がセラピストの膝に座れるようにしています

る背屈の努力で離地させた足関節は内反となり，接地を足底の外側で行う形をとりやすくなります．足底外側で体重を支持する形は不安定ですが，股関節の内転が加わるとさらに不安定になります．この動作を立位・歩行をする間に直すことは，きわめて難しいことです．よって，座位で非麻痺側臀部に体重支持を移し上体を非麻痺側前方に傾斜させる運動とともに，麻痺側足底を小指側から引き上げる動作を行います．麻痺側下肢を引き上げることに注意を集中し，セラピストが上体を非麻痺側前方へ傾けます．麻痺側下肢の引き上げと上体の非麻痺側前方への傾斜は同時に行えるように何度も行い練習します．難しい動作は，一人で練習すると形がよくなりません．確実にできるまではセラピストが誘導します．このようにして動作ができますと，歩行は安定します．しかし何かのきっかけで，また上体を後方に反らして麻痺側下肢を前方に出す動作が出現することがあります．このような場合，また座位で形を体得します．この動作が自動運動化して，常に実用動作になるまで，何度も何度も直します．

　座位で上体を前傾させながら麻痺側下肢を引き上げる動作ができた後，歩行を確実に安定させるために，あらためて段差を用います．非麻痺側足底は麻痺側より半歩前の床上に，麻痺側足底を段差の後方に位置させて，麻痺側股関節の内旋を加えて外転させながら，非麻痺側の半歩前の位置にのせる動作を行います．階段と同じではないことはおわかりと思います．階段昇降にも役立つとは思われますが，目的は安全・確実な歩行能力を身につけることで，障害物をのり越えて歩行する動作を鍛えます．ADLにおける動作には歩行能力が，基本として重要であり，実用歩行は障害物を乗り越えることです．麻痺側の股関節は，外転させて段差に上げることで段差に安全に接地できます．入浴を念頭に，裸足での実用歩行が本当の目的です．そのための練習として，本動作は有用です．

【麻痺側足を上げて前に出すための動作法】

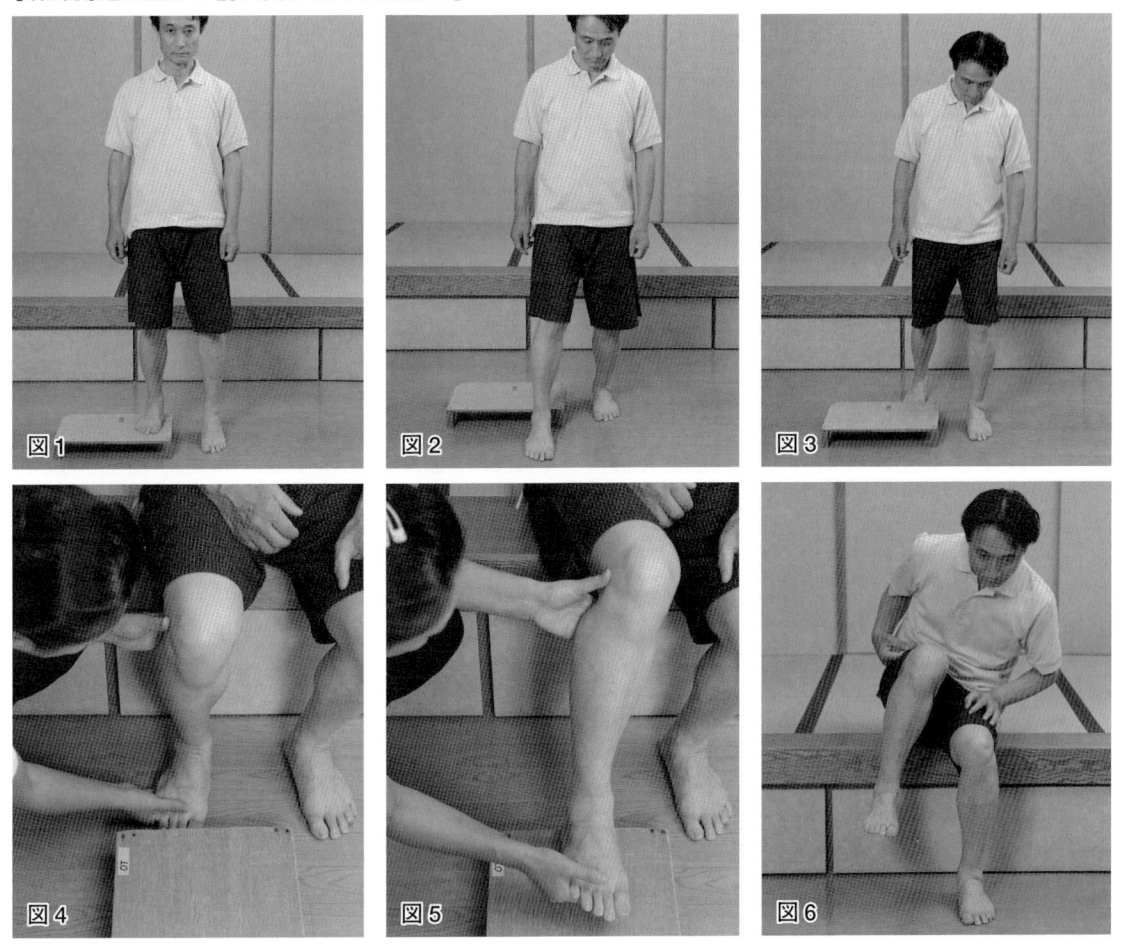

図1，2：麻痺側の足を確実に上げて前に出す動作
図3：膝を上げる動作の練習．上体前屈位で膝を内側に上げる動作が基本の形です．上体を後ろに反らして動作を行うと危険になるのでいけません
図4：接地の最後は母指にするため足底外側をセラピストは持って動作を誘導します
図5：膝が内側に上がるように誘導し足底外側から接地を誘導します
図6：このように動作できるように練習し動作を直します

4．麻痺側を非麻痺側の動作から，非麻痺側を麻痺側の動作から分離させる動作法

　麻痺側の上肢・手指で動作する時に，非麻痺側の上肢・手指が別の動作を行うことで成り立つ作業はさまざまあり，いずれも容易にできるというものでもありません．ピアノの演奏はその最たるものの一つであり，キャベツの千切りもたいへんなものです．

　キャベツの千切りは，同一の範囲内の動作に焦点を合わせればよいのですが，ピアノでは少し異なる二範囲でおのおのの手が異なる指を動かすので，目の焦点は一方か，あるいは共に焦点を合わせないことになります．

　手軽にできる動作としては，「茶壺茶茶壺・茶壺にゃ蓋がない…」といった子どもの遊び歌がありますが，バカにすると蓋と底が逆転します．また，両手を大腿の上にのせ，片手は握り大腿を上下に軽くたたき，他方の手は広げて大腿上面を前後にさすります．これを適当に続け左右の手の動きを逆転させることを繰り返して続ける動作も，はじめは戸惑います．できるようになり，何も考えなくてもできるほどに習熟していただきます．その後，手を大腿の上から離して空間に浮かせ，一方はグーでたたく動作，他方はパーでさする動作をしますと，たいへんに難しく，ちょっとやそっとではできません．設定した運動を，感覚によって稼動させて自動化することで可能になっていたのだと理解できます．そして，はっきりと感知されない筋・関節の感覚を運動制御のトリガーにするのは難しいと知ります．しかし，ただひたすら随意運動それ自体を左右おのおので習熟して，その後，任意の時間に己の意思でトリガーをかけて，何にも触れることのできない空間内で左右逆転させておのおのの運動を切り換えることは，なお難しいことがわかります．さらに，左右の動きのテンポを変えて行うのはとんでもなく難しく，苦痛さえ覚えます．麻痺になられた人が，左右の分離を行うのは，難しいばかりか，苦痛を越えなければできないことも，多々おありなのであろうと気づかされ，同情を技術に変換して，解決の歩を進めたいとあらためて思います．

　しかし，ピアノの演奏は，鍵盤という触れたたく物があって，その触・圧覚をトリガーとするため，一回，一回の連続として次々に行われる動作の，各一回の終わりと次のはじめを確認して，できることなのだと推測されます．ですから，麻痺側と非麻痺側の間の相互に分離した動作は，感覚を鮮明に入力していくことによって，各手指・上肢の動作を習得しながら分離動作として実行していくことが可能になっていくと予測できます．

　すでに説明しました椀を持つ動作では，口までご飯を箸で運ぶ間に，椀を持つ手指の力が維持できないのは，椀を持つ手指の位置を感覚で捉えて必要な出力を維持できず，椀が落ちるためと述べました．そして，保持の動作では感覚の運動性部分がほとんどなく，感覚は静止性部分のみになり，感覚入力が減少します．感覚でフィードバックした位置保持情報が，次の運動の設定不足を招き，設定誤差がまた次の運動出力あるいは感覚入力の減

【両上肢の動作を分離するための動作】

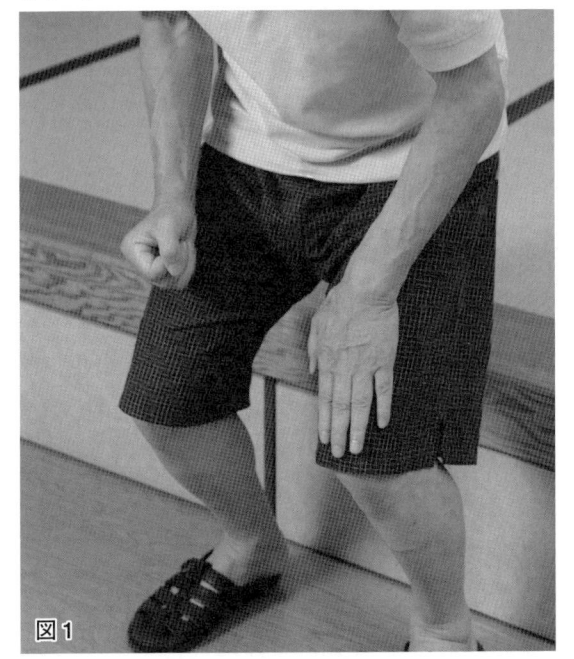

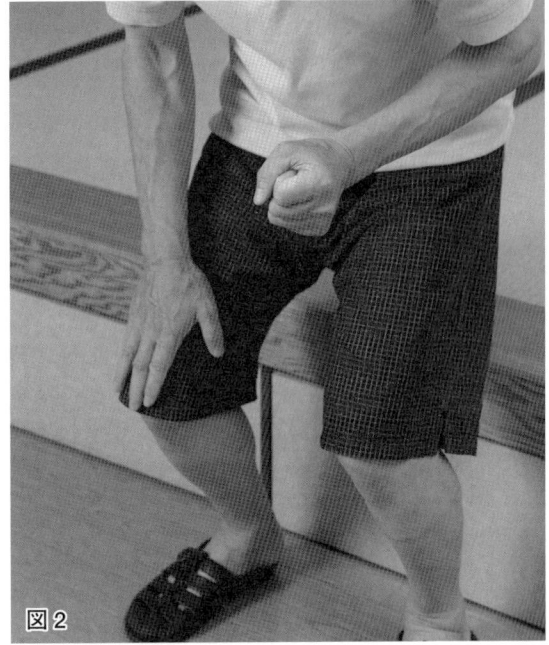

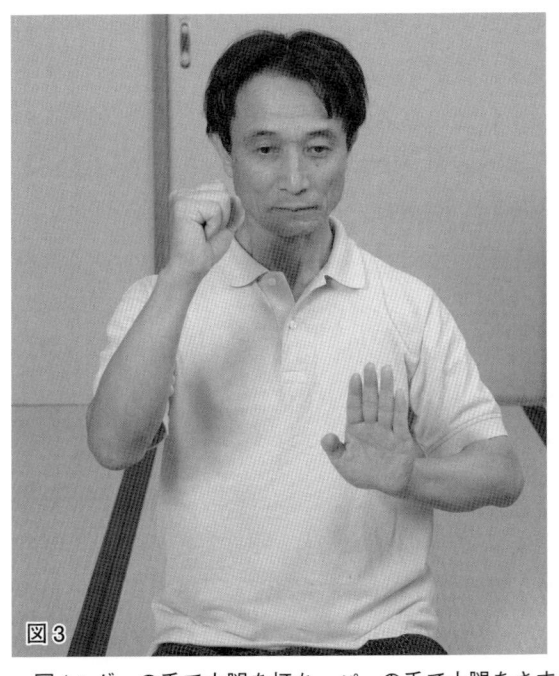

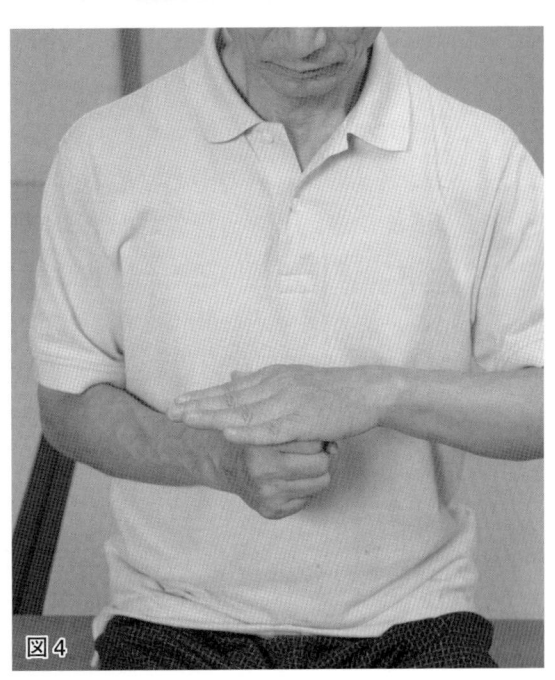

図1：グーの手で大腿を打ち，パーの手で大腿をさすります
図2：図1の動作を左右でリズミカルに変換し動作を続け，繰り返します
図3：図1，2の動作を空間で行います．手掌の打つ感覚や，さする感覚がないため非常に難しいです
図4：「茶壺，茶，茶壺…」と左右の手の動きと上肢の動きを変換する動作を歌いながら行います

少となり，この結果として椀が落ちていくと考えています．

　解決には，感覚を減衰させないために抵抗を加え続けて入力を増し，抵抗に勝って椀を持つ手指の肢位を保持する動作を行うといった出力を増す方法をとります．そうして，他方の上肢・手指が動作を行う間にも，一方の動作を感覚でモニタリングし続ける機能を強化すると同時に，動作中の抵抗を常に感知しながら抵抗以上に動作を出力する機能を強化する必要があります．

　具体的に例えば，麻痺側手に持った椀の遠位部の縁に，セラピストが屈曲させた手指の関節を確実にはめ当て込んで，下方向かつ口の反対方向に，椀を引っ張り，引っ張られた状態で椀を口に持っていく動作をします．また同様に，麻痺側手に持った椀の遠位部の縁に，セラピストが屈曲させた手指の関節を確実にはめ当て込んで，下方に椀を引っ張り続ける間に，椀の中の物を箸で取って皿に移してもらいます．一方の手指に注意をより集中して動作を行う時に，他方の手指は多くの場合に保持の動作をします．保持の動作は一定に保つことが要求されますが，一定であるがゆえに変化せず注意の集中を必要としないで，感覚に応じて多少出力を増減させますが，基本的には一定に出力を保って動作を維持することだと理解できます．一定に保つ動作では，注意の集中が減少する分だけ低下する出力を感覚依存で補う必要があり，そのような機能が働いているため，例えば椀が少しずつ落下します．なぜなら，運動の機能が働かなければ，注意を切り変えたとたんに手指が落下します．ですから，機能が働いてはいるが，感覚が強調されないため，出力が低下するのです．したがって，対策の中心は感覚の強化あるいは感覚利用の強化にあります．感覚の強化は，抵抗などによって行うことは説明しました．例えば，他方の手の動作を行わず，閉眼で感覚に集中して手の落下を感知し直す動作や，手に持ったペットボトルの中に水を入れていき，その間一定の肢位を保つ動作などです．

　また，例えば，紙を押さえて字を書く動作は，物を他の物に押さえつけて保持しながら，他方の手で目的の動作を行うという動作で，キャベツの千切りと同様です．

　手を用いて行う作業において，利き手はその作業を進める動作を行い，非利き手は，利き手の動作を支える動作を行うことが多いといえます．非利き手の動作としては，押さえて置く動作，握って保持する動作，つまんで正確に位置を保つ動作，触れて位置を確認する動作などがあります．この動作の並びは，力を多く必要とする順と，注意の集中を必要とする順が，逆になって交差して並ぶことを大略として表わします．ですから，分離ということの意味には，力の出力を適度に保って両手で動作することと，感覚活用による微細な出力の制御を両手で動作をすることで低下させないで行うことの意味があります．

　感覚を活用しその感覚に注意を集中して，協調した動作を微細に微妙に行い，その動作の極致を保持しながら，非利き手が保持するものに，利き手は目的とする動作を作用させて，作業を成していくことになります．したがって，両手動作として注意を一方の手による保持動作と，他方の手による目的動作に分割して同時に行う以前に，保持動作そのものが確実にできるように鍛える必要があります．

Ⅱ　片麻痺側の運動機能強化と動作能力の鍛え方

目で確認：感覚2

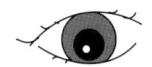

箸で食物を取る
運動3，感覚3

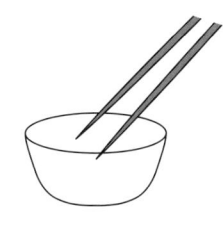

椀の保持：
運動3，感覚3

椀への相対的意識の集中度
6/14=0.43

目で確認：感覚2

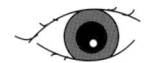

箸で食物を口へ運ぶ
運動4，感覚3

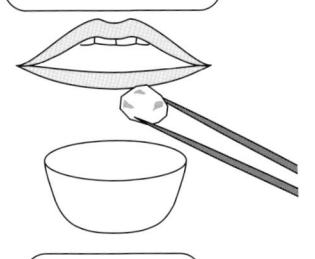

椀の保持：
運動2，感覚1

椀への相対的意識の集中度
3/12=0.25

口で食物を取り入れてかむ
：運動5，感覚5

箸で食物を口に入れる
：運動4，感覚4

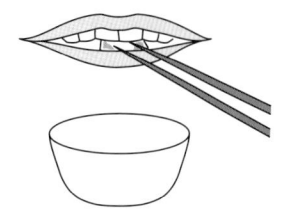

椀の保持：
運動1，感覚1

椀への相対的意識の集中度
2/20=0.1

図1　椀から食物を箸で取る，箸で食物を口に運ぶ，食物を口に入れてかむ，の各動作に要する感覚と運動の精度を経験値として表してみた時，各動作に対する意識の集中の高さを経験値の比で表してみました

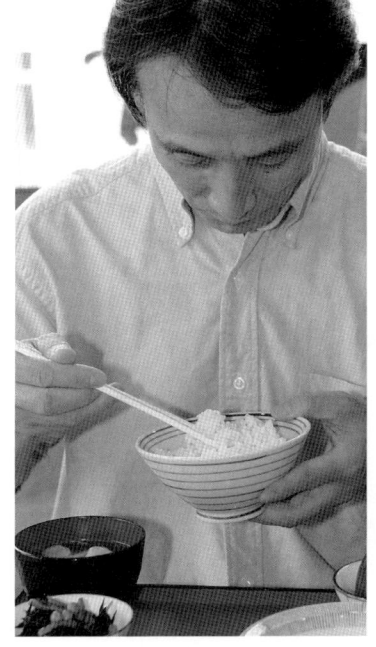

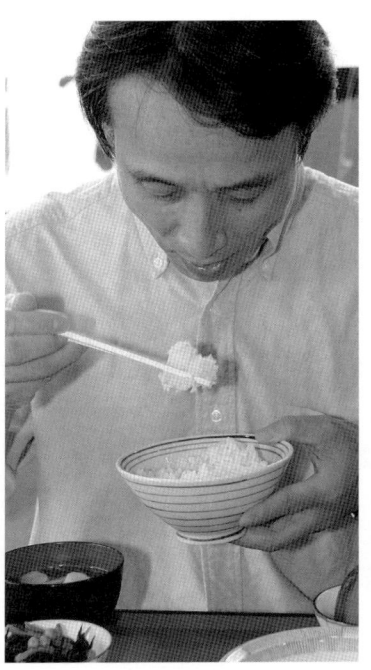

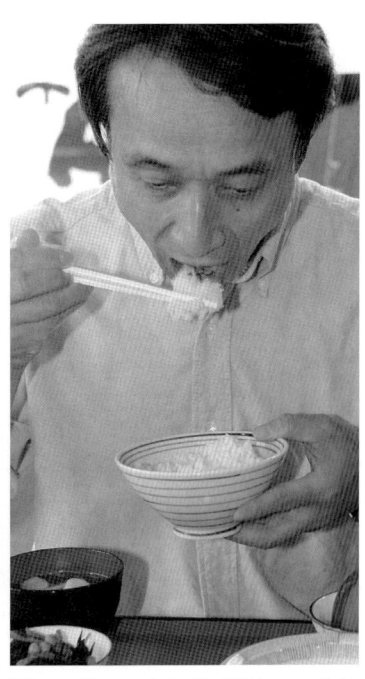

図2　箸で椀のご飯をつまむ　　図3　箸でつまんだご飯を口に運ぶ　　図4　箸でつまんだご飯を口に入れる

図2より図3，図3より図4で椀の傾きが約2°ずつわずかに増し，ご飯を食べようとする箸の動きに動作の主体が移り，椀を持つ動作の精度が保持できず低下が始まっていることがわかります

保持動作の極致（保持の最終形の維持と本書では用いる）の鍛錬は，①その極致の動作ができるようにすること，②その極致の動作に注意を集中して維持できるようにすること，③極致の動作に注意を置いたままで他方の手であまり注意の集中を必要としない別の動作を行うこと，④極致の動作に注意を置いたまま注意の集中を必要とする別の動作を他方の手で行うこと，⑤極致の動作と本来の目的動作を行うことで，作業・分離動作を完成させていきます．

　例えば碗を持ってご飯を食べるために，①碗にコシヒカリを盛り，胸の前に掲げ持ちます．そして，②コシヒカリを掲げたまま，おいしい匂いを楽しみます．③早く食べたい思いのカウントダウンを，他方の手で指折りし口で数えます「20, 19, 18, …」．④コシヒカリを箸で一口食べ，椀は持ったまま皿からおかずを2口，3口食べます．⑤掲げる椀のコシヒカリの上に，箸でじゃことそぼろと菜の花に梅干もちょっとのせ，海苔を一枚箸でつまんでかぶせ，海苔の上から箸でコシヒカリを巻き込んで取り，全部口に頬張ります．このように動作できれば保持する動作が分離してできると，ほぼ確実にいえるのではないでしょうか．しみじみ日本人であることを感じている間も，脳の栄養になるコシヒカリに敬意を表し捧げ持ちます．コシヒカリは福井県で生まれたとてもおいしいお米です．白米は主にデンプンですが，デンプンは消化されるとすべてブドウ糖になり，脳はブドウ糖だけをエネルギー源に用います．セラピストは，お米を大切にしてたくさん食べて，創造的に仕事をすることが，患者の期待であり，セラピストとしての真の生きがいです．

　麻痺側の分離動作を促通するという意味は，共同運動あるいは連合運動など運動によって，麻痺側の動作が一定のパターンから脱し，より自由に動作範囲を広げていけるようにすることと理解されているかもしれません．動作の形式としては，共同運動からたいして脱していない動作であっても，その動作が確実に可能で，しかも非麻痺側で動作している間も，麻痺側の動作を確実に維持していることができれば実用といえます．ですから，機能を強化して動作を鍛えて，非麻痺側の動作から分離させれば実用になるのです．すでに，機能の強化と動作の鍛え方は説明し，非麻痺側の動作からの分離についての説明も終えたところです．後は，目的の作業において動作の実用を進める段階となります．これはそれぞれの人で異なっているため，それぞれの人に合わせたセラピーを，本書をお読みいただいた成果として示していかれることを願っています．

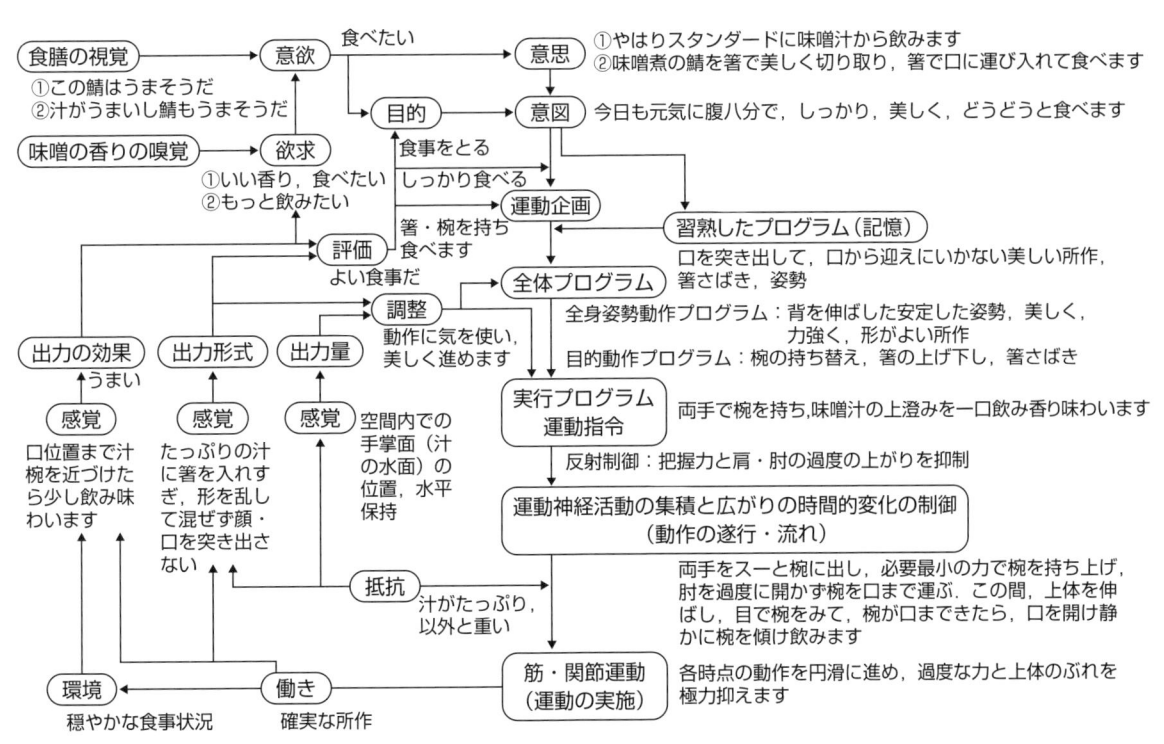

Ⅱ 片麻痺側の運動機能強化と動作能力の鍛え方

図1　椀から味噌汁を飲む

```
食膳の視覚 → 意欲 ──食べたい→ 意思    ①やはりスタンダードに味噌汁から飲みます
 ①この鯖はうまそうだ                    ②味噌煮の鯖を箸で美しく切り取り，箸で口に運び入れて食べます
 ②汁がうまいし鯖もうまそうだ
                       → 目的 → 意図   今日も元気に腹八分で，しっかり，美しく，どうどうと食べます
味噌の香りの嗅覚 → 欲求       食事をとる
 ①いい香り，食べたい        しっかり食べる
 ②もっと飲みたい         → 運動企画 ← 習熟したプログラム（記憶）
                                    口を突き出して，口から迎えにいかない美しい所作，
           → 評価  箸・椀を持ち           箸さばき，姿勢
              食べます
              よい食事だ → 全体プログラム   全身姿勢動作プログラム：背を伸ばした安定した姿勢，美しく，
                                                      力強く，形がよい所作
出力の効果 出力形式 出力量 → 調整            目的動作プログラム：椀の持ち替え，箸の上げ下し，箸さばき
                     動作に気を使い，
 うまい               美しく進めます
 感覚   感覚   感覚 → 実行プログラム    両手で椀を持ち，味噌汁の上澄みを一口飲み香り味わいます
                     運動指令
 口位置まで汁 たっぷりの汁 空間内での
 椀を近づけた に箸を入れす 手掌面（汁    反射制御：把握力と肩・肘の過度の上がりを抑制
 ら少し飲み味 ぎ，形を乱し の水面）の
 わいます     て混ぜず顔・ 位置，水平   → 運動神経活動の集積と広がりの時間的変化の制御
              口を突き出さ 保持               （動作の遂行・流れ）
              ない
                    → 抵抗              両手をスーと椀に出し，必要最小の力で椀を持ち上げ，
                       汁がたっぷり，      肘を過度に開かず椀を口まで運ぶ．この間，上体を伸ば
                       以外と重い         し，目で椀をみて，椀が口まできたら，口を開け静
                                      かに椀を傾け飲みます
                    → 筋・関節運動       各時点の動作を円滑に進め，過度な力と上体のぶれを
 環境 ← 働き          （運動の実施）      極力抑えます
 穏やかな食事状況 確実な所作
```

①の欲求に対して，意思は異なる内容の①を決定し，意図をもち続けながら①の意思に適した運動企画で，以下のプログラムの遂行が進み，実際に味噌汁を一口飲み，味わった結果の感覚を評価して，新たな欲求となった②を意思で決定し，その運動企画と続いていくと思われるのですが，運動企画以下は①に対応した内容のみを例示しました

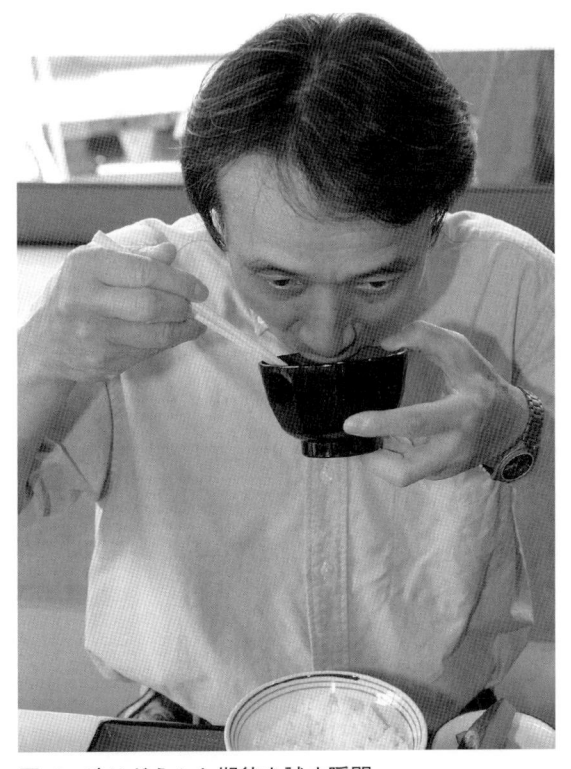

図2　味はどうかと期待を試す瞬間

III 片麻痺における動作法

　座位において最も困難な動作としては，非麻痺側の膝上に麻痺側の足を組んで，麻痺側の足に靴を履くといった動作があります．立位においてはパンツを膝まで上げ下ろしする動作が困難です．移乗動作は車いすから離れるための関門にある動作で重要です．以上の動作の結合でトイレ動作は自立できます．立ち上がることが可能ならば，たとえ片側が完全に麻痺していても歩けるように介助でき，そして歩行も可能になることは第Ⅰ章で説明しました．また，これらを複合した動作としては入浴動作があり自立する方法を述べます．

1．座位で麻痺側足に靴を履かせる動作法

　座位で麻痺側足に靴を履く動作を行うため，①座位保持が可能であり，②座位で床上の靴を非麻痺側手で取れ，③麻痺側の足を非麻痺側の手で持ち上げて非麻痺側膝上に足組みができ，④麻痺側足に非麻痺側手で靴を履かせるといった，一連の動作を可能にします．

1）座位保持を可能に

　まず長椅子などで．非麻痺側側方の座面に置いた非麻痺側の手に体重をのせて支持し，座位の保持ができるようにします．ただし，非麻痺側の手に体重をのせて支持する動作と，似て非なる動作が座面に非麻痺側の手をつく動作です．手をつく動作では，手で座面を押すことになり麻痺側に傾倒します．よって，ポイントは非麻痺側の手に体重をのせることです．多くの人は非麻痺側の手に体重をのせるようにすると，その間は主に体重を非麻痺側臀部で支持することになり，座位が保持できます．しかし，常に非麻痺側に顔を向けているような人では，非麻痺側の手に体重をのせると，麻痺側の肩から前方に傾倒することがあります．このような人では，臀部を麻痺側は深く，非麻痺側は浅く腰かけ，麻痺側足底を確実に床に接地させます．この2点が大切です．

　座面に非麻痺側の手を置き体重をのせて座位がとれたら，次に，座面から手を離しても，麻痺側に傾倒しないで座位を保持できるようにします．そのために非麻痺側への輪の取り入れ作業を行い，基本となる動作をあらかじめ習得しておきます．非麻痺側の手を座面から離して座位をとるために，セラピストは患者の非麻痺側の横に座ります．患者に手を座面から離してもらい，横に座っているセラピストの手に触れてもらう，次に非麻痺側の手を患者の非麻痺側大腿の上にのせてもらうなどのことをします．そしてやがて非麻痺側の手の支持なしに，60％以上の体重を非麻痺側の臀部と足底で支持できるようにします．麻痺側の麻痺が軽度であれば，非麻痺側は60％の体重支持で十分ですが，麻痺側の麻痺の程度が重度であれば，非麻痺側での体重支持は80％ほどになります．しかし，麻痺側の麻痺

【麻痺側へ傾斜する人の座位能力を回復させる方法】

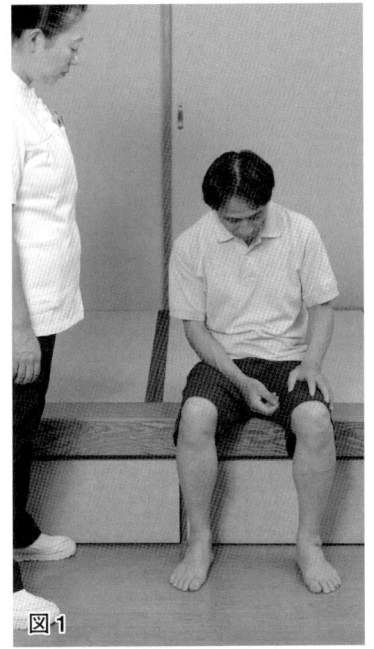

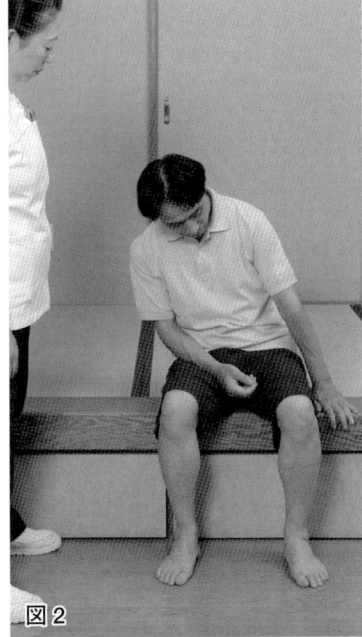

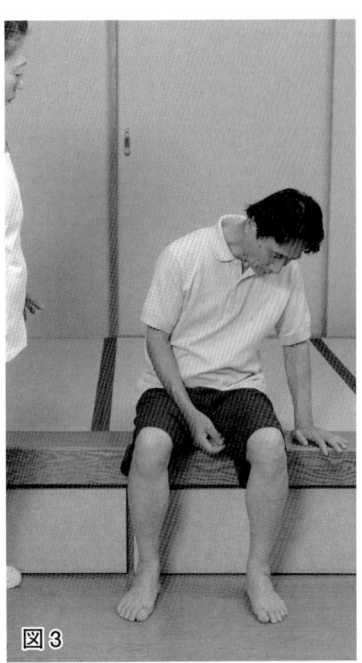

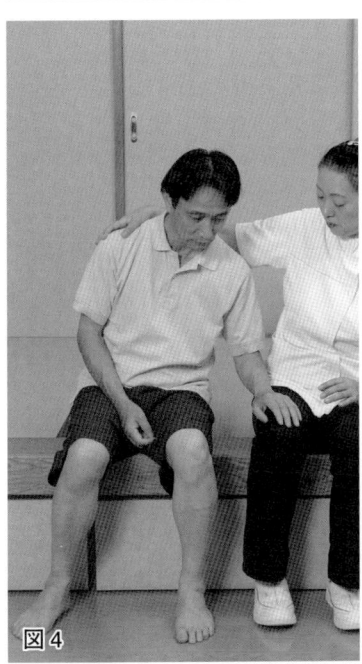

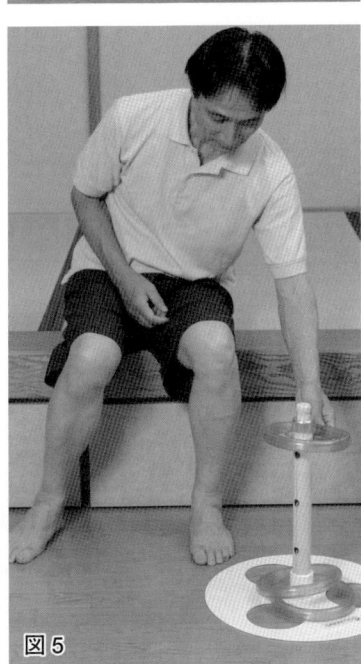

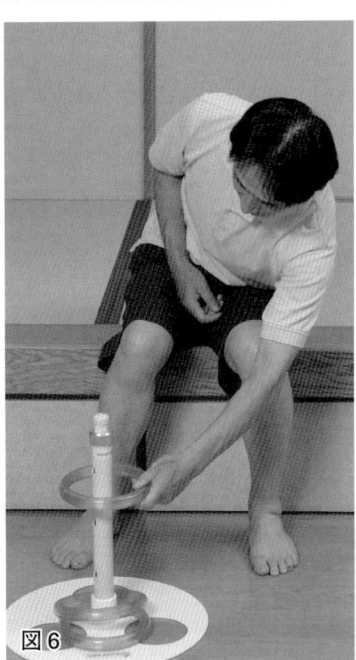

図1：座っていても麻痺側へ傾斜する気がします
図2：そこで，非麻痺側の手をつきますとさらに傾斜します
図3：手をつくのではありません．手に体重をのせるのです
図4：非麻痺側に座ったセラピストの膝に手をのせ，体を非麻痺側に優しく引き寄せますと，素直に非麻痺側で支持します
図5：自立には非麻痺側の床上に手を届かせる機能が必要です
図6：自立には麻痺側の床に手を届かせる機能を鍛えます

が重度なため非麻痺側で80％ほどの体重を支持することは，とてもつらくたいへんなことです．それは，麻痺側の筋収縮がほとんど得られないため，麻痺側の体重が垂れ下がるようになるからです．ですから，このような座位を保持するなどの動作を持続してできるようになるまでには十分な期間を要し，その間に少しずつ持続時間を増やし，休息をとりながら繰り返して行い，意思がくじけないようにねぎらい，励まします．少しの進歩にセラピストは気づき，向上してきた能力を認めてあげることで，努力の実りを感じ励ますのです．わずかでも変化に気づき，努力と成果を認めることが大切なのです．このようにして，動作能力を積み上げながら，転倒の恐怖に打ち勝って，非麻痺側の手の支持なしで座位が可能になっていきます．座面の下に非麻痺側の指を入れている時は恐怖心がある場合か，疲れていて休もうとしている場合です．こんな時は一度休憩し，ほっとする必要があります．

　この休憩をどの程度とらなければならないかは，人によりその日の調子によって変わります．何分動作したら何分休むといった画一的な方法では進められないのです．疲労に気づき，休憩の取り方を適切に設定するのは，大切な技術です．「もう疲れはとれましたか」と聞くことは，適切であるとは限りません．バイタルサインなどの客観的指標は当然として，常に少しの表情や体の動かし方，仕草の変化から疲れを知り，敏感にセラピストは対応することが大切なのです．疲れすぎると意欲を奪い，体調を悪化させ，症状を悪化させることにもつながります．適切な休憩のタイミングと休憩の質（横になる，毛布2枚で足先までくるみ，暖かくして仮眠する，椅子の背にもたれる，力を抜いてちょっと休む，その人の気になっていることについて話を聞く，などの休憩のとり方）や時間に，休憩の設定技術があります．

2）非麻痺側手で床上の靴を取る

　床上の靴は，非麻痺側に置いてあるのがよいです．しかし，現実の場面では都合よくはいきません．セラピストであるあなたが，いつも非麻痺側に靴は置いたとしても，他の場面ではできません．非麻痺側でも麻痺側でも，置いてある靴を非麻痺側の手で床から安全に取れるようにします．そのためにも，麻痺側の床上の「輪の取り入れ作業」によって，動作の基本を習得しておきます．要するに，頭の位置を非麻痺側の範囲に保ったまま非麻痺側の手で，非麻痺側・麻痺側のいずれに置かれた靴も取れるようにします．そして，取った靴は座面の非麻痺側の外側に置きます．靴を履く動作をまず獲得させたい場合は，あらかじめ靴を座面上の非麻痺側の外側に置いておきます．

3）麻痺側足を非麻痺側手で持ち上げ，非麻痺側膝上に組む

　麻痺側の足を組むには，基本的に足関節をつかんで持ち上げる方法とズボンの裾を持って足を持ち上げる方法があります．

III 片麻痺における動作法

【休憩の取り方】

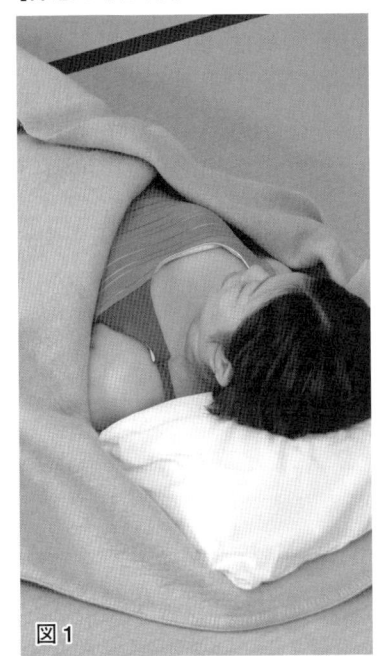

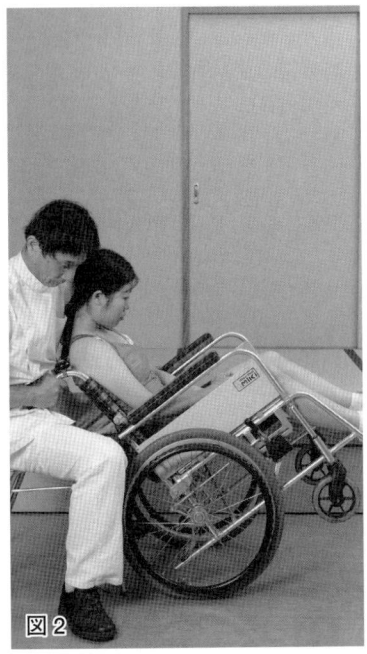

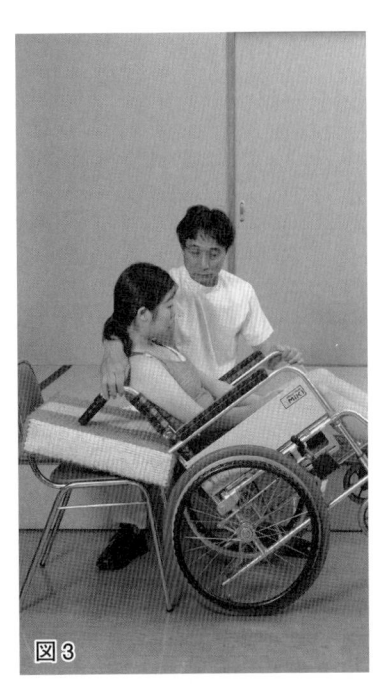

図1
図2
図3

図1：休憩を十分にとる時には体が冷えないようにします
図2：車いすをブレーキ止めて後方に傾けると，円背の人は楽に休憩できます
図3：車いすの後方に椅子を置き，後傾させた車いすを支えて，頸・肩の後ろを支持するとほっとくつろいでもらうことができます

a．足関節をつかんで持ち上げる方法

前腕を中間位（回内・回外 0°位）にした非麻痺側の手で，麻痺側の足関節のやや上の位置を背側（足の甲側）から，母指を除いた四指でつかみ，つかんだ麻痺側下腿を非麻痺側下腿前脛部に沿わせるようにして持ち上げ，非麻痺側大腿の上にのせ足組みをします．つかんでいる非麻痺側手を一度離し，麻痺側足底を非麻痺側手で押し上げるようにします．そして，麻痺側足関節に近い下腿の部分が非麻痺側大腿の上にのる形になるよう足を組み直します．

b．ズボンの裾を絞って持ち，足を持ち上げる方法

非麻痺側の手でズボンの裾を絞るようにして持つことで，麻痺側下腿1/2後方の腓腹筋を絞めるように引っ掛けて，麻痺側の膝関節を伸展させるようにして足底を床から離し引き上げます．この時に，非麻痺側前腕は回外位で，前腕背側を非麻痺側大腿の上にのせます．この非麻痺側大腿部と前腕背側の接する部分をテコの支点にすると，少ない力で麻痺側下肢を床から離すことができ，麻痺側下腿後面を膝関節を 75°ほどに屈曲させた状態の非麻痺側下腿前面に当てて沿わせながら引き上げていきます．そして，持ち上がった麻痺側下腿部が非麻痺側大腿の上にのるまで，ズボンの裾を手前に引きつけ足組みをします．

c．動作に必要な力を支える部分は

a，bの2法のいずれの動作も実際に実演して覚えてもらいたいのですが，ここで少し考えてください．麻痺側の下肢を持ち上げる力は非麻痺側上肢の力でしょうか．その答えは誤りです．では，力はどこからくるのでしょうか．実は，力は非麻痺側の体重なのです．非麻痺側をより非麻痺側へ傾けることで力をつくり，その力を非麻痺側上肢が伝えて，麻痺側下肢を持ち上げることができるのです．ただし，非麻痺側に傾けて麻痺側下肢を持ち上げるという動作は，体重の支持部分が非麻痺側臀部に集中するため，バランス保持が少し難しいのです．よって，このバランスを保持しながら麻痺側下肢を持ち上げる動作を習得するためには，患者の非麻痺側肩にセラピストは少し手を当てて支持し，安全確保するようにします．すると，不安感が減り，過度の筋の緊張を防ぐことができ，動作が覚えやすくなります．

d．麻痺側の足に靴を履く動作

靴を履かせる時に，母指は入っても小指が引っ掛かってしまわないようにするのがポイントの1です．ポイントの2は，踵まで入れることです．まず，ポイントの1は非麻痺側の手で靴の先を靴底側から持って靴を90°回転させ，足を入れる靴の開口部に小指から母指までを入れます．そして，90°の回転を戻すようにしながら母指から小指までを履かせます．

ポイント2では，ポイント1の動作の連続として，①膝上に足を組んだままで，踵のあ

【靴を床から取り上げる動作を強化する輪の取り入れ作業】

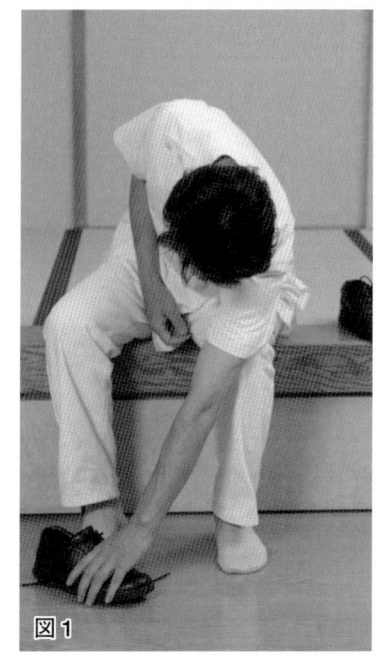

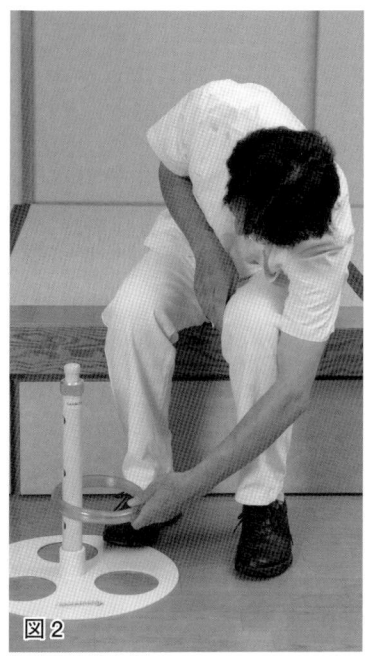

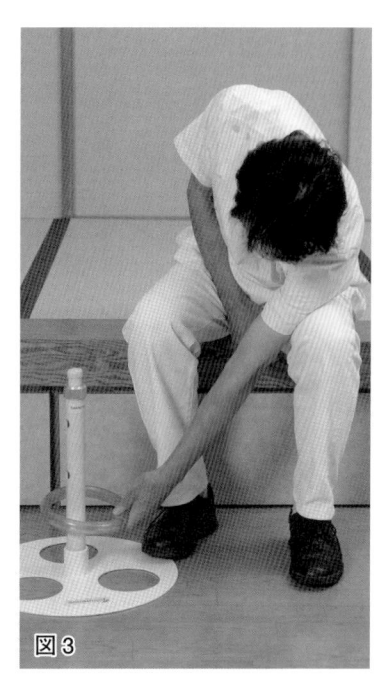

図1：麻痺側の床上の靴を取る動作
図2：麻痺側の床上の物を取る動作は，この形で練習を積み，動作を体得してもらうことが重要です
図3：その後，この形で麻痺側の床上の物を取れるようにします．当初からこの形で指導すると，上体が麻痺側へ偏位し傾倒します．ですから指導は，はじめは図2の形で，そしてやがて図3の形もできるようにします．そうすると，実際の動作では図1のように自立します

たりまで履かせてから，さらに手指を靴と足のすき間に入れて外側，内側と手指を動かして完全に履かせる方法と，②膝上に足を組んだままで踵を不完全に履かせて，靴の踵部分を持ったままで足を床に下ろし，この時の力で踵まで履かせる方法，③さらにポイント1でスリッパ程度に履けた段階で，足を床に下ろす方法があります．この③の場合には，床上に下ろした足は足関節が内反しやすいため，外側から手指を靴と足のすき間に入れて，ある程度まで足の外側が靴に入った段階で踵後部を靴に完全に入れるようにします．

【麻痺側の足を組み上げて靴を履く動作】

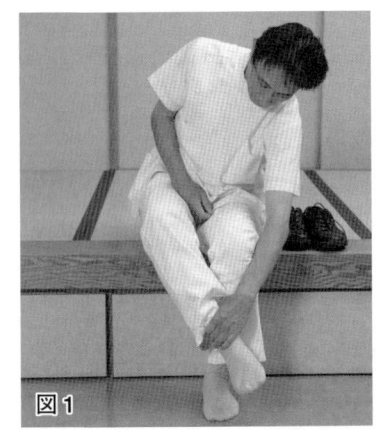

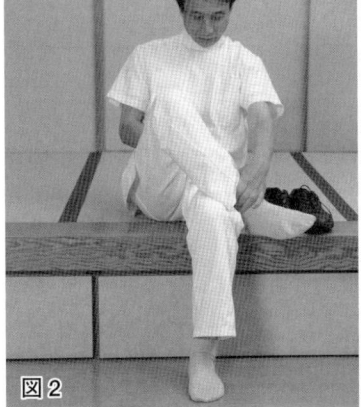

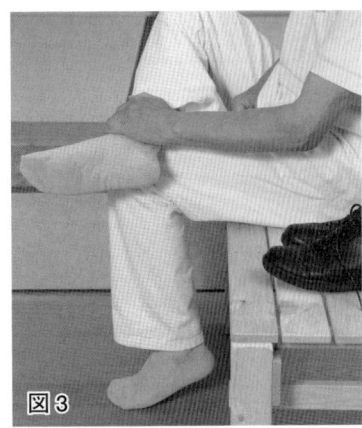

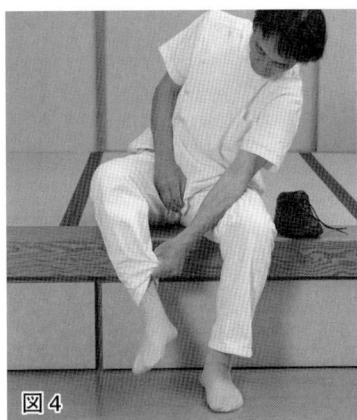

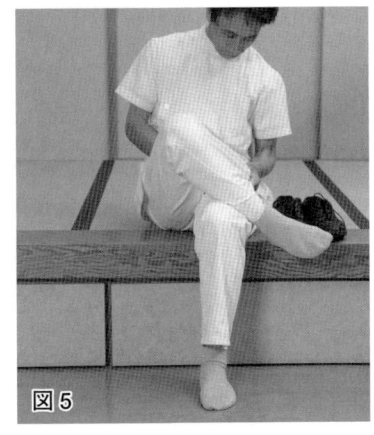

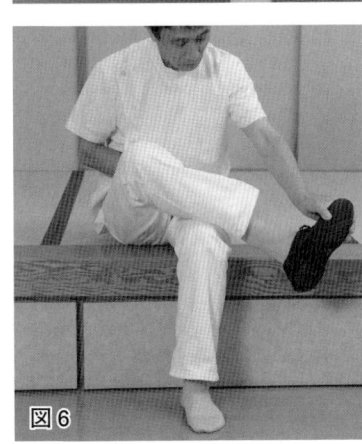

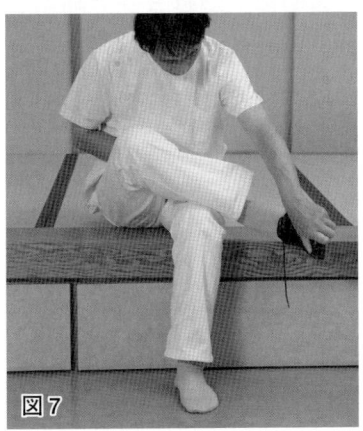

図1：非麻痺側手を非麻痺側下腿前方から回して麻痺側下腿下端を前方からつかみ，上体を非麻痺側方向に傾けたまま起こすようにして，麻痺側下腿下端後面を非麻痺側下腿前面に押しつけるように沿わせて引き上げます．引き上げの力は非麻痺側に傾けたまま前屈している上体を伸展させて起こすことでつくります

図2：さらに上体を伸展させることで，麻痺側下腿を非麻痺側大腿の上に組み上げます

図3：組み上げた下腿が前方に落下するようであれば，非麻痺側足関節を底屈させて膝の高さを上げます

図4：上体を非麻痺側に傾け前傾させ，非麻痺側の肘・前腕を非麻痺側大腿の上にのせた状態で麻痺側のズボンの裾あるいは靴下をつかみ，さらに上体を非麻痺側に傾けることで，非麻痺側大腿の上の非麻痺側肘部を支点としたテコの原理で麻痺側足部を持ち上げることができます．この時，麻痺側踵後面が非麻痺側下腿前面に接するようにします．

図5：非麻痺側肘関節を屈曲させながら非麻痺側に傾けたまま上体を起こし，麻痺側下腿を非麻痺側大腿の上に組み上げます

図6：靴を取り，足を入れる靴の開口部を90°回転させた状態で，まず母指から順に小指まで靴の開口部に入れます

図7：靴の開口部の回転を90°戻すとつま先から足半分を開口部に入れることが可能になります．さらに踵をほぼ入れてから床に麻痺側足底を戻して接地させ，踵を確実に入れて靴を履く動作は完了となります

2．立位でパンツを上げ下ろす動作法

　立位において困難な動作は，パンツを膝の高さまで下ろしてから再び上げる動作です．この動作を自立して行う時の手順は，①立位で膝を軽く屈曲し非麻痺側で60％以上の体重を支持して立つ，②パンツのゴム部分を持って膝をさらに屈曲させながら非麻痺側を下ろす，③非麻痺側での体重支持割合を保ったまま麻痺側のパンツを下ろすといった手順になります．上げる時は，逆の動作で行います．

1）立位で膝を軽く屈曲し，非麻痺側で60％以上の体重を支持して立つ

　立位姿勢を保持するわけですが，この時，膝関節を軽度（5～10°）屈曲させておくことが大切です．膝が完全に伸びきると，パンツの上げ下ろし動作を行う時，上体の動きに伴って変動する重心の移動に対して下肢の関節を調節的に連動させて動かさなければならないため，バランスをとることが困難になります．バランスをとることが困難になり不安感が増すと，膝を完全伸展させ同時に腰を後方に引き，重心を踵に移動させる動作が生じます．この姿勢は後方に不安定なため，結局は座ることになります．失敗して，座ったことになるので，再び立った場合には，先の不安感があるため，再び膝完全伸展，腰後方の姿勢をとりやすくなります．

　よって，膝関節を軽度屈曲させ，重心を足関節よりもやや前方で支持する姿勢をとることは，動作に対して変動する上体の重心移動に対して，下肢の各関節を調整させて動かすことで，全身の重心移動を少なく抑えるようにします．そして，常に足関節のやや前方に重心位置を保つことができるためには，膝関節軽度屈曲は動作姿勢として有効といえます．また，全身の重心位置が足のどの部分にあるかを視認するためには，セラピスト同士が重心位置を移動させて，その時の姿勢を観察し合うなどの訓練が有効です．常に患者の立ち姿勢の重心は，今どのあたりにあるかを考えながら臨床を行うようにしてください．やがて，一見すれば重心位置を知ることができるようになります．

2）膝を屈曲させて非麻痺側のパンツを下ろす

　直立姿勢をとり，両手を同時に大腿部体側に沿わせてみてください．手は大腿部1/2か2/3の高さで，それ以下までは届かないのではないでしょうか．パンツを膝の高さまで下ろすためには，膝を屈曲させなければならないのです．膝を屈曲させる時は，通常あるいは多くの場合に両膝はほぼ同じ角度に屈曲させます．この同じ角度に屈曲させるという動作は，両足に均等に体重をのせて動作することが通常であります．いわば，自然に両足に体重を均等にかけようとするのです．この動作が，麻痺側への体重を増やすことになります．体重シフトが50％まででとどまればよいのですが，麻痺側の運動・感覚が低下していると50％では同等と感知されず，50％以上の体重をかける動作になる場合があります．

III　片麻痺における動作法

【パンツの上げ下ろしと動作を強化する輪の取り入れ作業】

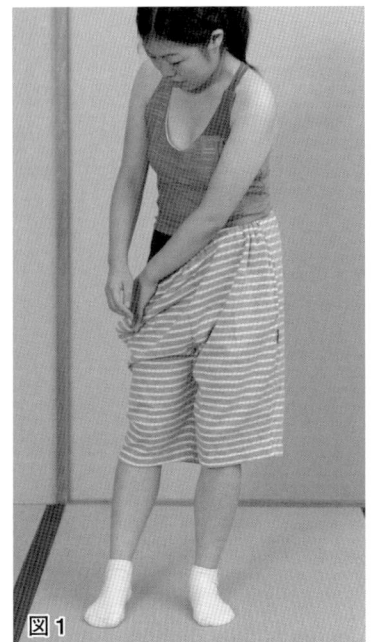

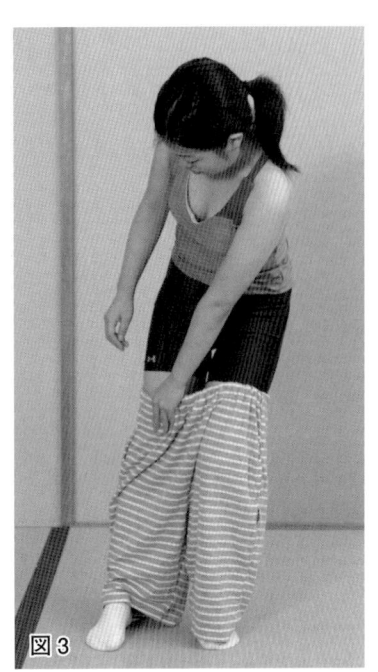

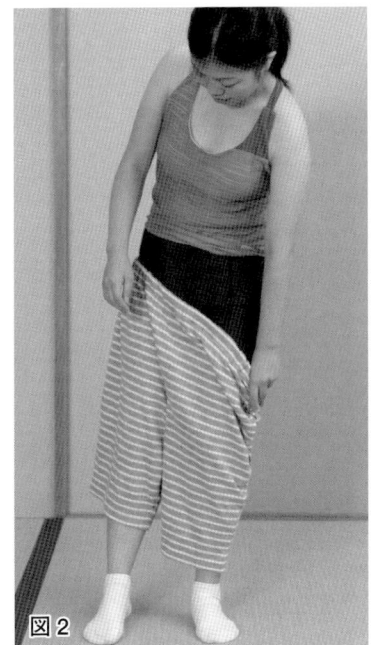

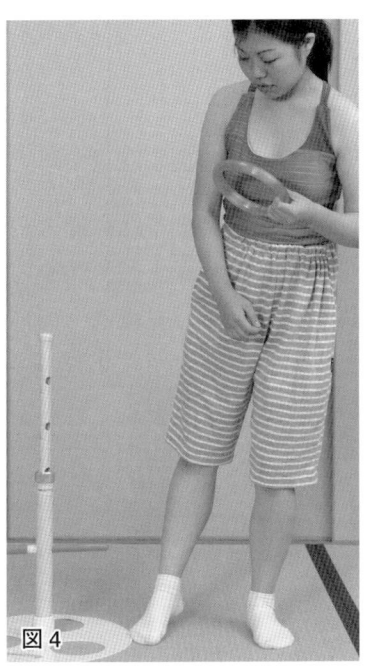

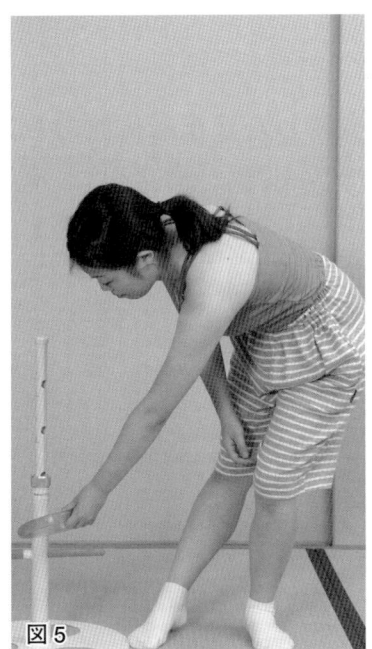

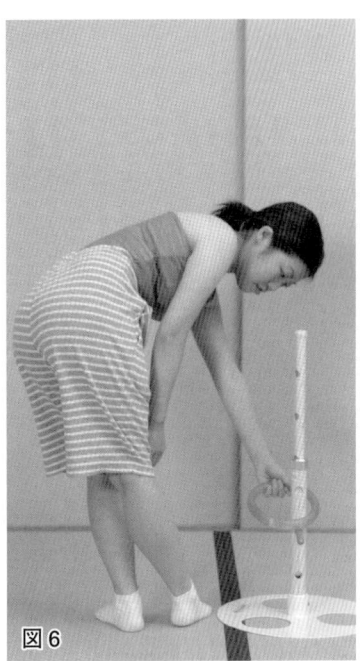

図1　図2　図3

図4　図5　図6

　図1：立位でパンツを下ろす動作は，麻痺側が完全に麻痺していてもできます．非麻痺側下肢で全体重を支持し，パンツを麻痺側の前方から大転子のあたりまで下ろします
　図2：パンツの後ろを下ろした後，非麻痺側のほうを膝上まで下ろします
　図3：麻痺側の前を持ち，非麻痺側膝を屈曲しながら上肢を最大伸展させて麻痺側の膝上までパンツを下ろします．そして，椅子なり便器座面に座れば，膝下までパンツは下ろせます
　図4～6：このような動作の基本を確実にするために，立位で麻痺側下方への輪の取り入れ作業を行います

209

そこで膝関節屈曲の動作をする間は，非麻痺側で60％以上の体重を支持できるよう，非麻痺側のパンツを下ろす動作を行うにあたって，確実に身につけることが重要です．非麻痺側のパンツを下ろす動作では，注意が非麻痺側にあるので，非麻痺側で60％以上の体重を支持したままで，膝関節を屈曲しやすいのです．ですから，慣れない間は何度も何度も非麻痺側のパンツの上げ下ろし動作を，できれば膝下まで行うことを繰り返すことが有効です．

　なぜ，50％以上ではなく，60％以上なのかと疑問に思われましたか．その姿勢から60％以上は視認できても，50％を正確にあてることが困難だからです．麻痺側の体重支持機能は非麻痺側と同じではありません．脳が左右の下肢に同じ値の出力を出すように命令したとしても，実際には麻痺があるため，命令が筋に到達するまでの間に減弱して，設定では50％であっても麻痺側で発揮される筋力は非麻痺側の発揮筋力以下となります．結果として，50％に設定されたはずの姿勢が保持できず傾倒に至ることにもなります．すなわち，そこに傾倒や転倒の危険が存在し，安全・確実が基本のADLで麻痺側を利用する時の問題が生じるのです．ですから，安全確保の観点からも常に非麻痺側での支持優位で対応することが必要なのです．このような方法を習得することで，麻痺側を含む全身の活動量を増やすことができ，早期・回復期においてADLの早期自立と廃用の防止もできるのです．

3） 非麻痺側で主に体重を支持したまま麻痺側のパンツを下ろす

　麻痺側のパンツを非麻痺側の手で下ろそうとすると，慣れない動作であるため，パンツのゴムの持ち位置を目で確認しようとする動作が現れます．しかし，視線を非麻痺側の前腕や手がさえぎるため，顔を向ける動作が生じ，連動して上部体幹全体が麻痺側へ向かって回旋し，回旋には麻痺側方向への側屈も伴います．この顔面・上部体幹の麻痺側への回旋・側屈動作は，麻痺側へ体重を偏位させる結果となり，患者は思わず麻痺側へ体重をシフトさせます．この動作はスムーズにパンツが下ろせれば，それほど強く発生することはありませんが，動作が引っ掛かると同時に麻痺側への体重シフトが強まります．よって，股関節をやや内旋に保ち膝関節を15°以上屈曲させて，非麻痺側で主に体重を支持していることを確認し，その状態を保ったままで，麻痺側のパンツを下ろす練習をするのです．

　この基本となる動作を習得するためには，立位で麻痺側方向の床面近くに輪を設定して，輪の取り入れ作業を事前に何度も行ってください．しかし，このように輪の取り入れ作業で基本動作を習得しても，パンツがうまく下ろせない時には，いままで述べた理由で麻痺側への体重シフトが生じている場合もあります．動作がスムーズに行えれば，このような麻痺側への体重シフトは生じにくいので，練習ではまずシミュレーションとしてゴムの輪を上げ下げすることから始めてください．実際の動作ではシャツが絡まり，下ろしにくい場合もあります．実際のパンツで麻痺側へ傾倒しないように，動作を排尿時に合わせて練習していくことが，自立には必要であり大切です．夜間のトイレなど早く排尿がしたいと焦った時も，麻痺側への体重シフトが生じないように，体が覚え込むまで練習することで

Ⅲ　片麻痺における動作法

【パンツの上げ下ろしに伴う麻痺側への重心偏位を防ぐ動作】

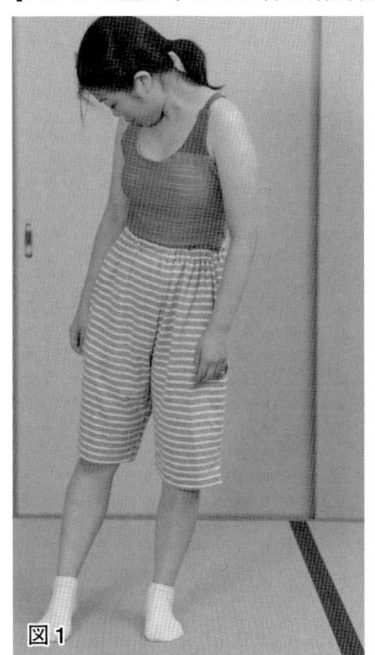

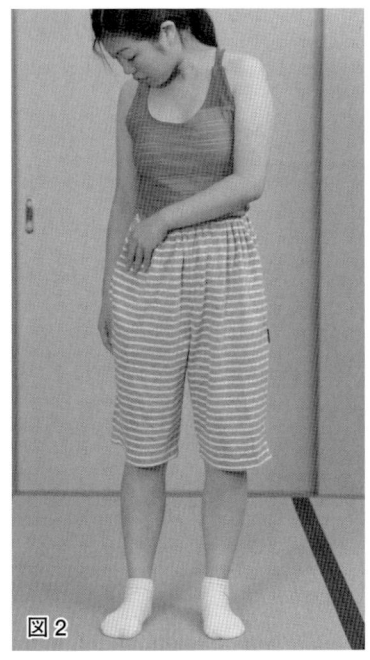

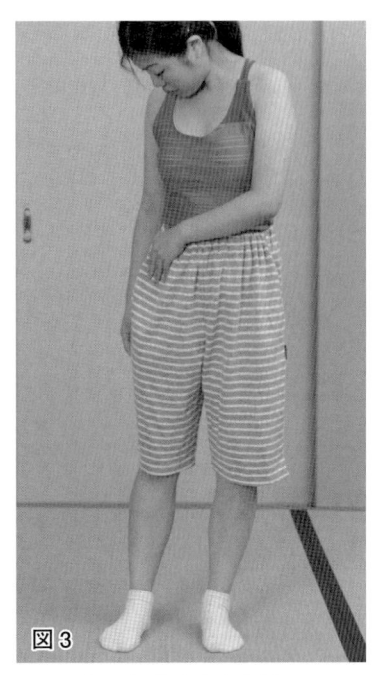

図1　図2　図3

　図1：実はパンツの上げ下ろす動作は簡単ではありません．図のようにして，これから下ろす麻痺側のパンツのゴム部分をみればよいのですが，患者ではみることで麻痺側へ重心が移ります
　図2：普通の気持ちで動作しても，麻痺側へ重心が移動するのです
　図3：この姿のように行えるように練習し動作の形を体得してもらうのです

体得し自立できます．

　以上のことを習得したうえで，次のようにパンツを下ろします．①非麻痺側の前側からパンツのゴムの内側に非麻痺側手を入れて麻痺側まで沿わせ，麻痺側の上前腸骨棘を越え麻痺側大転子あたりまでゴムを下ろします．②非麻痺側手を非麻痺側に戻し，ゴムを手の届くところまで下ろします．③非麻痺側手を後方に回し臀部を越えて肛門までゴムを下ろします．④膝関節を60°ほど屈曲させて，非麻痺側，麻痺側とゴムを膝より下ろします．このような手順で行います．

【パンツの上げ下ろし動作のゴムベルトによるシミュレーション】

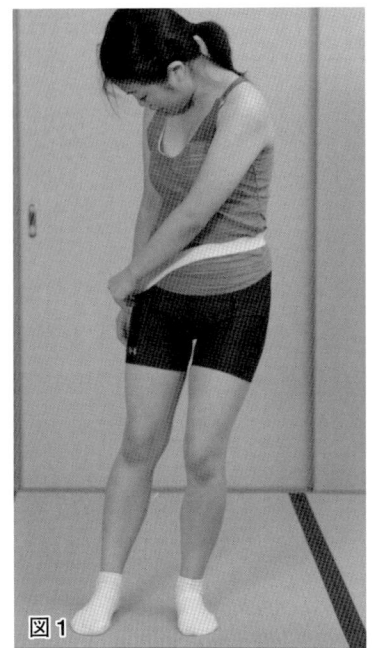

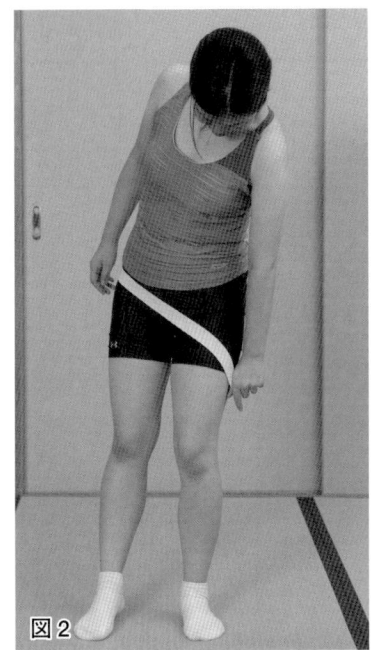

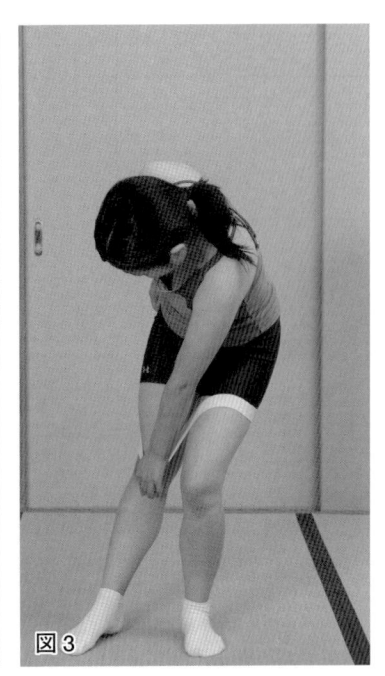

図1 図2 図3

図1～3：パンツの上げ下ろし動作の練習には，ゴムベルトを用います．ゴムベルトでできるようになっても安心してはいけません．実際にパンツで行うと，思わず麻痺側へ体重がのりますし，トイレではさらに麻痺側へ重心がシフトする場合があります．ですからゴムベルト，実際のパンツ，トイレでの本番と段階的に行い確実に安全な動作を体得・実行して自立してもらいます．

3．移乗の動作

　移乗動作は，まず座位で左右への移動から始めます．次に，肘かけのない椅子2脚の間を移乗する動作を行います．この時，椅子の置き位置の角度を30°，60°，90°，135°，180°の順にとり，手すりなしで移乗できるようにしていきます．また，立位で90°方向転換する動作を，手すりありと手すりなしで行います．その次に，ベッドと車いすの移乗，ベッドとポータブルトイレの移乗，車いすと肘かけ付き椅子の移乗を行います．

1）座位での左右移動

　座位で左右へ移動する座位移動の動作は，まず正面を向いた座位姿勢から，30～45°非麻痺側に向いた座位姿勢になり，これを出発姿勢とします．座位をとっている長椅子（台）の上面に非麻痺側手を置き，その手に体重の一部をのせて支え，非麻痺側下肢で主に体重を支持し立ち上がるようにしながら臀部を座面から離します．そして，移動する方向に臀部をゆっくり偏位させ再び座位をとり，少しずつ移動します．臀部を座面から離している間は，①非麻痺側手と主に非麻痺側の足底で体重を支持する形と，②主に非麻痺側の足底で体重を支持する形の2通りがあります．①よりも②が難度は高く進んだ動作ですが，進行過程の違いともいえます．①の場合は座位で座る時に正面より非麻痺側へ斜め30～45°を向いた座位，すなわち出発姿勢から始め，動作を行いやすくします．②の場合は，①が確実にできたら行い，正面を向いた座位から動作を始めます．また，座位から手に体重をのせる位置を，座面から自身の非麻痺側膝上へと移していくと，さらに動作能力が増します．座面で支持する時には，臀部が座面から離れるのに連れて手全体から指先へ，そして手を座面から離すようにして動作をします．いずれにしろ足底で体重を支持する部分は，足関節よりも前部にしないと，臀部が座面から離れてもすぐにドンと座面に臀部が落下する動作となり不安定ですから，必ずお勧めの動作を確実にセラピスト自身が習得してから患者への指導を行ってください．

　動作の練習はまず，非麻痺側への移動から始めます．非麻痺側へ移動する時に，確実に非麻痺側足底で主に体重を支持する動作を習得してもらいます．できるようになりましたら，麻痺側への移動をします．この時，非麻痺側での体重支持が不確実なままで麻痺側への移動を行いますと，体重の支持・重心の保持が不安定のまま動作だけが進行し危険を内在させます．ここで，体重支持・重心保持を確実に行えるようになりますと，その後の立ち上がり，立位保持，歩行が安定します．ですから，本当に動作の基本をつくる気持ちで確実に動作を指導し体得してもらってください．

2）椅子から椅子への移乗

　椅子を2脚の間は角度をつけて置き，この間を移動します．最初は非麻痺側への移動か

【座位で非麻痺側，麻痺側への移動】

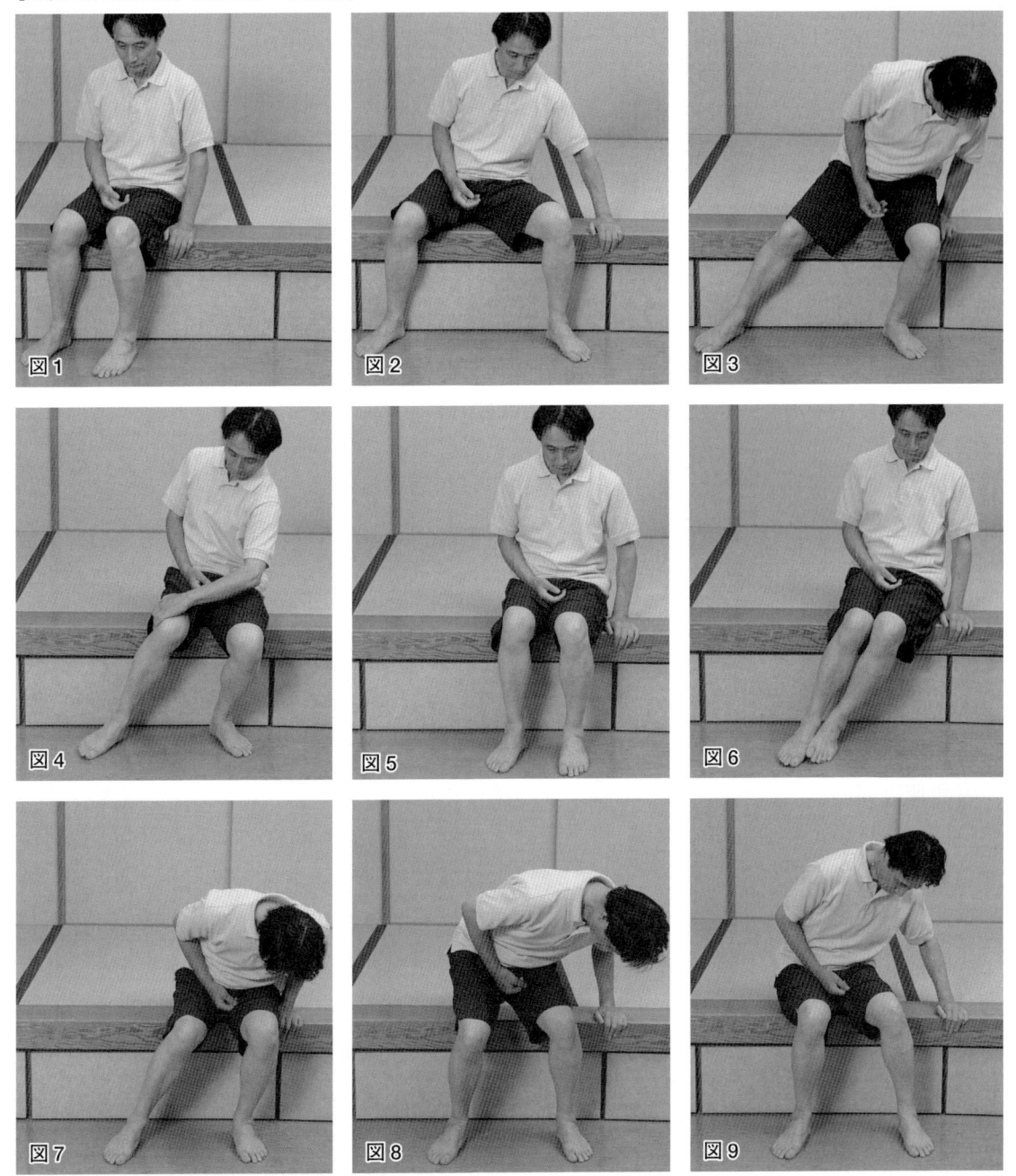

図1 図2 図3 図4 図5 図6 図7 図8 図9

　図1〜5：非麻痺側方向への座位移動．麻痺側斜め前方に向いて座り，これを開始肢位とします（図1）．次に非麻痺側下肢と上肢を非麻痺側外側に出します（図2）．そして，床のなるべく前方に置いた非麻痺側手に体重をのせながら上体を前傾し，非麻痺側足底で体重を支えて臀部を浮かせ，なるべくゆっくりと座ります（図3）．麻痺側大腿上の外側を非麻痺側手で持ち内側へ引きつけます（図4, 5）．

　図5〜9：麻痺側方向への座位移動．まずは非麻痺側坐骨結節を軸として体を麻痺側へ向け，非麻痺側足で麻痺側足を外側へずらし移動します（図6）．次に非麻痺側手を台のなるべく前に置き，非麻痺側手に体重をのせながら上体を前傾させ，非麻痺側足底でほぼすべての体重を支持し非麻痺側方向に立つように動作して臀部を浮かせます（図7）．そして非麻痺側下肢で，ほぼすべての体重を支持したまま，骨盤を麻痺側方向へ回旋させ着座します（図8, 9）．

ら始めます．そして，椅子の置く角度を大きくしていきます．座位移動ができれば，椅子の間の移乗もできます．座位移動では臀部を移動させますが，椅子の間の移乗では足底の方向を変えていきます．これを麻痺側方向への移乗でも本書で示す新たな方法でできるようにします．

a．非麻痺側への移乗

　非麻痺側方向の椅子に 90°回転して移乗する動作を例にあげます．非麻痺側のこれから乗移する椅子の方向へ座面の向きを 30°ほど向けます．これから移乗する椅子の座面に非麻痺側手をのせ，その手に体重をのせながら，主に非麻痺側足底で体重を支持して立ち上がるようにして座面から臀部を離し，その姿勢を保持します．次に，椅子の座面に置いた非麻痺側手に体重をのせるようにしながら非麻痺側足底を一歩，移乗する椅子の方向やや前方に出し，一歩出した非麻痺側足底で体重を支持し重心を保持します．そして，非麻痺側手を座面の進行方向の端に近い位置に変えて体重の一部を支持し，骨盤を非麻痺側方向へ回転させながら足底・足関節の前方で重心を支持し，着座します．この手と足の位置を少しずつ変える回数を増やして 180°まで移乗できるようにします．180°の場合は椅子が約 225°の位置に置いてあると仮定して，その方向に体を向けるとやりやすくなる場合もあります．

b．麻痺側への移乗

　麻痺側方向の椅子に 90°回転して移乗する動作を例にあげます．着座している椅子上，座位姿勢を正中より非麻痺側へ 45°ほど向けた座位，すなわち座位での左右移動の出発姿勢をとり，上体の向きを変えたことでできた非麻痺側座面上に非麻痺側手をのせます．次に，非麻痺側膝関節屈曲 60°にして非麻痺側手に体重を移すようにしながら主に非麻痺側足底で体重を支持し，臀部を座面から離して立ち上がります．そして，非麻痺側手に体重をのせながら非麻痺側足底を一歩後方へずらします．主に非麻痺側足底で体重を支持して非麻痺側手は座面にのせた姿勢を保持し，非麻痺側手に体重の一部を移動させながら臀部を麻痺側へ回し，移る椅子に着座させます．

　椅子相互の設置角度が増しても，出発姿勢，非麻痺側手をのせる位置，非麻痺側膝関節屈曲角度は同じにします．また，臀部を座面から上げて股・膝関節屈曲の立位姿勢をとり続けます．そして，体重の一部を非麻痺側手にのせながら非麻痺側足底を一歩後退させ，体重を非麻痺側足底に戻し，座面にのせる手の角度を少しずつ変えて麻痺側から体の向きを移動していき，移る座面に着座します．

　この麻痺側への移乗法も本書の重要な一部ですから，付録の DVD をみてセラピストのあなたがまず習熟してください．

III　片麻痺における動作法

【非麻痺側方向の椅子に90°回転して移乗】

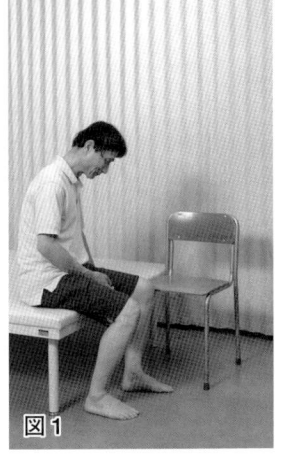

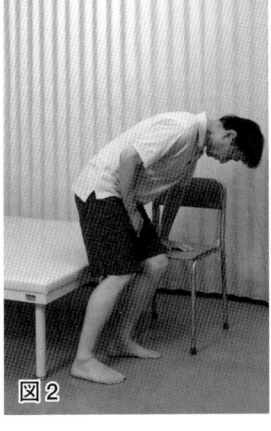

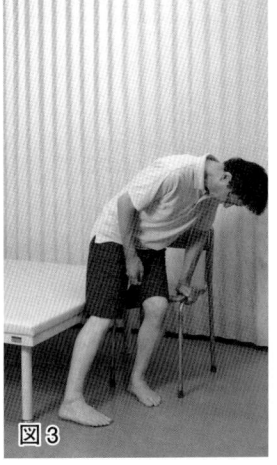

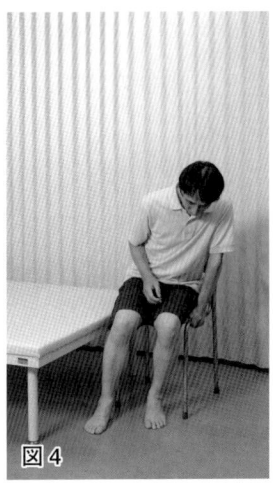

図1：開始肢位
図2：移乗する椅子の座面に置いた非麻痺側手に体重をのせながら上体を非麻痺側方向へ前傾させます．そして，非麻痺側足底に体重をのせ，非麻痺側下肢でほぼ全体重を支持します
図3：非麻痺側手に体重を十分にのせながら，床面上の非麻痺側足底を滑らせるようにして前に出します
図4：骨盤を非麻痺側方向に回してから，ゆっくりと着座します

【前方の椅子に非麻痺側方向から180°回転して移乗】

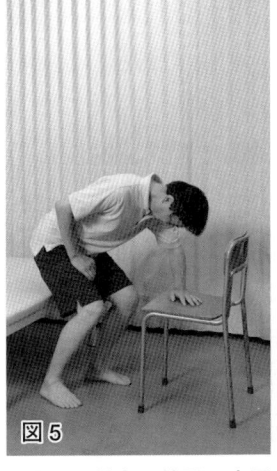

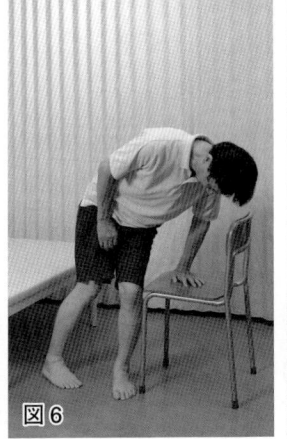

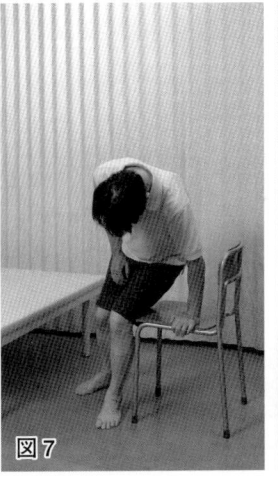

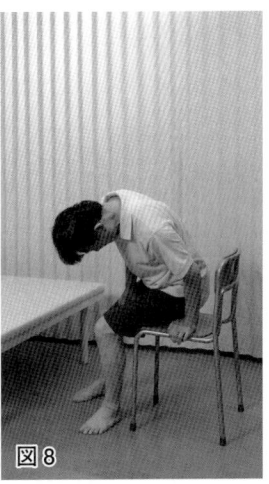

図5：前方の椅子の座面に置いた非麻痺側手に体重をかけながら上体を非麻痺側方向へ前傾させます．そして，非麻痺側下肢で全体重を支持します
図6：椅子の座面の上の非麻痺側手に十分体重をのせながら，非麻痺側下肢を麻痺側方向斜め前方に出します
図7，8：手の位置を直し，なるべく移乗する椅子の前方に非麻痺側足位置を直し，骨盤を非麻痺側方向へ回転させながら，ゆっくりと着座します

3）立位で 90°方向転換

　立ち棒などの縦に伸びた高い手すりを用いて，立位で体の向きを 90°変える動作を行います．動作が習熟したら，椅子の背程度の手すり，さらに手すりなしで動作ができるようにします．

　立位で立ち棒を非麻痺側手で持ち，麻痺側下肢に体重を移して非麻痺側方向に回転できるように非麻痺側下肢を一歩外側へ出します．この動作の準備動作としては，その場で非麻痺側下肢を上げる動作です．さらにその前の準備は，麻痺側足先を非麻痺側下肢よりやや後方に引いた開脚立ちで骨盤を麻痺側足底の上に移動させ，体重を 50％支持させる動作をとります．しかしこの時，セラピストは膝関節部を後ろに押し膝関節 0°位に伸展を保持してはいけません．膝蓋腱を叩打し，骨盤を麻痺側足関節やや前方に向かい上から押すなどして膝伸筋の出力を高めます．そして，しっかり膝を伸展するように励まします．ただし，麻痺側から崩れるようであればできません．

　非麻痺側から一歩，一歩と歩いて立ち棒を 1 周します．2 周できるようになったら，この間に麻痺側での体重の一部の支持と，麻痺側を一歩内側に出せるようになっています．ただし，麻痺側を一歩出す時の出し方については，次のように行います．非麻痺側で全体重を支持し，同時に麻痺側を上げます．この時，骨盤を非麻痺側下肢に十分にのせ，上体を非麻痺側にシフトさせて，非麻痺側足底母指に重心を移すようにしながら，麻痺側骨盤をやや前方に引き上げ，同時に麻痺側下肢を引きつけます．そして，非麻痺側足底を肩幅よりも外側に着地させます．この時，着地点が内側に入ってはいけないのは，内反になり危険だからです．この動作を習熟します．ただし，徹底的に非麻痺側回りの周回動作は鍛えてください．焦って中途半端な動作で行っていくと転倒を内在させたまま，動作が進行し危険が増します．

　次に麻痺側回りの動作をします．非麻痺側で全体重を支持します．先に述べましたコツ，非麻痺側に体幹・骨盤を十分に移動させて，全体重をやや股・膝関節屈曲位にした非麻痺側下肢の足底で支持し，重心は足底の内側で保持した立位をとります．重心を非麻痺側足底母指に移動させながら麻痺側骨盤をやや前方に引き上げ，同時に麻痺側膝を体の中心に向けて引き上げるようにして麻痺側足底を外側に上げ，非麻痺側の股・膝関節の屈曲から麻痺側足底を外側に着地します．麻痺側は外に振り出すのではなく，外に向いて上がった麻痺側足底を，非麻痺側の高さを低めることで着地させます．このようにして内反せず麻痺側肩の外側に麻痺側足底を着地させる動作が習熟できます．

　以上のように動作を鍛えますと手すりは不要になります．しかし，必ず椅子の背程度の手すりで練習を行ってください．それは，立ち棒はいざという時には強く握れば倒れませんが，椅子の背などでは，椅子の背に手で体重をのせなければ椅子が安定せず，安全が確保できないからです．

　この椅子の背などにのせた手に体重をのせることで，重心の逸脱を防ぐ動作が習得でき，杖を使うことが可能にもなるからです．また，椅子の背に体重の一部をのせることで，足

【麻痺側方向の椅子に90°回転して移乗】

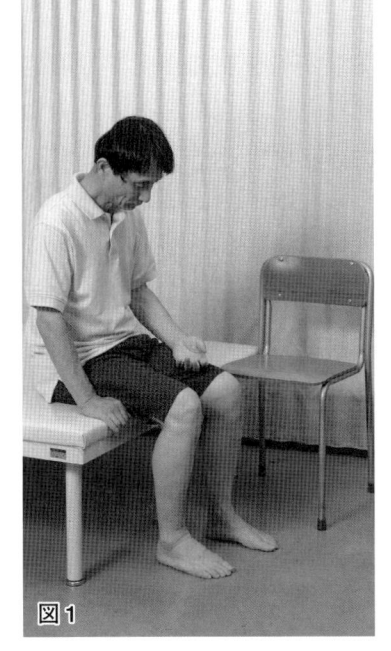

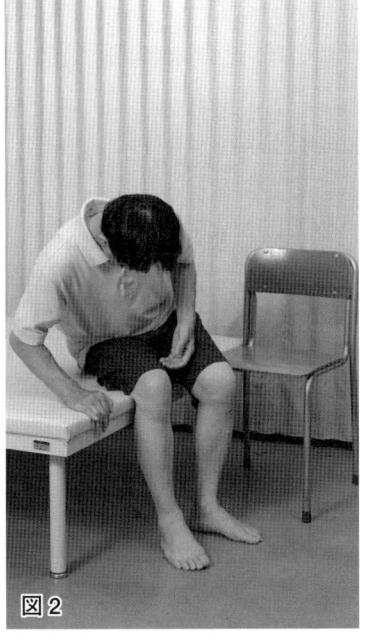

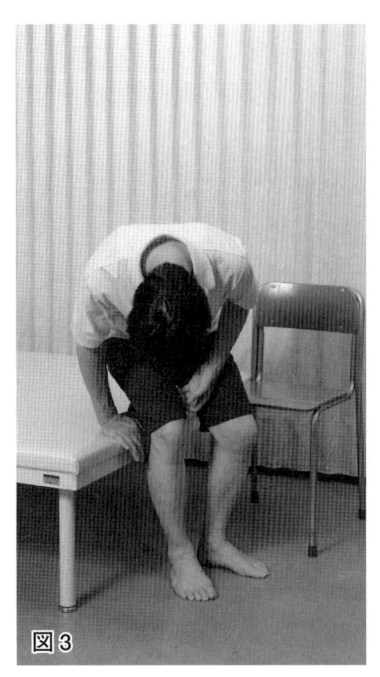

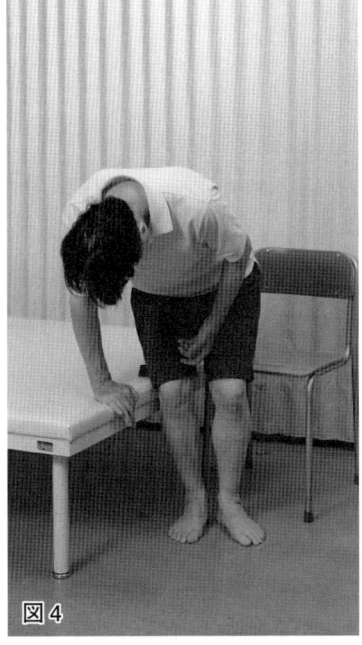

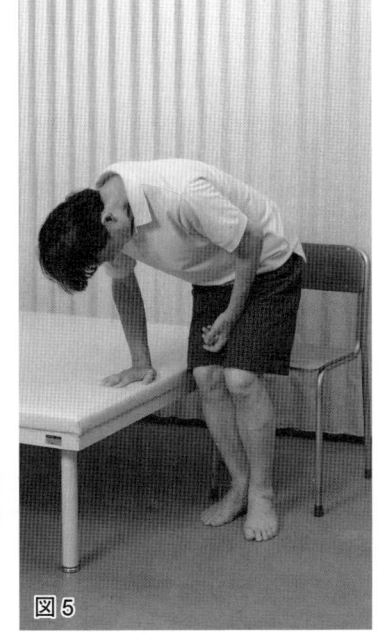

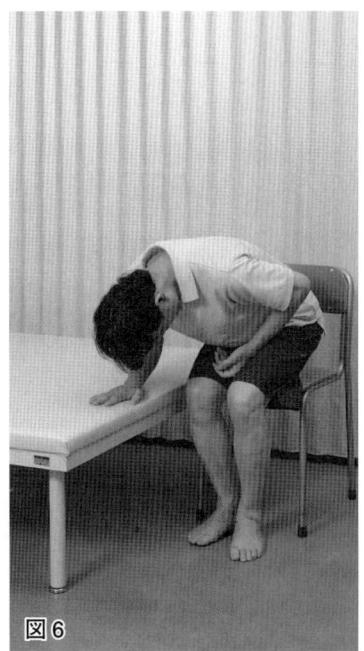

図1：静止姿勢
図2：非麻痺側手に体重をのせながら非麻痺側坐骨を軸にして非麻痺側方向へ体を45°ほど向けた座位をとり，これを開始姿勢とします
図3：非麻痺側手に体重をのせながら非麻痺側方向に上体を前傾させて，非麻痺側足底の足指位置でほぼ全体重を支持するようにして中腰で立ちます
図4：非麻痺側手に十分に体重をのせるようにして，手に体重がのり終える前に，非麻痺側足底を床面上で滑らせながら後方へ移動させます
図5：骨盤をやや麻痺側へ回旋させ，再び非麻痺側手に十分に体重をのせるようにして，非麻痺側足底をわずかに後方へ位置をずらします
図6：非麻痺側手に体重をのせながら非麻痺側下肢で体重を支持しつつゆっくり着座します

底で支持する重心が足関節より前方に保持しやすく，この動作を体得することで，後方あるいは麻痺側に転倒する動作を回避する姿勢も備わります．

　さて，麻痺側の外側へ一歩が出せたら，非麻痺側の股・膝関節がやや屈曲程度でも可能になるようにしていきます．そして，非麻痺側方向へ骨盤を移動させながら，その移動する骨盤の下に非麻痺側足底前部を床面上に滑らせるように前方へ移動させます．次に麻痺側足底の上に骨盤の位置がややかかった程度の位置で，非麻痺側足底を前に滑り出せるようにします．再び非麻痺側で主に体重を支持し重心を保持する股・膝関節屈曲の立位をとります．慣れない間は，麻痺側一歩，非麻痺側一歩と横歩きするように一周回ったら，そこであらためて姿勢を適切に直し一息入れます．慣れない間は続けて行うと，動作が崩れていき，危険な動作が残って積み重ねられますので，動作をよく観察し続けて危険な動作の出現を防止しなくてはいけません．セラピストは動作の崩れを見抜けるようになるため，適した動作を習熟し，タイミングよく休みを入れるように指導してください．

Ⅲ　片麻痺における動作法

【前方の椅子に麻痺側方向から180°回転して移乗】

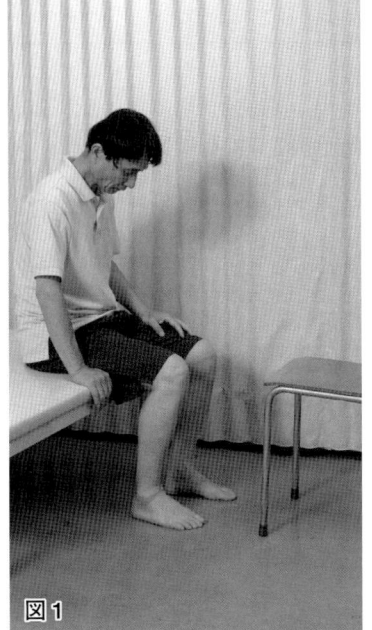

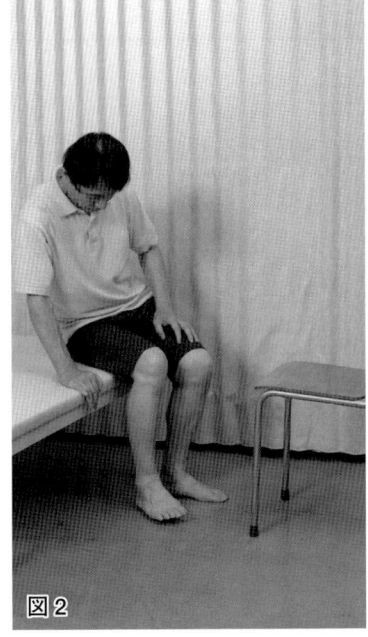

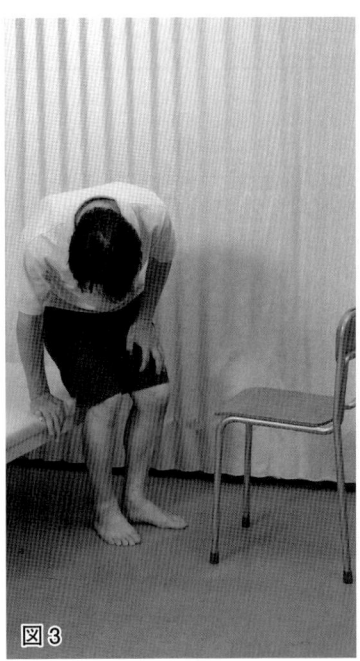

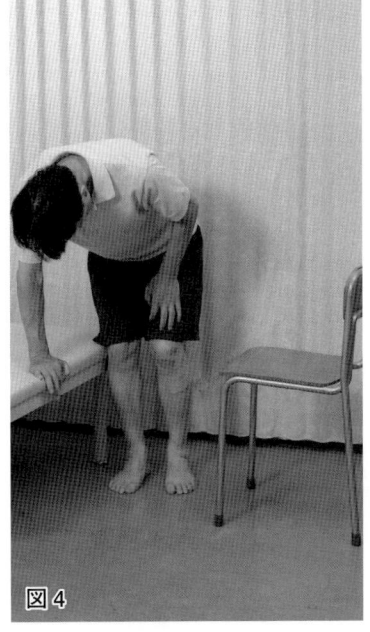

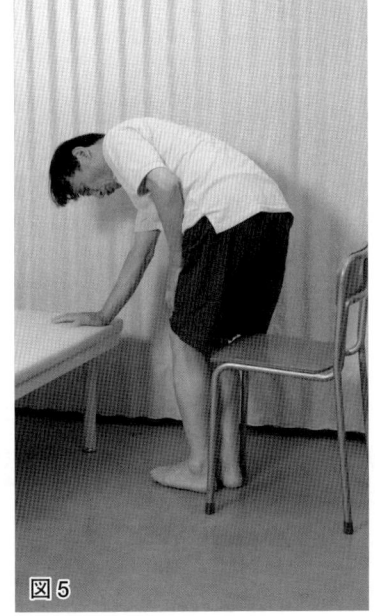

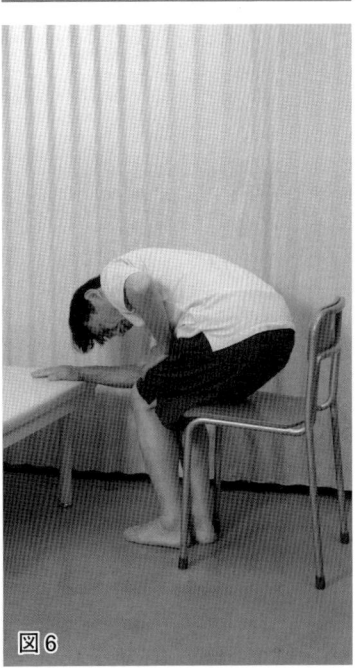

　図1：静止姿勢
　図2：非麻痺側手に体重をのせながら非麻痺側坐骨を軸にして非麻痺側方向へ体を45°ほど向けた座位をとり，これを開始姿勢とします
　図3：非麻痺側手に体重をのせながら上体を非麻痺側前方へ前屈させて非麻痺側足底で体重を支持して立ちます．非麻痺側足底の足指で体重を支持しつつ手に体重を十分にのせながら，非麻痺側足底を後方へ引くようにして位置を移動します
　図4〜6：非麻痺側足底の足指で体重を支持し，やや麻痺側後方へ骨盤を回旋させて上肢に体重を十分のせながら，非麻痺側足底を後方へ引くようにして位置を移動させます．これを繰り返して骨盤の方向を静止姿勢と比較して180°麻痺側方向へ回転させた位置に移動して，ゆっくり着座します．この間の動作は，麻痺側下肢で体重を支持できなくても動作はできます

4．入浴の動作

　脱衣場では，座面の水平な長椅子あるいは一人掛けの台に，①立ち上がり，腰かける動作，②台上の座位で，あるいは床上に立ち上がって衣服を脱ぐ動作，③衣類をあらかじめ着る順番に上から下に重ねて置き籠などに用意する動作と，バスタオルを長椅子の背もたれから座面に広げて置く動作を行います．腰かける必要がなく立位で行える人には長椅子は必要ありませんし，倒れない小さな腰かけがあっても悪くないですが，いずれにしろ腰かけ・台などにはつまずかないように注意します．

　浴室では，床からの立ち上がりを安定して行うことができないかぎり，台に座った動作として洗体・洗髪を行います．そして，浴槽に入る動作は，台に座位をとり左右に移動する動作と足組み動作の組み合わせ動作として行うか，台から立ち上がり手すりにつかまり，立位での動作として行うか，のどちらかで実施します．

　浴槽内での動作は，浴槽内にしゃがみ，麻痺側の体が浮き上がらないようにして体を湯に浸し体を温めます．その後，立ち上がって姿勢と向きを整え，浴槽から出て洗い場の台に座るといった動作を行います．そして，洗い場から脱衣所に出て台に座り，体を拭き，パンツをはけば，入浴の動作は完了です．

1）脱衣場での動作

　脱衣場は，何も洗い場の隣になくてはいけないことはありません．現実には自身の部屋や，居間の場合もあります．要するに，衣服を脱ぎ，体を拭き，着れるところであればよいのです．

　脱衣場が浴室から離れている場合，都市部などのマンションなどでは，浴室まではつかまり歩きや杖を使用して行けることが，自立の要件になる可能性が高くあります．ですから，第Ⅰ章で述べましたように歩行を安全・確実にできるように努力します．脱衣場が浴室の隣にあり，そこに座面が水平な長椅子・台を設置するスペースが確保できる場合は，座位での左右への移動ができれば，浴槽への出入りを含め，この間の移動動作は可能になります．歩く動作は，入浴の場合には裸足で歩くことが要求され，第Ⅰ章で示しました非麻痺側手の杖を横前方，非麻痺側下肢前方，麻痺側下肢後方の形で足を動かし歩くことで可能となります．

　座位で椅子・台から立ち上がる動作は，自身の非麻痺側膝に非麻痺側の手を当てるか，手を前方にして，あるいは前に立てた杖に手を乗せて，立ち上がれる能力が必要です．立ち上がった後は，衣類を脱ぐ動作となり，まずは股・膝関節屈曲の立位を維持しながらズボンを膝まで下ろします．

　さて脱衣ですが，台に座って上着・シャツ・ズボンなどをすべて脱ぎます．そして，服の後ろ前，裏表を直して，籠に上着，ズボン，シャツ，下着と，下から上に順に重ねて置

III　片麻痺における動作法

【非麻痺側上肢・腋下の洗体】

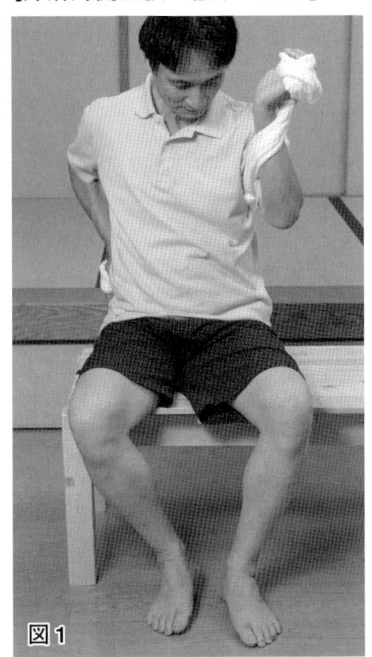

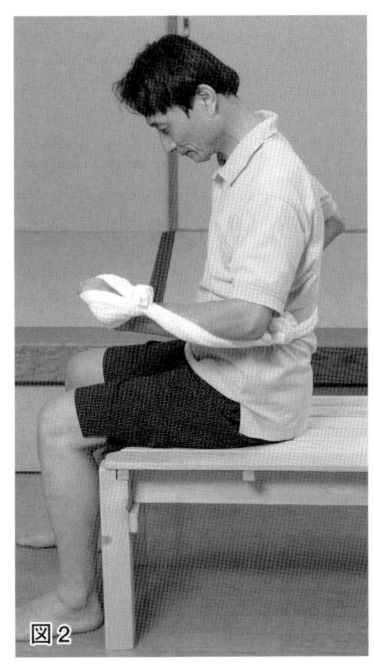

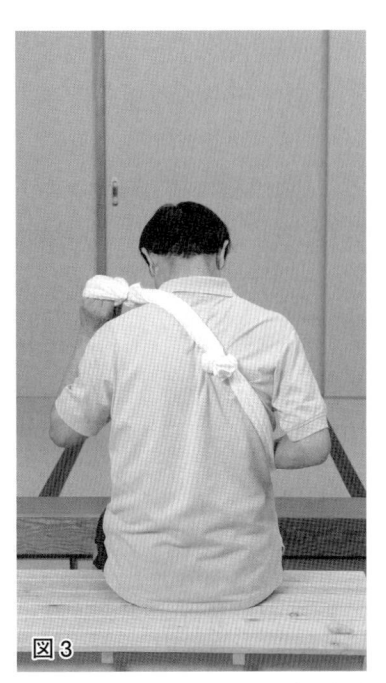

図1：タオル3本を結び両端を輪にして，洗体用のタオルで非麻痺側腕の内側を洗う動作．麻痺側の手も非麻痺側同様に輪に入れて，手関節の背側あるいは掌側から巻き付けるようにタオルを走行させますと，タオルを保持できます

図2：非麻痺側腕の外側もよく洗えます．片麻痺の人には自立して洗体できないといわれていたのが非麻痺側上肢です．図の台は浴槽への出入動作の自立のために開発した台で，洗い場に常に置いてユニバーサルに利用できます

図3：背のくぼんだ部分にタオルの結び目が当たり，背中全体をこするのにも役立ち，満足のいく洗いができます

きます．下着を脱ぎ終わったら長椅子・台から立ち上がり，その台の上にバスタオルの半分を置いて後ろを半分垂らします．これは風呂から出て体の後ろと臀部を拭くためのもので，頭とその外の部分は別のタオルで拭きます．

2）洗い場での動作

洗い場一面にマットが置かれている場合はよいのですが，一部のみに置かれたマットは，マットの下に薄い水や洗剤の膜ができていると，足をのせると同時に滑る危険があります．また，床面上の石鹸かすに足をのせても滑ります．もちろん滑りやすいタイルなどもいけません．このような環境がどうしても回避できない場合は，洗い場での歩行はしないことです．そして，浴槽の縁と同じ高さの長台の上に座り，シャワーで体を洗い，座位で浴槽へ入出します．

a．洗体・洗髪

体全面を自身の非麻痺側手で洗うためには，タオル2本の端を結んでつなぎ，その一端に少し硬めの布でつくった手を入れるループを付けたものを用います．そして，ループの付いた側に麻痺側の手を入れてループを握るか，麻痺側臀部の下にループを敷いて体重で固定しておき，他端を非麻痺側の手で持ちます．2本のタオルを結んで団子になった部分にソープを付けると，背のくぼみの部分もこすれます．また臀部と非麻痺側で持った端をピンと張るようにして，タオルを非麻痺側の肩や腕に当て，あるいは脇下を通すようにすれば，ほぼ不可能といわれていた非麻痺側の上肢，脇下・体側をこすることができます．

洗髪はボディーソープ兼用ですると便利です．頭髪で思い切り泡立て，この泡を体中に付けて手などでこすれば麻痺側の手や肩も痛くなく洗え，しかも簡単に洗い流せます．敏感肌や乾燥肌の人は弱酸性のボディーソープを使用してください．

泡で洗う習慣をつけることができれば，麻痺側の下肢もかなり容易に非麻痺側手で洗うことができます．泡では不満足な人には，布巾サイズのタオル（ハンドタオル）で泡立てて，そのタオルを手に持って洗うと疲れずによく洗えます．何回も洗うには，お湯を入れた洗面器にボディーソープを入れ，この中でハンドタオルの握り放しを繰り返し，体を洗います．この場合もほぼ泡で洗うため，すすぎも簡単ですみます．この時，体だけを洗い流さずに，必ず洗い場の床もシャワーですみずみまで洗い流し，滑りを防止します．いよいよ，浴槽に入ります．

3）浴槽に入り，浮き上がりを防ぎ，湯につかる

浴槽への入り方はいろいろな方法があります．座位で麻痺側から先に入る動作，座位で非麻痺側から先に入り，さらに座位で麻痺側も入る動作，座位で非麻痺側から先に入り麻痺側は立位で入る動作などです．そして，立位で麻痺側から先に入り続いて非麻痺側を入れる動作です．

III 片麻痺における動作法

【入浴後に体を拭く動作】

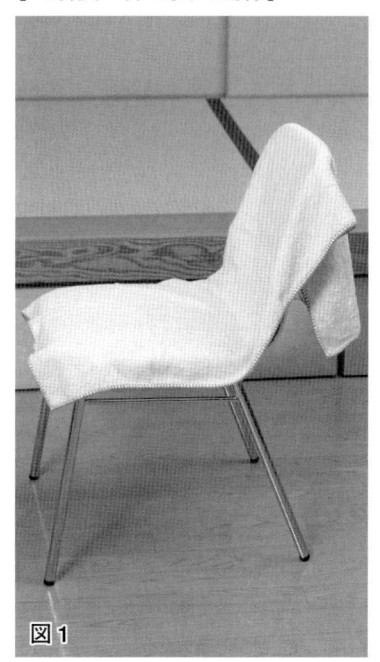

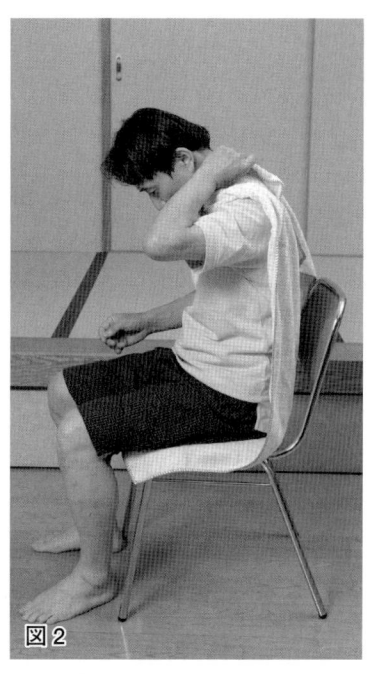

図1：洗い場の台とほぼ同じ高さの椅子の背にバスタオルをかけます．
図2：タオルの上に洗い場の台から座位移動で移乗し，体を拭きます．普通サイズのタオルをさらに一枚使えば，すばやく全身を自立して拭けます．

洗い場の台（p 223 の図2）から座位で横へ移動（p 215 の図1〜9）を行い，浴室から脱衣場の図1の椅子に座位移動して図2のように体を拭きます．椅子の横などに置いた籠や台の上には，あらかじめ着る順番に衣服を重ねて置き，着衣することで入浴は終了です．その後，ドライヤーで髪を乾かすなどの整容動作を行います．

a．浴槽に入る
ⅰ）座位で麻痺側から先に浴槽に入る動作

　座位で浴槽に入るためには，洗い場に浴槽の縁と同じ高さで水平な座面の長椅子・台を用意します．長椅子・台の上面はスノコ状がよく，角は丸く，ほぼ直方形のものを用意してください．そして，長椅子・台の短辺を浴槽の長辺外側につけ，長椅子・台の長辺後縁を浴槽短辺内側の延長上のラインに合わせるように置きます．

　麻痺側から浴槽に入りますから，①浴槽側を麻痺側にして長椅子・台に座位をとります，②浴槽の縁上に麻痺側臀部がのるまで移動しますが，この時に非麻痺側斜め前方を向いた座位姿勢をとります，③この状態で，麻痺側下肢を非麻痺側下肢の上に足組みをします，④足組み位のまま非麻痺側臀部を中心に体を正面からやや麻痺側に向けます，⑤非麻痺側下肢上に組んだ麻痺側下肢を浴槽の中に入れます，⑥臀部を座面上のなるべく深い位置に直してから，長椅子・台に非麻痺側手を置き体重をのせながら，非麻痺側下肢を伸展して足を浴槽の上に移動させます，⑦非麻痺側下肢を浴槽内に入れます．以上を終えた時の姿勢は，麻痺側臀部を浴槽縁上に，非麻痺側臀部を長椅子・台の端のあたりにのせ，両下腿を浴槽内に入れ，浴槽に斜め約45°を向いた位置になります．

　そこで，次に⑧-1 浴槽の縁に非麻痺側手を置き，非麻痺側下肢で主に体重を支持して浴槽内で股・膝関節屈曲で立ち上がるか，⑧-2 一度，浴槽に正面を向いた位置に座位を直してから対側の浴槽縁に非麻痺側手を置き，主に非麻痺側下肢で体重を支持して股・膝関節屈曲位で立ち上がります．

　⑧-1 の場合は，非麻痺側手で前方の浴槽縁あるいは前の壁の手すりを握り，非麻痺側膝と大腿部の外側を浴槽内面に触れ沿わせながら，上体上部を前方にして臀部を後方に出すようにして，しゃがみ込んでいきます．するとやがて非麻痺側臀部が浴槽内面短辺と長辺の間あたりに接するので，非麻痺側臀部を浴槽内面に軽く押しつけるようにしながら，さらにしゃがみ込んで浴槽底面に接地させます．次に，浴槽内面の角にある非麻痺側臀部を長辺の内面に当てて麻痺側臀部を短辺内側に押すようにして臀部位置を確保します．そして，非麻痺側足を麻痺側足の上あるいは麻痺側足の内側に当て，麻痺側下肢を対面の浴槽内面と非麻痺側下肢の間で位置を保持し，麻痺側下肢が浮き上がらないようにします．これでも不安定なら麻痺側足を非麻痺側足の下に入れて非麻痺側足で対面の浴槽内面を押し臀部でも内面を押して姿勢を確保します．

　⑧-2 の場合は，なるべく麻痺側を短辺寄りに位置させてから，対面の浴槽縁の上の非麻痺側手に体重をのせながら，しゃがみ込んでいき臀部が背面の浴槽内側に接したら，背面の浴槽内面に体を押し当てて沿わせながら体を下ろしていき，臀部を浴槽底面に接地させます．そして，非麻痺側足底を浴槽の対面のやや麻痺側寄りに当てて臀部と体の位置を確保します．そうすることで，麻痺側は短辺の内面に押しつけられるようになりますから，体の浮き上がりを防ぐことができます．この場合は，正面壁の手すりを用いても動作できますが，手すりはいざの時に使うようにし，通常は手すりを使用しないで動作します．

Ⅲ　片麻痺における動作法

【麻痺側から浴槽に入る動作】

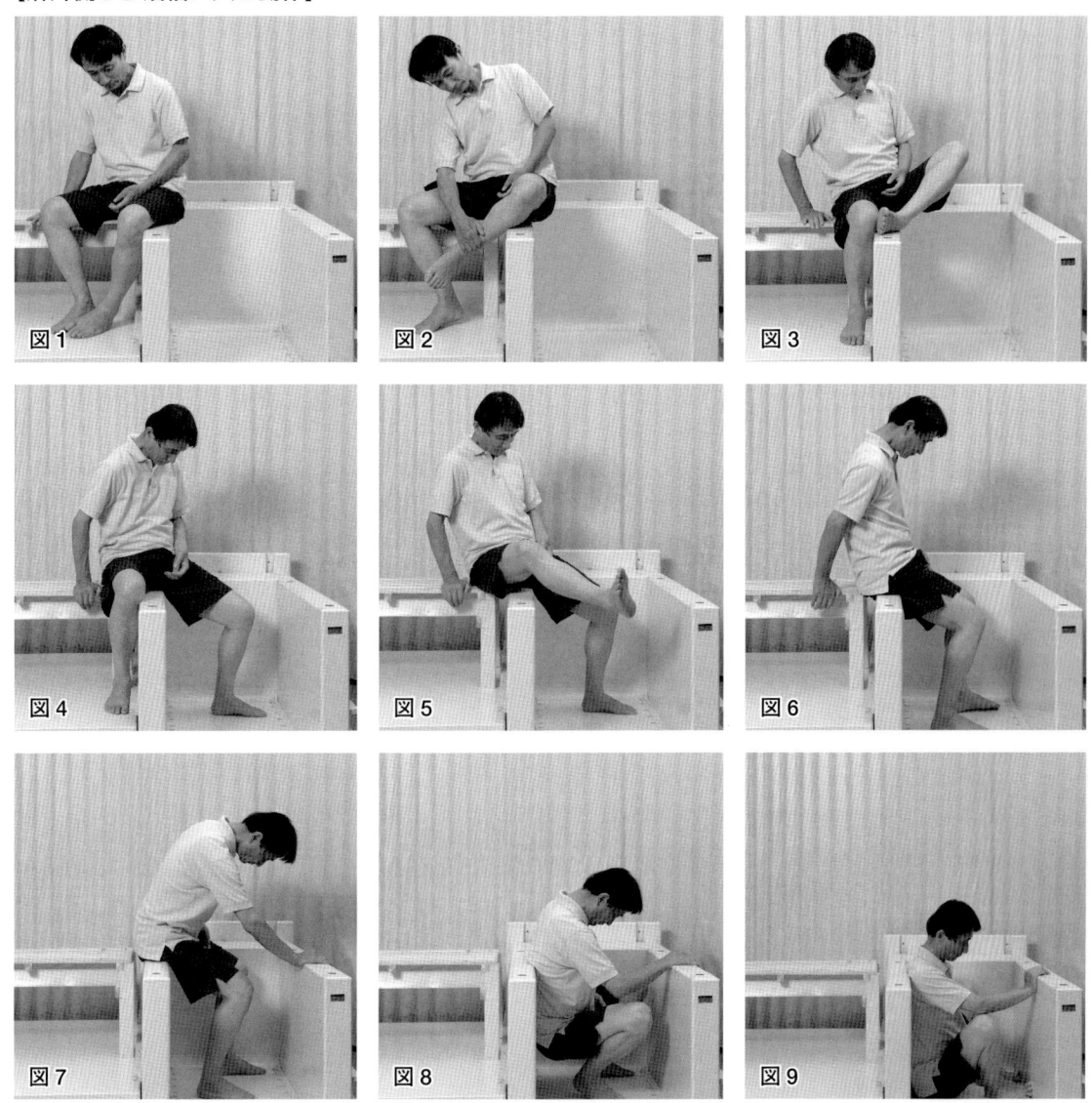

図1　図2　図3
図4　図5　図6
図7　図8　図9

　図1～9：麻痺側から浴槽に入る動作．麻痺側への座位移動で麻痺側臀部を浴槽縁にのせ，斜め非麻痺側向きで深く台に着座します．これが開始姿勢です（図1）．麻痺側下腿下端を持ち軽く非麻痺側に上体を傾けて，麻痺側下肢を浴槽縁の上にのせます（図2）．非麻痺側臀部後方の非麻痺側手に体重をのせ，非麻痺側坐骨を軸に体を正面に向けます．そして，麻痺側下肢を浴槽の上に位置させ，上体を非麻痺側方向へ前傾させると麻痺側下肢は浴槽内に入ります．あるいは図3の位置で体の動きを止めてから非麻痺側へ上体を傾けながら非麻痺側手で麻痺側足を押しても，麻痺側下肢は浴槽に入ります．ただし，麻痺側へ上体を前傾させると浴槽内へ転落する危険があるので，決してさせてはいけない禁止の動作です（図3）．浴槽縁と台の縁の間に非麻痺側臀部を位置させ非麻痺側手に体重をのせながら，体をさらに浴槽に向けます（図4）．非麻痺側手で体重を支えながら非麻痺側下肢を浴槽に入れます（図5）．非麻痺側手に体重を残したまま，臀部を浴槽縁の上にずらして移動させます（図6）．非麻痺側手を対側の浴槽縁の上にのせ体重をかけ，臀部を軽く浮かす程度に立ってから臀部後方を浴槽縁の角から浴槽内面の位置に当てます（図7）．臀部から背を，浴槽内面をなぞるようにして下ろします（図8）．臀部を浴槽の底に着座し，麻痺側肩・膝を浴槽内面に当て浮き上がりを防止し，非麻痺側の肩・手で浴槽内面に突っ張るように押して支えます．動作が安定し体が浮かないようならリラックスします（図9）

以上の説明しました方法で行うと，動作の崩れ，バランスの崩れが防止され，かつ動作能力も向上し下肢の筋力が増していきます．ただし，そのためには事前に動作を十分に習熟し，確実に体得するまで優れた指導で時間をかけた練習が必須です．手すりを使用しますと，どうしても体を引っ張り，その分重心が踵側に移動していき，やがて重心を足関節よりも前方にのせて体を保持し難くなり，すべての動作の安定性が低下していく要因になることが否定できないため，手すりの使用は勧めません．

　この麻痺側から手すりを使わないで，浴槽に入る動作方法の技術の意義は，麻痺側機能の回復が少なく留まった人も，非麻痺側の能力を高め活用することで入浴を自立することができることを示したことにあります．ぜひ，この動作方法を用いることで入浴自立する人が増えることを願っています．

ii）座位で非麻痺側から先に浴槽に入る動作

　長椅子・台に座位をとった姿勢から，非麻痺側臀部の外側やや後方位置に位置する浴槽縁に非麻痺側手を置き体重をのせながら，非麻痺側下肢を浴槽内に入れます．そして，非麻痺側足底を浴槽底に接地させ，非麻痺側膝の内側を浴槽の内面に当てて，次に述べる動作を行う際に生じる上体の動きを支えます．非麻痺側手で麻痺側下肢を持ち押すように浴槽縁の上に麻痺側下肢をのせます．非麻痺側手を麻痺側膝上まで下腿皮膚上をずらすようにして上げ，膝を下に押すようにして浴槽内に麻痺側下肢を入れます．浴槽の対面の方向に向くように非麻痺側方向に臀部位置をずらして回転させ座位位置を直します．対面の浴槽縁に非麻痺側手を置き，非麻痺側足底で主に体重を支持し，股・膝関節屈曲位で立位をとります．そしてしゃがみ込むように動作して，臀部背面を浴槽内面に当てながらさらにしゃがみ込み浴槽底面に臀部を接地させます．このようにして麻痺側から浴槽に入るのです．麻痺側膝は非麻痺側手で上から下に押すように抱え，非麻痺側下肢を浴槽の対面に当て押し臀部背面ならびに背中で浴槽内面を押す力との間で体を浴槽に固定し，麻痺側の浮き上がりを防止します．

iii）座位でタオルを用いて麻痺側足を組み上げて浴槽に入れる動作

　長椅子・台に浅く座位で座り，非麻痺側手を非麻痺側やや後方の浴槽縁上に置き，体重をのせながら非麻痺側臀部を浴槽縁の上にのせ，非麻痺側下腿外側を浴槽の外面に当てた肢位の座位をとります．非麻痺側の手に持ったタオルの中央を麻痺側大腿の上にのせて，タオルの両端を左右に垂らします．次に，そのタオルの両端を麻痺側大腿の下から非麻痺側手で握って麻痺側大腿を巻き，タオルを握ったまま下腿下端まで下ろします．タオルの輪を縮めるように握り直してタオルで足関節の上部を確保します．タオルで確保した足関節を引き上げて非麻痺側大腿の上にのせ，麻痺側足が湯の上に位置するようにします．そして，非麻痺側手でタオルを頸にかけてから，離した手を非麻痺側臀部の後方に位置する浴槽短辺の縁の上にのせます．この非麻痺側手と非麻痺側臀部で体の重心を保持してか

Ⅲ 片麻痺における動作法

【浴槽から出る動作①】

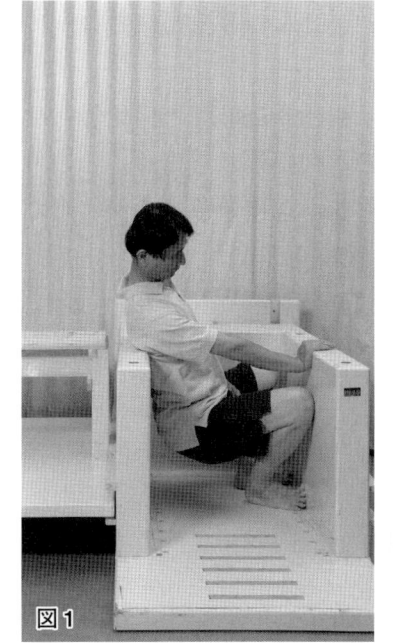

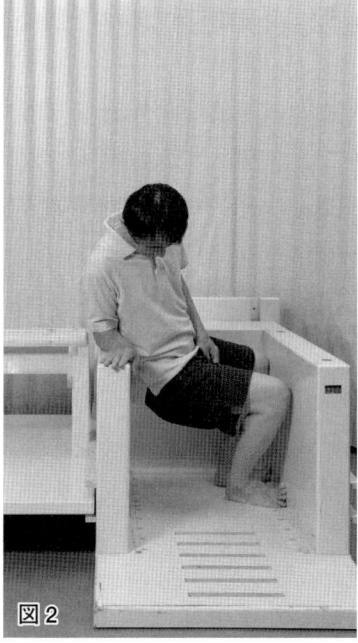

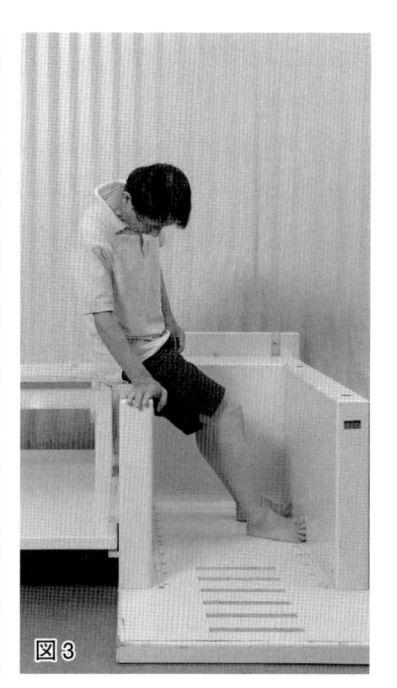

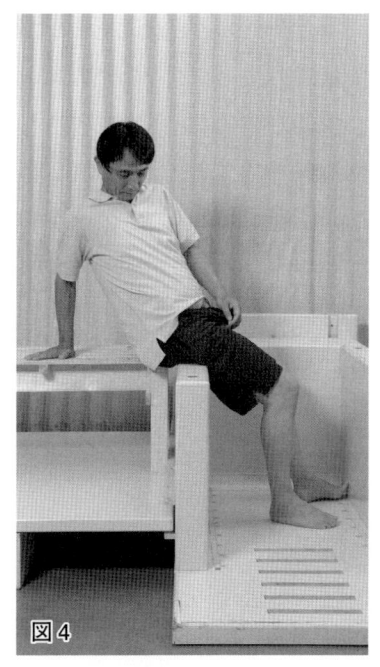

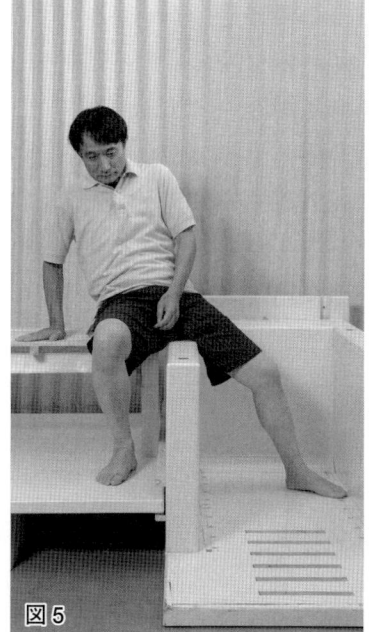

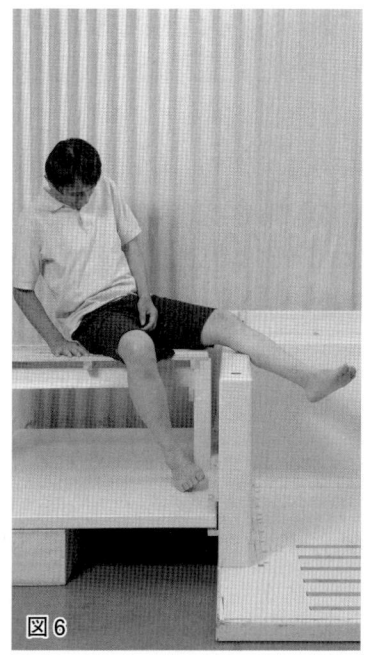

図1〜6：浴槽から出る動作．非麻痺側手・肩あるいは体幹上部で浴槽内面を押すように手を突っ張り，非麻痺側足底を浴槽底に接地させます．次に，非麻痺側膝を浴槽内面に押し当て同時に背を反らせますと臀部が浴槽底から浮き上がります（図1）．非麻痺側膝と背で体の位置を浴槽に固定し，非麻痺側上肢を浴槽縁の上にのせます．そして，非麻痺側膝で押し浴槽縁内側に当たる背を上にこすり上げるようにしながら非麻痺側手で浴槽縁を下に押し，体をさらに上に出していきます（図2）．非麻痺側足指を浴槽底と内面の移行部に当て，上体を非麻痺側手で支えながら非麻痺側下肢を後方にゆっくり伸展して臀部を浴槽縁上にのせます（図3）．非麻痺側手を台に移して体重を支え，麻痺側足底を浴槽底後方に移動させ，臀部を浴槽縁の上に移動させます（図4）．さらに臀部位置を台の上に移動させたら，非麻痺側下肢を浴槽から出します（図5）．麻痺側膝が浴槽縁を越え台に達する位置まで，台の上で非麻痺側への座位移動をします．そして，麻痺側膝を非麻痺側手で持ち，非麻痺側方向に引くと麻痺側下肢が浴槽から出ることができ，台で座位になります（図6）

ら，非麻痺側下肢を浴槽の中に移動させますと，麻痺側下肢も非麻痺側下肢の動きに伴ってほぼ自動的に浴槽内に入ります．この時に臀部は浴槽長辺の縁上にのった座位となっています．

この後，浴槽内にしゃがみ湯に体を入れる動作となります．浴槽長辺の縁上に座位となり両下肢は湯の中にあります．ここから，非麻痺側手を対面の浴槽長辺と浴槽短辺との角のあたりにのせ，膝を曲げたまま立ち上がり，非麻痺側大腿外側を浴槽短辺の内側に当てて沿わせるようにして，臀部の外側が浴槽内面に接するまで膝関節を屈曲させていきます．非麻痺側手と非麻痺側臀部，麻痺側足で体重を支持し，非麻痺側足底を一歩前に出します．そして，臀部後方を浴槽内面に沿わせたまま膝をさらに屈曲させていき，臀部を浴槽底に接地させます．

最後に，非麻痺側足部・下腿を麻痺側足部・下腿の上にして麻痺側下肢の浮き上がりを防ぎます．そのためには非麻痺側で押すようにして麻痺側上体後外側面を浴槽長辺の内面に密着させて麻痺側の浮き上がりを防ぎます．この時に非麻痺側膝の外側を前方の浴槽長辺内面に当てると骨盤を介して麻痺側臀部も浴槽の内面に密着するようになります．

b．浴槽内で湯に体を浸し温める姿勢

すでに一部を述べましたが，湯に体を浸して温まる時に，麻痺側の上肢・下肢が浮き上がらないようにしないと，非麻痺側が湯中に沈み，慌てますと溺れる事態に至ることにもなります．湯に体を浸す時には，体の浮き上がりを防止し，次の浴槽内での立ち上がり動作をなるべく容易にするためにも，浴槽の長辺を背と前にして，非麻痺側足で前方の浴槽内面を押し，膝・股関節を曲げた姿勢で入るのがお勧めです．くつろぎ感は短辺を前後にするほうがよいのですが，その場合には麻痺側が浮き上がらないように麻痺側が機能することと，浴槽内でのしゃがみ込みと立ち上がりを状況に応じて行えるように動作することが必要です．よって，この第一条件をクリアーし，かつどのような状況でも常に一定の方法で確実に浴槽内での立ちしゃがみが安定してできる場合以外は，浴槽の長辺を前後にして浴槽内の姿勢を安全に保ってください．

必ずのぼせる前に，浴槽内で立ち上がり，浴槽から洗い場に出ます．あまり長時間にわたり体を温めすぎますと，意識が低下し，体温の上昇で筋が弛緩して姿勢を保てなくなって溺れたり，湯から出るための十分な筋収縮力を出すことができなくなる危険があります．

4）浴槽内での立ち上がり

浴槽内で安全・確実に立ち上がるためには，非麻痺側手を前方の浴槽内面に当て，背を浴槽の後方内面に当てておのおのに力を入れて体幹の位置を保持してから非麻痺側足底前部を浴槽底面に接地したまま臀部に向かって非麻痺側踵部を引きつけ，臀部を浴槽底面から上げるように非麻痺側踵の上に臀部を位置させる動作を行います．また別法として膝関節をあまり屈曲させなくてもすむ方法も述べます．

III　片麻痺における動作法

【タオルで麻痺側下肢を組み上げて浴槽に入る動作】

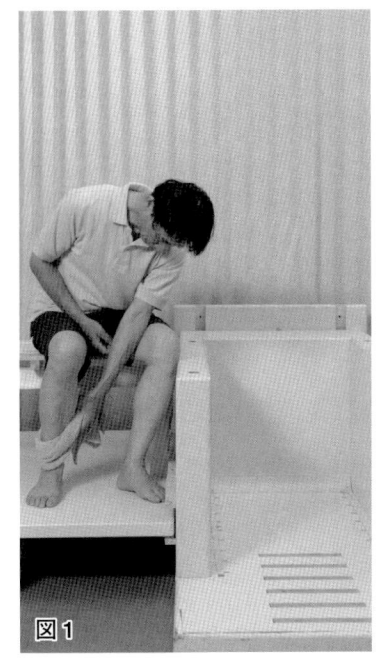

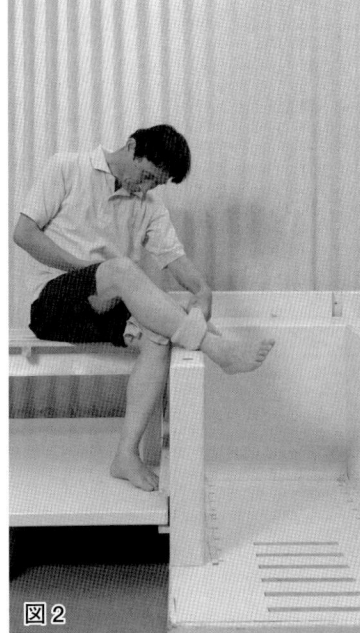

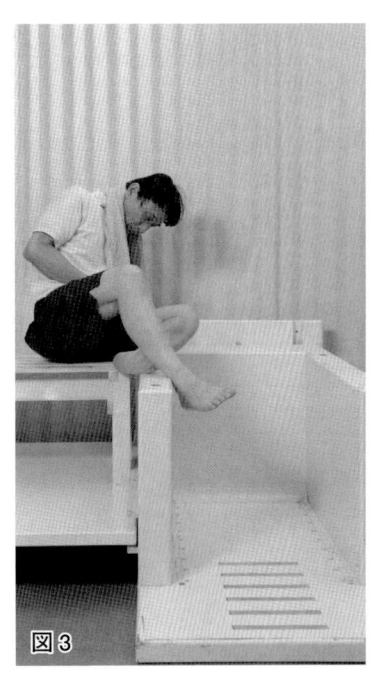

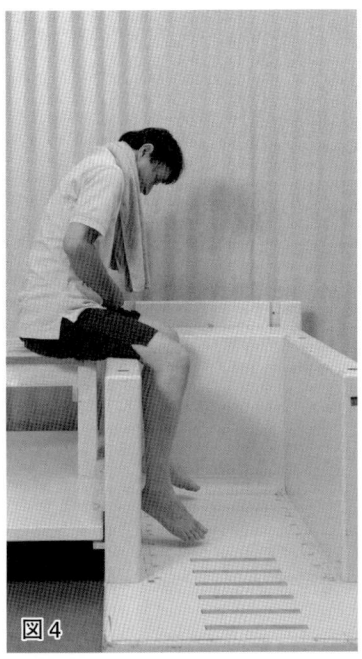

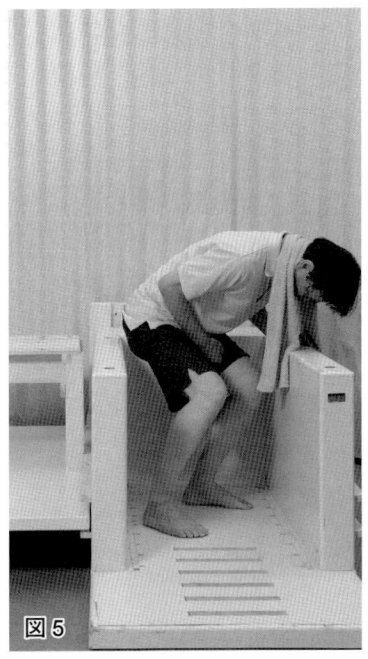

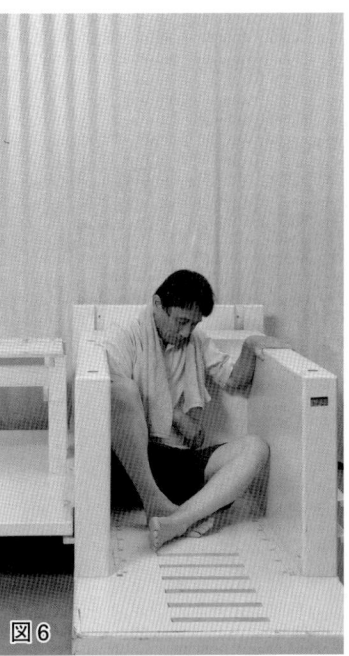

図1　図2　図3
図4　図5　図6

　図1〜6：非麻痺側から浴槽に入る動作．麻痺側下腿にタオルを巻き，非麻痺側手で引き上げます（図1）．麻痺側足を浴槽の縁の内面にまで入れます（図2）．非麻痺側下肢を屈曲させて浴槽に向きます（図3）．非麻痺側下肢を浴槽に入れ，麻痺側膝を非麻痺側手で引き，麻痺側下肢も入れます（図4）．前方の浴槽縁に置いた非麻痺側手に体重をかけながら浴槽内で中腰に立ちます（図5）．浴槽内面の2面が合うあたり（角あたり）に臀部を沿わせて浴槽内に座ります（図6）

浴槽内面の長辺底部に非麻痺側足先を，浴槽内面上部に非麻痺側手を当てて，その応力を臀部背面と上体上部背面を後方の浴槽内面に当てることで釣り合わせます．そして，臀部背面と上体上部で後方に押す力を相互に変化させて，浴槽背面をにじり上るようにして臀部を底面から離して上へ上へと位置させます．臀部が20〜30cmほど上りましたら，非麻痺側手を前方の浴槽内面に当てる力と，背で背面の浴槽内面を押す力を拮抗させて，上体の位置を背面の浴槽内面に密着させるようにして保持します．そして，非麻痺側下肢を引きつけ踵を臀部に当てるようにし，正面の浴槽縁の上に非麻痺側手を置きます．一度背を上に伸ばしてから，非麻痺側手に体重をのせるようにして上体を前傾させながら股関節を伸展させて臀部を水面の当たりまで上げて，上体の前傾を戻します．足底を少し後方へ移動させ浴槽底面に全面接地します．上体をやや前傾させ非麻痺側手に体重をのせながら，臀部を浴槽内面に接したまま浴槽縁まで上げ，浴槽縁上に坐骨結節をのせます．臀部の後方に洗い場の長椅子・台があることを確認し，立ち上がるようにしてから，臀部を長椅子・台の上にのせます．

　膝関節痛のある人などで十分に非麻痺側膝関節を屈曲できない場合は，浴槽内に台を置き，台の上に着座した姿勢で湯に浸り，そして立ち上がるようにします．

　このほかに別の方法として，浴槽底面から臀部が背面の浴槽内面に密着するようにして20cmほど上がったら，非麻痺側上腕内面から肘を浴槽縁の上面に当てて下方に押しながら，さらに臀部を上げていき，そして非麻痺側手で浴槽の縁上面を押し下げながら臀部を浴槽縁の上に腰かける方法があります．

5）洗い場に出る

　浴槽の上縁に臀部をのせて腰を下ろし，さらに後方の長椅子・台の上へと臀部を移動させます．そしてまず非麻痺側下肢を洗い場の床上に出します．そして，長椅子・台の上で臀部を後方にスライドさせるように移動し，麻痺側膝が長椅子・台の上にのるまで行います．最後に，非麻痺側手で麻痺側足を洗い場床上に下ろします．この時，麻痺側下肢の動作のみで，足底を床上に下ろせればなによりです．

　上記の方法であれば麻痺側下肢の機能が十分でなくとも，浴槽から洗い場へ出ることは十分に可能です．

【浴槽から出る動作②】

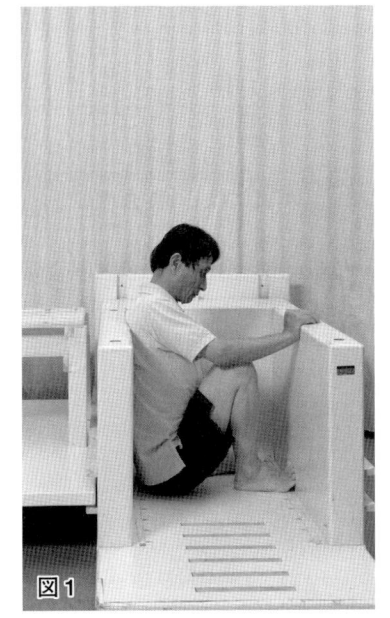

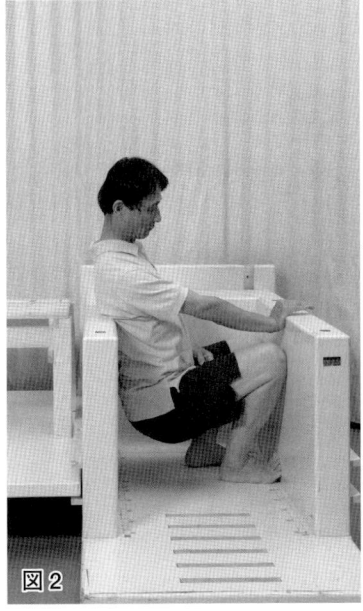

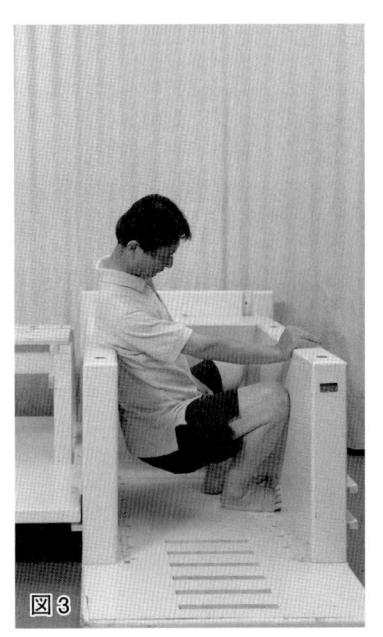

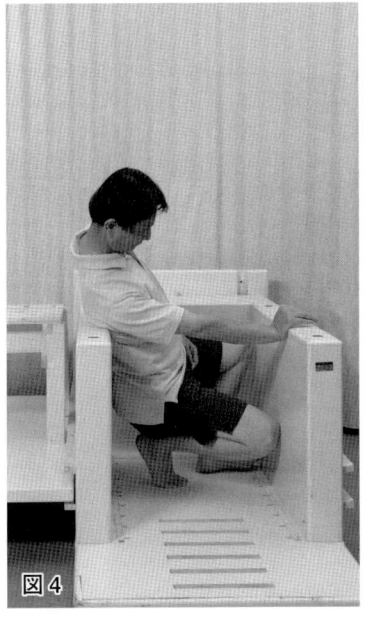

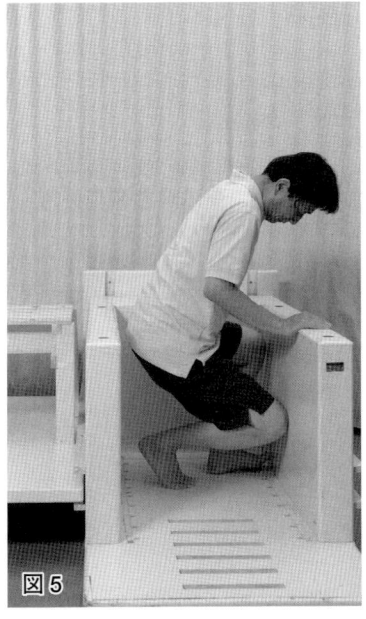

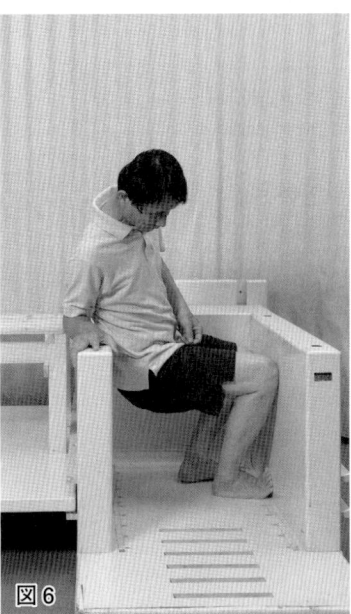

図1〜6：非麻痺側足底を後方に引きつけて立つ動作と，非麻痺側手・膝と背で浴槽内面を押さえて立つ動作の別法．図1は，浴槽内の湯に入り麻痺側の浮きを抑える姿勢．図2は，非麻痺側手を突っ張って体を反らし臀部を上げる動作．図3は，非麻痺側手と肩甲骨の下部あたりの背で上体が上がった姿勢を保つ動作．図4は，非麻痺側足を可能な限り後方へ引き足指を臀部の下に位置させる動作です．図5は，非麻痺側下肢で立ち上がる動作です．なお，図4，5では麻痺側膝関節の屈曲制限がある場合は困難です．膝関節の屈曲制限がある場合には，浴槽の短辺側を正面にして臀部の下に台を入れる必要があります．図6は，浴槽の内面に非麻痺側手・膝と背をつけ，非麻痺側手の突っ張りで体を押し上げて出す動作です．どうしても背で押しながら出る動作を習得し難い場合は，手すりにつかまって立ちますが，この場合も浴槽内に台が必要です．台は細長いものにすると肩まで湯に浸すことも可能です

索　引

あ
足組み ― 204
洗い場へ出る ― 232

お
押し込む ― 138
押し出す ― 138
押し引き ― 130

か
介助 ― 88
抱える動作 ― 132
鏡 ― 26
傘 ― 154
下肢の鍛え方 ― 174
片足立位 ― 184
肩関節の亜脱臼 ― 134
紙コップ ― 166
間欠的抵抗 ― 122
顔面 ― 150

き
休憩 ― 116
休憩の取り方 ― 202
休息 ― 116
強制把握 ― 172
挙上機能 ― 120
筋出力 ― 128

く
屈曲共同運動 ― 104
靴を履く ― 200,202

け
ケンケン跳び ― 94
腱反射 ― 102

こ
股・膝関節屈曲立位
　　― 16,44,60,62,69,70,110,130
股・膝関節伸展立位
　　― 50,60,67,69,110
骨粗鬆症 ― 156
言葉かけ ― 68

さ
座位移動 ― 214
座位での左右移動 ― 214
左右開脚 ― 174

し
受動的体重支持 ― 78
自立 ― 88
伸展共同運動 ― 104

す
スタンディングテーブル ― 24
スプーン ― 162

せ
設定 ― 14
前後開脚 ― 178
洗体 ― 224
洗髪 ― 224
set-on ― 38

そ
足関節クローヌス ― 102
足底板 ― 40,46
そっとつまむ ― 166

た
台 ― 224
体後面の筋群による立位 ― 61
体前面の筋群による立位 ― 61
体表面 ― 148

タオル絞り ― 152
立ち直り ― 28
立ち棒 ― 42
脱衣 ― 222
タッピング ― 30
球握り ― 136
段差 ― 190
断続的な抵抗 ― 114

つ
突き出す動作 ― 124
筒握り ― 134
綱引き ― 108
つまみ ― 136
つまみいじり ― 168
吊り下げ ― 134

て
適正化 ― 14

と
動作法 ― 112
灯油運び ― 154
ドミノ理論 ― 58
トレンデレンブルグ徴候 ― 188

な
ナイフ ― 158
長椅子 ― 224
斜め前方歩き ― 82

に
握り ― 136

ね
ネジ ― 170

の
脳プログラム ― 12

は

箸　—— 162
パラシュート反応 —— 124
パンツを下ろす —— 208

ひ

肘関節伸展運動 —— 140, 146
非麻痺側から介助 —— 68
非麻痺側支持 —— 90
非麻痺側上・下肢歩行 —— 76
非麻痺側で支持 —— 178
非麻痺側への移乗 —— 216

ふ

ファシリテーションテクニック
　—— 100
フォーク —— 158

蓋 —— 170
プッシャー症状 —— 10
push up —— 130

ま

マサイダンス —— 50
麻痺側から浴槽に入る —— 227
麻痺側で支持 —— 182
麻痺側の浮き上がり —— 230
麻痺側の分離 —— 198
麻痺側への移乗 —— 216
マヨネーズ搾り —— 152

ゆ

雪かき —— 156
湯に体を浸す —— 230

よ

浴槽内での立ち上がり —— 230
横歩き —— 84
横手すり —— 42

り

リーチ動作 —— 140
リスク —— 114
リスク管理 —— 116

れ

連合運動 —— 104

わ

輪の取り入れ作業 —— 16
椀 —— 160

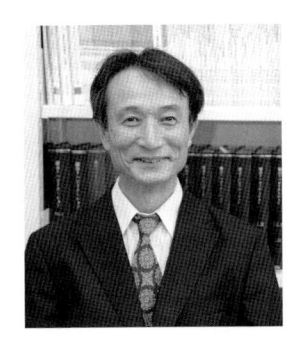

【著者略歴】

生田宗博（いくた　むねひろ）

1948年3月生まれ
1971年12月　国立病院機構東京病院附属リハビリテーション学院卒業
1972年2月　横浜市立大学医学部病院勤務（作業療法士）
1979年4月　金沢大学医療技術短期大学部講師
1990年6月　医学博士号（金沢大学）
1992年4月　金沢大学医療技術短期大学部教授
1995年10月　金沢大学医学部保健学科教授
2005年4月　金沢大学大学院医学系研究科保健学専攻教授
2005年10月　厚生労働大臣表彰
2009年4月　生田活動能力回復研究所代表
2011年4月　東京工科大学医療保健学部作業療法学科教授

「水に流せる紙おむつ」などの特許申請や開発が生きがい．落語などで笑うのが楽しみ．自給自足し能力を使い切るのが理想．

片麻痺　能力回復と自立達成の技術―現在の限界を超えて

発　行　2008年3月10日　第1版第1刷
　　　　2012年3月10日　第1版第3刷Ⓒ
著　者　生田宗博
発行者　青山　智
発行所　株式会社　三輪書店
　　　　〒113-0033　東京都文京区本郷6-17-9　本郷綱ビル
　　　　☎ 03-3816-7796　FAX 03-3816-7756
　　　　http://www.miwapubl.com
印刷所　三報社印刷株式会社
DVD制作　株式会社テックコミュニケーションズ

本書の内容の無断複写・複製・転載は，著作権・出版権の侵害となることがありますのでご注意ください．

ISBN 978-4-89590-295-3 C 3047

JCOPY ＜(社)出版者著作権管理機構　委託出版物＞
本書の無断複写は著作権法上での例外を除き禁じられています．複写される場合は，そのつど事前に，(社)出版者著作権管理機構（電話 03-3513-6969，FAX 03-3513-6979，e-mail: info@jcopy.or.jp）の許諾を得てください．

■ 教科書ばかりを信じるな！真のADLテクニックは現場にある

ADLの極意

大好評

監修　社団法人 石川県作業療法士会25周年記念委員会
講師　生田 宗博・進藤 浩美・川上 直子

● 定価10,500円（本体10,000円＋税5%）
　DVD 90分 2009年

『ADL指導の基本は、安全かつ確実が第一優先である』をモットーに、石川県作業療法士会で開催され、若手セラピストからたいへん好評を得ている実技講習会「ADL」を収録したものである。講師陣には、長年の臨床経験と研究から蓄積された技術をもつADLマスターこと、生田宗博氏。その影響を強く受け現場でさらなる技術研鑽をつづけている進藤浩美氏、川上直子氏を迎え、人の生活を営むうえで不可欠な基本的行動を中心に、教科書では教えてくれない現場で使える実践的テクニックを豊富に紹介する。

近年、若手セラピストから「確たる技術」が欲しいという声が聞こえてくる。しかし技術は、一朝一夕で習得できるものではないというのが事実である。そこで、本DVDでは反復学習が容易にできるように構成し、また重要な点にはテロップおよび矢印を用いて簡潔に解説することで、確実に身に付くよう最大限の工夫が施してある。技術を切望するセラピストにとって待望の1本である。

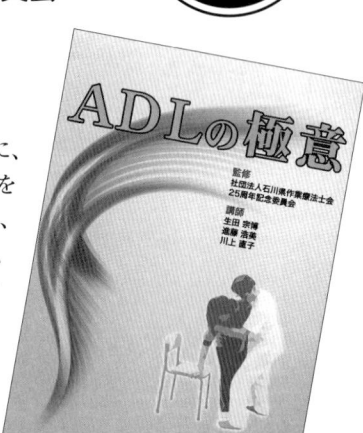

■ 主な内容 ■

寝返りと側臥位での移動	かぶり着の着脱
起き上がり	排泄での下衣の上げ下ろし
立ち上がり	ズボンの着脱
移乗	靴下・靴の着脱
歩行	整容
前開きの着脱	Q&A

好評既刊発売中

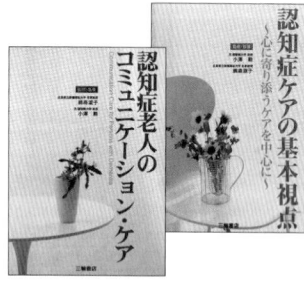

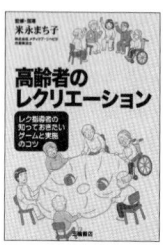

認知症ケアの基本視点
～心に寄り添うケアを中心に～

● 定価 10,500円（本体10,000円＋税5%）　DVD 30分
【監修・指導】小澤 勲・綿森 淑子
【制作・著作】広島県

認知症老人のコミュニケーション・ケア

● 定価 10,500円（本体10,000円＋税5%）　DVD 30分
【監修・指導】綿森 淑子・小澤 勲
【制作・著作】広島県

高齢者のレクリエーション

● 定価 10,500円（本体10,000円＋税5%）　DVD 41分
【監修・指導】米永 まち子

お求めの三輪書店の出版物が小売書店にない場合は，その書店にご注文ください．お急ぎの場合は直接小社に．

〒113-0033
東京都文京区本郷6-17-9 本郷綱ビル

三輪書店

編集　03-3816-7796　FAX 03-3816-7756
販売　03-6801-8357　FAX 03-3816-8762
ホームページ：http://www.miwapubl.com

■ PT・OT・ST連携に必須の共有基礎知識を1冊に凝集。
脳科学発展時代のチームリハビリテーションに必須の書誕生！

PT・OT・STのための脳損傷の回復期リハビリテーション
運動・認知・行動からのアプローチ

新刊

編 著　森田 秋子（初台リハビリテーション病院）
著　　運動・認知・行動研究会

　回復期リハビリテーション病棟で働く理学療法士、作業療法士、言語聴覚士の数は、年々増え続けている。脳の損傷により生じる運動・認知・行動の障害は、互いに関連し合っているため、切り離して考えられるものではない。そのため3職種は情報を寄せ合い、深め合い、掘り下げ合うための連携をとらなければならない。本書は、理学療法士、作業療法士、言語聴覚士の個々の専門性の上に共通して理解できる領域を広げ、情報を共有することで患者の全体症状を捉え、効果的なリハビリテーションを行うために、質の高い連携を進めることを目的とした手引書である。認知と行動もわかる理学療法士、運動と行動もわかる言語聴覚士、行動から認知と運動をみることができる作業療法士を目指して、本書をひらいてほしい。

■ 主な内容 ■

- 第1章　疾患と病歴の理解, リスク管理
- 第2章　運動の理解
- 第3章　高次脳機能障害の理解
  ── 高次脳機能障害の構造的理解に向けて
  - 基盤的認知能力
  - 通過症状群の理解
  - 個別的認知能力
- 第4章　ADLの理解
- 第5章　歩行の理解
- 第6章　摂食・嚥下障害の理解
- 第7章　コミュニケーションの理解
- 第8章　生活背景と社会資源の理解
- 第9章　ADLの予後予測
- 第10章　脳損傷の回復期リハビリテーションの実際
- 第11章　事例
  1. 退院後の「するADL」を意識したアプローチによって自宅内歩行自立, 一部家事動作獲得に至った事例
  2. 注意の転導に対して声出し確認が有効であった事例
  3. 基盤的認知能力の変化に合わせてアプローチ方法を変更した右半球損傷の事例
  4. 基盤的認知能力の回復が不十分でADLが自立に至らなかった摂食・嚥下障害の事例
- 第12章　プロフェッショナルになるために
  1. 回復期リハビリテーション病棟の理学療法士
  2. 回復期リハビリテーション病棟の作業療法士
  3. 回復期リハビリテーション病棟の言語聴覚士
- 第13章　回復期リハビリテーションにおける臨床研究のすすめ

● 定価3,780円（本体3,600円+税5%）　B5　頁220　2012年　ISBN 978-4-89590-396-7

お求めの三輪書店の出版物が小売書店にない場合は、その書店にご注文ください。お急ぎの場合は直接小社に。

〒113-0033
東京都文京区本郷6-17-9 本郷綱ビル

三輪書店

編集 03-3816-7796　FAX 03-3816-7756
販売 03-6801-8357　FAX 03-3816-8762
ホームページ：http://www.miwapubl.com

■ 大好評書「ADL」が、より広範囲で実践的な生活を捉えた「I・ADL」へとバージョンアップ

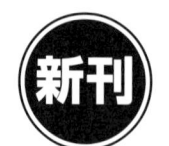

I・ADL【第3版】 新刊
作業療法の戦略・戦術・技術

編集　生田 宗博（東京工科大学医療保健学部）

　人が日常生活を営むには、食事、排泄、着脱衣、入浴、移動などの基本的ADLに加え、買い物や洗濯、電話、薬管理、金銭管理、趣味活動などといった、より応用的動作・活動が必要となる。この応用的生活関連の動作を「I・ADL（Instrumental Active Daily Life）」と呼ぶ。つまり、I・ADLには生活に関わるさまざまな作業が含まれる。その内容・活動・多様性を考えると、対象者が望むI・ADLを行う作業療法士とは、生活に即した支援・機能向上を専門とする作業療法士にほかならない。

　そこで本書は、I・ADLに必要な戦略・戦術・技術について、第I章に「さまざまな生活態様に対しての作業療法の有効性」、第II章に「患者から生活者へと再起するための作業療法」、第III章に「各疾患に対しての生活基本動作・能力強化の作業療法」、第IV章に「各生活項目における能力・動作回復の作業療法」、第V章に「より良い作業療法を行うための方法論」といった実践に用いられる作業療法を、最前線で活躍中の臨床家に豊富な図表を用い、手に取るように分かりやすく解説してもらった。さらに、従来のDVDに「摂食・嚥下」「吸引・吸痰」「更衣」「入浴」を盛り込み、初学者からベテランまで学べる充実した内容となっている。明日からの臨床をより素晴らしいものへと高めることができる至高の一冊である。

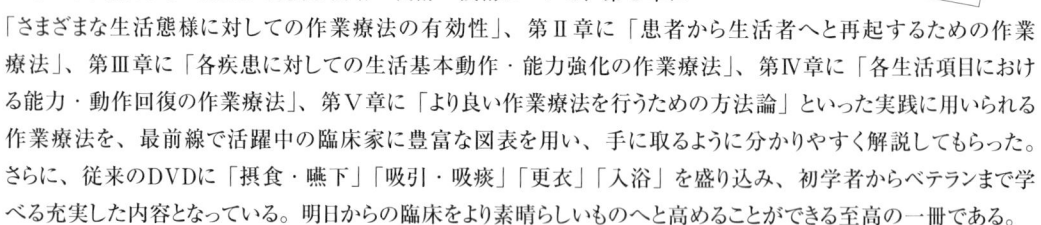

■ 主な内容 ■

第I章　生活自立の戦略と戦術
1. 作業療法の戦略的課題・生活技術
2. 生活自立の要綱
3. 家事自立の要点
4. 趣味に生きる
5. 社会適応の支え
6. 就学の道
7. 障害者が企業で働くために

第II章　急性期から地域まで
1. 急性期—生命と生活
2. SCUの作業療法
3. 回復期のADL
4. 慢性期・長期回復と自立の進め方
5. 能力を活かす地域の暮らし
6. 補助と支えと工夫で能力を活かす暮らし

第III章　障害の中に能力を引き出し活かす技術
1. 神経障害の中で能力を活かす
2. 筋の障害の中で広げる能力
3. 関節障害へのしなやかな克ち方
4. 心・肺機能低下の中で広げるADL—1）肺
　心・肺機能低下の中で広げるADL—2）心臓
　心・肺機能低下の中で広げるADL—3）心臓症例
5. 脊髄の機能不全に応じた動作法
6. 脳疾患の進行に応じて改変させる動作法
7. 脳血管障害後の能力回復
8. 認知機能低下の中で喜びを刻む暮らし方
9. 難治性疾患に克つために
10. がんに向き合い自分を活かす

第IV章　積み重ねた技術の現在の先端
1. 摂食・嚥下
2. 吸引・吸痰
3. 整容
4. 更衣
5. 背臥位からの起き上がり
6. 座位・立位
7. 立ち上がり・歩行・段差昇降
8. 床からの立ち上がり
9. 移乗
10. 排泄
11. 入浴
12. 外出
13. 炊事
14. 洗濯
15. 家計・ファイナンス
16. 学習支援
17. 訪問・在宅支援
18. 支援用具の工夫
19. 支援用具の選択
20. 家屋環境整備
21. 地域生活支援
22. 対象・家族間の関係調整
23. ソーシャルスキル

第V章　人材育成と管理
1. 仕事の中で能力と人材を育てる
2. 回復期病棟の運営
3. 作業療法を病院管理に活かす

● 定価5,670円（本体5,400円+税5%）　B5　頁490　2012年　ISBN 978-4-89590-395-0

お求めの三輪書店の出版物が小売書店にない場合は、その書店にご注文ください．お急ぎの場合は直接小社まで．

〒113-0033
東京都文京区本郷6-17-9 本郷綱ビル
三輪書店
編集 ☎03-3816-7796　FAX 03-3816-7756
販売 ☎03-6801-8357　FAX 03-3816-8762
ホームページ：http://www.miwapubl.com